临床专科护理技术丛书

实用骨科护理

上海市护理学会　组编

主　编　胡三莲　高　远
主　审　吴蓓雯　叶文琴

U0188259

上海科学技术出版社

图书在版编目（CIP）数据

实用骨科护理 / 胡三莲，高远主编. -- 上海：上
海科学技术出版社，2022.9
（临床专科护理技术丛书）
ISBN 978-7-5478-5772-4

Ⅰ. ①实… Ⅱ. ①胡… ②高… Ⅲ. ①骨疾病－护理
Ⅳ. ①R473.6

中国版本图书馆CIP数据核字（2022）第133598号

实用骨科护理
上海市护理学会　组编
主编　胡三莲　高　远
主审　吴蓓雯　叶文琴

上海世纪出版（集团）有限公司
上 海 科 学 技 术 出 版 社　出版、发行
（上海市闵行区号景路159弄A座9F－10F）
邮政编码 201101　　www.sstp.cn
上海光扬印务有限公司 印刷
开本 787×1092　1/16　印张 18
字数 400 千字
2022 年 9 月第 1 版　2022 年 9 月第 1 次印刷
ISBN 978－7－5478－5772－4/R·2538
定价：85.00 元

本书如有缺页、错装或坏损等严重质量问题，请向印刷厂联系调换

内容提要

本书是"临床专科护理技术丛书"之一，由上海交通大学医学院附属第六人民医院骨科护理团队编写。书中全方位阐述了骨科护理知识，包括骨科患者的疼痛、体位、心理、营养护理，以及手术室护理、重症患者监护等；同时阐述了骨科不同部位、不同疾病的临床护理要点，如四肢骨折、人工关节置换、骨肿瘤患者的护理等。

全书内容系统全面，可为广大骨科护理人员提供参考。

编委会

主　编　胡三莲　高　远

副主编　孙雅妮　梁静娟　王　洁

主　审　吴蓓雯　叶文琴

编　者（按姓氏汉语拼音排序）

孙雅妮　上海交通大学医学院附属第六人民医院

王　洁　苏州大学附属独墅湖医院

王凤岩　上海交通大学医学院附属第六人民医院

王海燕　上海交通大学医学院附属第六人民医院

王润琦　海军军医大学第二附属医院

魏薇萍　上海交通大学医学院附属第六人民医院

吴蓓雯　上海交通大学医学院附属瑞金医院

徐　婧　上海交通大学医学院附属第六人民医院

杨　洁　上海交通大学医学院附属第六人民医院

杨志英　上海交通大学医学院附属第九人民医院

姚　静　上海交通大学医学院附属第六人民医院

叶文琴　海军军医大学第一附属医院

尹小兵　同济大学附属第十人民医院

岳慧玲　上海交通大学医学院附属第六人民医院

昝娇娇　海军军医大学第一附属医院

张国凤　上海交通大学医学院附属第一人民医院

章左艳　上海交通大学医学院附属第六人民医院

周　瑾　上海交通大学医学院附属第六人民医院

周　玲　上海交通大学医学院附属第六人民医院

庄　敏　上海交通大学医学院附属第六人民医院

前　言

随着精准医学理念与智能医学工程技术的深度融合，个体化、精准化、智能化成为医学领域发展的趋势。骨科学的新理论、新技术不断涌现，手术方法和器械日益革新，新的生物医学技术、数字技术等不断地为骨科的发展注入新的生机与活力。

面对这一形势，骨科护理人员迫切需要提高和更新专科理论和护理技术。传统的骨科护理书籍难以满足现代骨科护理人员的需要，亟须一本涵盖骨科各专业大量护理信息和最新骨科护理理念的图书。为了提高骨科护士的临床护理水平，我们组织具有丰富经验的临床护理人员精心编写了《实用骨科护理》一书。我们在编写过程中广泛搜集国内外资料，并参考了大量骨科专著、文献及骨科领域的最新研究动态和学术成果，同时结合各位编者丰富的临床护理经验，使得本书具有实用性、科学性和先进性。

全书由总论、各论两大部分组成。总论重点介绍了骨科患者的疼痛护理、体位护理、心理护理、营养支持、康复治疗、骨科常用技术与护理，从急诊入院、围手术期护理、手术配合、重症患者监护和骨科护理门诊随访等方面进行阐述。各论涵盖了骨折与脱位概论，上、下肢骨折，躯干骨折，关节脱位，四肢显微修复，人工关节置换，运动损伤，骨病及先天性畸形，骨肿瘤，骨感染性疾病等患者的护理。

本书将临床护理经验总结归纳并融入各部分内容中，详述了骨科的常见疾病诊疗知识及护理要点，是骨科护理人员的良师益友，对骨科患者的健康教育也有指导意义。

本书在编写过程中虽经多次推敲、反复论证与修改，但由于编者水平有限，书中难免存在疏漏和错误，诚恳希望广大读者批评和指正，以便我们今后不断完善和修订。

主　编

目　录

第一篇　总　论

1

第一篇 总 论

第一章
骨科护理概论

第一节　骨科护理的发展

随着现代社会的快速发展,骨科常见病与多发病也发生了变化,交通事故造成的骨关节创伤患者正逐年递增;我国逐渐步入老龄化社会,骨质疏松性骨折、骨关节病、类风湿关节炎等患者也日益增多。骨科是我国外科最早建立起来的分支学科之一。20 世纪初,西医骨科在中国开始萌芽,1928 年牛惠生在上海创立我国第一所骨科医院,1937 年中华医学会总会(上海)成立骨科小组。根据不同时期特点,骨科可分为三个阶段:初步发展阶段(1949—1978 年)、快速发展阶段(1979—1999 年)和飞跃发展阶段(2000 年至今)。1963 年,陈中伟等成功为右腕完全离断的患者实施断肢再植手术,开创了世界显微外科新纪元,被誉为"世界断肢再植之父"。自 20 世纪 70~80 年代起,基础与临床骨科各领域均有长足发展。近 20 年来,我国骨科领域的科研实力与日俱增,诊疗技术飞速发展。骨科设有创伤骨科、修复重建外科、关节外科、脊柱外科、运动医学科、骨肿瘤外科、足踝外科、小儿骨科等多个亚学科。

创伤护理的早期理论始于 19 世纪 60 年代,当时在战争中有大量受伤的创伤骨科患者,英国的佛罗伦斯·南丁格尔总结了战地救护和医院护理管理的成功经验,为近代护理学的形成奠定了基础。我国第一位骨科护理学的开拓者吕式瑗,她于 1942 年毕业于北京协和医学院护理系,取得了高级护士证书。1949 年底被送到英国学习,1950 年成为中国大陆第一位在英国的注册护士,她回国后引进了国外先进的理论和技术。1981 年,吕教授主编的《创伤骨科护理学》出版,这是国内第一本与创伤骨科护理相关的专著,是护理专科实践经验的总结。随着信息技术的飞速发展以及医学模式的转变,骨科已迈入微创化、智能化、精准化时代,骨科护理理论和技术也随之更新,整体护理已成为临床护理工作的主旋律,服务也在向预防、治疗、护理、康复的一体化健康服务模式转变。

第二节　骨科护理的新进展

一、基于 ERAS 理念的多学科团队合作

创伤由于其损伤严重、情况紧急、威胁生命而与其他专科护理有许多不同之处,严重创伤患者需要争分夺秒进行抢救,对于多发性创伤的伤员,应做好早期救治工作,并在伤情评估的基础上进行多学科诊疗模式(multi disciplinary team,MDT),在整个治疗过程中要考虑多发伤对整个机体的影响,预防可能发生的并发症如感染、急性肾功能衰竭、心力衰竭等损害,及时

采取有效地治疗和护理措施。

加速康复外科(enhanced recovery after surgery，ERAS)最早于1997年由丹麦外科医生Kehlet提出，倡导以患者为中心的围手术期全程一体化管理，是在循证医学支持下，多学科团队对围手术期的一系列措施进行优化整合，以期降低手术应激反应、减少并发症、加速患者康复。ERAS实施的项目包括：术前宣教、禁食、营养支持治疗、麻醉用药、预防性使用抗生素、术中预防低体温、术后镇痛、药物调控炎症反应、抗凝治疗、预防恶心呕吐、目标导向性静脉补液、早期进食和营养支持、刺激肠道功能恢复、早期活动等。多学科协作开展ERAS的最终目的是整合和协调各项医疗资源，这就需要医生、护士、麻醉师、心理师、康复师、营养师等共同协作。基于ERAS理念的骨科围手术期康复方案，能有效减轻应激水平，减少术后并发症、疼痛程度，加快患者康复。

二、移动信息技术在骨科延续护理中的应用

骨科患者由于病程长、手术创伤大、卧床时间久以及康复锻炼时间长、难度大等特点，患者很难在住院期间完成疾病的全部治疗与康复工作。部分患者出院后由于缺乏专业指导，未能按时进行规范化康复训练，从而出现肢体愈合不良、肌力下降、关节活动受限等问题，导致非计划性再次入院。因此，加强骨科出院患者的延续护理，对提高患者治疗效果、促进患者康复、节省人力资源和社会医疗成本具有十分重要的意义。我国延续性护理服务起步相对较晚，移动信息技术的发展为延续护理提供了新的模式，基于微信平台实施护理干预是一种适应医疗信息化发展趋势的新型延续护理模式，它具有及时、方便、智能、多样化，不受时空及经济条件限制等优点，将信息化服务运用到骨科患者的延续护理工作中，提高了延续护理的准确性及专业性，能够为骨科患者提供个性化服务。

三、开设骨科护理门诊满足患者多元化的需求

人民群众的健康需求已迈向多层次多样化时代，护理专业化发展也成为必然的选择，拓宽护理范围的专科护理门诊应运而生，这是优质护理服务的重要举措，是高级护理实践延伸服务的平台。上海交通大学医学院附属第六人民医院于2005年在国内率先开设了骨科护理门诊，国内一些三级甲等综合医院也相继开设了此门诊，为患者提供针对性教育，解决其实际问题，满足多元化的需求，保证患者在出院后也能够享受到全程、连续、规范、优质的护理服务。骨科护理门诊作为高级护理实践的新兴领域，出诊护士应将所掌握的本专业先进技术应用于临床实践之中，做好患者的全程管理。

第三节　骨科专科护士的能力要求

骨科是一门理论性、实践性都很强的学科，随着骨科疾病谱改变、老年骨科护理需求增加以及康复护理学发展，人们对专科护理质量的要求提高，建设护理队伍是促进骨科护理专业化发展的重要途径，是提高骨科专科护理质量的关键。国家卫生健康委员会在"十三五"时期护理事业发展规划中，明确了建立"以需求为导向，以岗位胜任力为核心"的护士培训机制，优化专科领域内的服务水平，进而促进骨科护理向精细化、专业化发展，促进骨科护士向高级护理实践者转变，不断深化专科护理内涵，加强对护士职业态度及价值观的教育力度。

(一)专业态度 爱岗敬业,具有较强的责任心、良好的服务意识,帮助患者满足其基本需求,保证其舒适。

(二)专业实践能力 具有扎实的骨科专业相关知识和熟练的骨科专业实践技能。在临床实践工作中,能够及时发现病情变化,迅速熟练地配合治疗,帮助患者解决各类护理问题。

(三)批判性思维能力 利用评判性思维评估和分析问题并做出决策,工作中不断进行总结反思,促进专科质量的持续改进。

(四)护理管理能力 制订行动计划,运用组织和管理策略对骨科护理质量进行监督、控制,并制订和实施质量促进策略。

(五)沟通协调能力 运用娴熟的语言,适时与患者进行沟通交流。运用有效的沟通策略进行协调工作,能够换位思考促进工作有序地进行。

(六)专业发展能力 具备自我调适和自主学习能力。了解护理学科发展的新动向,能够及时获取最新理念及技术。擅长临床护理科研,并能够将科研成果进行推广应用。具备教学及培训能力,对进修护士、下级护士和实习护生进行业务培训和临床教学。设定个人发展目标和计划,做好职业规划。

骨科亚专科化为骨科护士提供了专业发展方向,促进了骨科专科护理的发展。因此,护理人员的综合能力尤为重要,应不断学习国内外先进理念,提高专业实践能力和理论水平。大力加强骨科专科护士的培养,拓宽专科护士的职能,促进骨科护理朝着更专业化的方向发展。

(周 玲)

参考文献

[1] 张英泽.中国骨科壮丽发展七十年[J].中华创伤杂志,2019,35(9):785-789.

[2] 毕娜,余兴艳,张延晖,等.骨科专科护士工作室建设及成效[J].中华现代护理杂志,2019,25(1):77-80.

[3] 胥少汀,葛宝丰,徐印坎.实用骨科学[M].4版.北京:人民军医出版社,2012:1098-1105.

[4] Wilmore D W. Kehlet H. Management of patients in fast track surgery[J]. BJM, 2001, 322(7284):473-476.

[5] Kehlet H. Fast-track surgery-art update on physiological care principles to enhance recovery[J]. Langenbecks Ar Surg, 2011, 396(5):585-590.

[6] Bernatz J T. Tueting J. Anderson P A. Thirty-day readmission rates in orthopedics:a systematic review and meta-analysis[J]. PloS One, 2015, 10(4):e0123593.

[7] 廖曦,冯金华,徐裕杰,等.基于ERAS模式的过程质量管理与改进策略研究进展[J].护理研究,2021,35(18):3312-3315.

[8] 梁陶媛,高小雁,董秀丽,等.骨科专科护士核心能力评价指标体系的构建[J].中华损伤与修复杂志(电子版),2017,12(2):151-155.

第二章
骨科患者的一般护理

运动系统的检查应具备高度的受伤观念,检查动作轻柔。要系统、全面地处理好全身和局部的关系,认真仔细地按照视诊、触诊、叩诊、动诊等顺序进行检查,先健侧后患侧,先主动后被动。充分显露检查部位,以免遗漏重要体征。注意查看有无重要脏器损伤及全身性疾病,如实进行记录。许多体征只有在两侧对比之下才能判断出来,如肢体长度、肌肉萎缩、关节活动度等。

一、理学检查

先健后患,由远及近,先主动后被动。

(一)视诊　检查患者局部皮肤颜色、肿胀程度、有无开放性伤口及步态。

(二)触诊　检查骨性标志有无异常,局部有无包块,病变局部有无压痛。

(三)叩诊　通常在反射检查明确骨折部位或脊柱病变时使用。

(四)听诊　通常用来检查有无骨擦音、弹响,借助听诊器判断肢体有无血流杂音等。

(五)动诊　检查关节的活动范围及肌力,包括观察患者的主动运动、检查时的被动运动及异常活动情况。

(六)量诊　测量肢体长度、周径、轴线、关节活动范围等。

1. 肢体长度　以骨性标志为基点,将健肢和患肢放在对称位置对比测量。

2. 肢体周径　两侧肢体取相对应的同一水平测量比较。上肢周径通常测两侧肱二头肌腹周径。大腿周径通常在髌骨上 10 cm 或 15 cm 处测量。小腿周径通常测腓肠肌腹周径。

3. 轴线检查　测量躯干、肢体的轴线有无异常。如前臂旋前位伸肘时上肢呈一直线等。

4. 关节活动范围　以中立位为 0°,测量关节各方向活动的角度。

(七)神经系统检查

1. 肌力　肌力目前使用的是 Code 六级分类法。0 级,无肌肉收缩(完全瘫痪);Ⅰ级,肌肉可轻微收缩,但不能产生动作(不能活动关节);Ⅱ级,肌肉收缩可引起关节活动,但不能对抗重力,即不能抬起;Ⅲ级,肢体能对抗重力作用离开床面,但不能抵抗阻力;Ⅳ级,肢体能进行抗重力、抗阻力动作,但未达到正常;Ⅴ级,正常肌力。

2. 反射检查　检查包括生理反射和病理反射检查。生理反射包括浅反射和深反射。浅反射包括腹壁反射、肛门反射、跖反射等;深反射主要有膝腱反射、跟腱反射、肱二头肌反射、肱三头肌反射。常用的病理反射检查有巴宾斯基征,患者平卧,下肢肌肉放松,刺划足底跖面外侧时出现拇趾背伸,其余趾分开时为阳性,一般上神经元损伤有上述表现。

3. 常见的周围神经检查

（1）桡神经：肱骨中段或中、下 1/3 交界处骨折容易合并桡神经损伤,桡神经损伤最常见的畸形是垂腕畸形,第 1、2 掌骨间背面皮肤感觉障碍明显,掌指关节不能伸直。肘关节以下深支损伤时,无垂腕畸形,主要表现为伸腕力弱、不能指。前臂下 1/3 损伤时,表现为拇指背侧及手桡侧感觉障碍。

（2）正中神经：观察手的外形,拇指的内收、旋后畸形伴大鱼际萎缩。腕关节损伤时出现猿手畸形,拇指不能对掌、对指。

（3）尺神经：上臂及前臂的尺神经损伤,多由开放性创伤所致。在上臂尺神经与肱动脉伴行,肱动脉损伤时都应考虑是否伴随尺神经损伤。尺神经损伤时,骨间肌明显萎缩,各手指不能内收、外展,拇、示指间夹纸无力,小指、环指掌指关节过伸,指间关节屈曲,呈现爪形手畸形。正中神经和尺神经同时损伤时出现铲状手畸形,拇指与小指不能相对。

（4）腓总神经：坐骨神经的分支,绕过腓骨小头后面下行至足背。腓骨上端骨折或局部压迫、撞击等易损伤腓总神经。在腓骨小头处容易受伤,伤后表现为足下垂畸形,呈跨阈步态。

（5）股神经损伤：因股神经位置较深,平时损伤机会较少,骨盆骨折和腹股沟部手术时伤及此神经,主要表现为股四头肌麻痹,膝关节不能主动伸直,大腿前部、小腿及足内侧感觉障碍。

二、影像检查

（一）X 线　凡疑为骨折者,应常规进行 X 线检查,可以显示临床上难以发现的不完全性骨折、深部骨折、关节内骨折和小撕脱性骨折等。确诊的明显骨折者,摄片检查可以明确骨折类型和骨折端移位情况。

（二）计算机断层扫描（CT）　由于其对组织密度改变的高度敏感性,将全身各系统的疾病诊断提到一个新高度。它对许多病有重要的诊断价值,如骨肿瘤、椎间盘突出、椎管狭窄、脊柱损伤、先天畸形、退行性变等,螺旋 CT 可快速重建骨骼的三维图像。因此,CT 更是骨科疾病诊断与检查的重要方法之一。CT 扫描操作简便,具有良好的定位能力及更高的分辨率,特别适用于颌骨的检查。多层螺旋 CT 是用 X 线束对人体的某一部分进行扫描,图像质量好、成像速度快、诊断能力更强,可为制订手术方案及术后评估提供可靠依据。

（三）磁共振成像（MRI）　MRI 是近年来应用于临床的重要检查技术,对不同软组织分辨率高,尤其对脊柱脊髓、关节、肢体骨与软组织疾病具有重要的价值。MRI 具有任意断面成像、组织分辨率高等优点,可做矢状、冠状、横断等多维成像,是 X 线片和 CT 无法比拟的。MRI 组织对比较好,但是检查的时间较长,对骨皮质、骨小梁、各种钙化和骨化的细节显示能力不强。

（四）放射性核素显像　X 线难以明确的一些小骨头和椎体附件的骨折,放射性核素显像可提供诊断依据,也有助于发现全身多发骨折时的隐蔽骨折。对于股骨颈或腕舟状骨骨折之后是否存在骨缺血性坏死,放射性核素显像是早期诊断的敏感方法。

（五）超声诊断　超声波通过人体组织时,不能穿透骨组织,导致超声诊断在骨损伤中的应用受限。超声波可以穿透肌肉、肌腱、筋膜等,为这些软组织的损伤提供一定的帮助,借助超声波可以诊断肌肉损伤和血肿、肌腱病变、韧带损伤、外伤后的软组织异物等。

第二节　骨科患者的护理评估及护理措施

一、常用护理评估

当骨科患者出现损伤时,护理人员必须对患者进行全面准确地评估,才能提出正确的护理问题,从而实施针对性地护理措施。

1. 日常生活能力评定　一般采用 Barthel 指数评定量表对日常生活活动进行评定,根据 Barthel 指数总分,确定自理能力的等级,将自理能力分为重度依赖、中度依赖、轻度依赖和无需依赖四个等级。对患者日常生活活动的功能状态进行测量,个体得分取决于对一系列独立行为的测量,总分范围在 0～100。

2. 疼痛评估　常用的疼痛评定工具包括数字疼痛量表、视觉模拟评级法、0～5 描述疼痛量表、Wong-Banker 面部表情评分法、长海痛尺疼痛评分法等。骨科患者的疼痛评估应包括静息痛和运动痛,评估应贯穿于整个就医过程,应根据患者的疾病特点进行个性化评估。

3. 压力性损伤风险评估　成人压力性损伤的评估可用 Branden、Norton、Waterlow 3 个量表,儿童多采用 Braden-Q 量表。护士应根据风险评估表对每位住院患者进行压力性损伤风险评估,情况发生变化及时重新评估。

4. 跌倒风险评估　评定工具包括 Morse 跌倒危险因素评估量表(成年)、约翰霍普金斯(Johns Hopkins)、Hendrich 评估量表(老年)等,护士长每天对高风险患者的跌倒、坠床情况以及护士对安全预防措施的落实进行跟踪督查,有特殊情况及时记录。

5. VTE 风险评估　常见的评定工具包括 Caprini 评分表、Autar 评分表等,其中 Caprini 评分表是一个被广泛使用的评定工具。

6. 营养风险筛查　常见的评定工具包括营养风险筛查(nutrition risk screening, NRS),这是欧洲肠外肠内营养学会推荐使用的住院患者营养风险筛查方法,其中包括三个部分的总和,即疾病严重程度评分、营养状态低减评分、年龄评分。

二、护理措施

(一) 入院处置

1. 入院评估　根据患者的病情合理安排床位,建立并填写住院病历,测量生命体征、体重等,带患者或家属熟悉病区环境,并做好入院宣教,通知床位医生。

2. 病史　询问患者受伤经过,明确其受伤原因、时间、受伤后的反应和症状,曾经采用的治疗措施及用药情况等。对急诊创伤的患者,应当了解损伤的程度、性质、有无出血,估计出血量;观察有无骨折、脱位,伤口有无异物,重要的脏器、血管有无损伤,患者的神志和生命体征等。损伤早期,遵医嘱给予肢体局部冷敷,可使局部血管收缩,以达到止血和减少渗出的作用。护士应严密观察患者肢端有无剧痛、麻木、皮温降低、麻木、苍白或青紫等现象,发现患肢出现血液灌注不足,及时通知医师处理。

3. 搬运　对疑有骨折的患者,可先固定患肢。对疑有脊柱骨折的患者,应尽量避免搬动。搬运时,保持颈、胸、腰、骶椎呈一直线,避免脊柱弯曲、旋转。

4. 体位　四肢骨折的患者保持患肢功能位,自然平卧是习惯性卧位。

（二）治疗原则

骨折的治疗原则是复位、固定和功能锻炼。骨折后应尽早复位,使骨断端恢复正常或接近正常的解剖位置。复位方法有手法和手术两种。完全恢复至正常位置者称解剖复位;虽未达到解剖关系的对合,但不明显影响愈合后功能者称功能复位。大多数骨折可经手法复位,手法复位以功能复位为主,步骤包括解除疼痛、松弛肌肉、对准方向、拔伸牵引。原则上应当尽早复位,伤后立即进行,在反应性肿胀之前复位容易成功。对于严重肿胀、皮肤有张力性水疱的患者,可暂缓复位,先行牵引,待肿胀消退后复位。

手术复位固定方法可分为内固定和外固定,常用的内固定物有钢针、螺丝钉、接骨板、髓内针等。常用的外固定主要有石膏绷带、夹板、外固定器、牵引等。内固定是采取手术暴露骨折部位,然后选择人体无不良反应的金属内固定物或自体、异体植骨片将骨折进行复位,多使用手法及牵引复位失败,并发主要血管和神经损伤者,切开复位争取在 2 周内进行。

（三）术前护理

（1）采集患者的一般资料和健康史,全面评估患者的营养状况、心肺功能及心理状况,正确引导并及时纠正不良的心理反应。

（2）护士应在术前列出患者术后将要遇到的问题、患者及其家属最关心的问题。指导患者进行呼吸道、胃肠道的准备工作,术后体位摆放,向患者讲解术后疼痛的处理方法。

（3）皮肤准备:术日晨备皮,备皮时动作应轻柔,勿刮破皮肤。如患者有石膏固定,应先拆除石膏,再用无刺激性肥皂水轻轻擦洗清洁患肢后备皮,备皮范围原则上是超出切口各20 cm 以上。

（四）术后护理

1. **搬运**　术后患者搬运建议三人动作一致地进行,尽量减少振动,同时搬运时避免管道牵拉脱出。

2. **麻醉清醒前的护理**　按照麻醉护理常规,应保持患者呼吸道的通畅,取平卧位,防止呕吐物吸入引起吸入性肺炎。当患者躁动不安时,应适当加以约束或床挡保护,防止骨折移位。术后应加强保暖。

3. **生命体征观察**　应密切观察患者生命体征的变化,体温变化是人体对各种物理、化学、生物刺激后的一种防御反应,术后 24 小时密切观察患者的体温变化。脉搏随体温而变化,血液、体液丢失导致循环血容量不足时,脉搏可增快、细弱,血压下降,脉压变小。术后疼痛常使患者难以主动咳嗽或深呼吸,术后易出现肺不张和肺炎等并发症,护士应经常帮助患者进行肺部功能锻炼。

4. **患肢的观察与护理**　密切观察患肢的血液循环。上肢术后可触摸桡动脉,下肢术后可触摸足背动脉和胫后动脉,还应观察患者的皮肤颜色及毛细血管充盈情况。如术后患肢出现进行性、持续性疼痛,疼痛呈搏动性加剧,表面皮肤红肿,局部皮温升高,考虑肢体循环障碍,应及时告知医师并查明原因,如是否为敷料或石膏包扎过紧所致,避免因持续性血运障碍导致肢体坏死。

5. **术后观察伤口出血情况**　如负压吸引流量短时间超过 400 mL 或伤口敷料处不断渗血,应及时告知医师。密切观察伤口处情况,若伤口处疼痛不断加剧,体温升高,白细胞和中性粒细胞也不断升高,切口部位肿胀、压痛、局部跳痛,提示有感染,配合医师给予伤口处清创,合理使用抗生素。

6. **疼痛护理**　麻醉作用消失后,患者可出现疼痛,一般术后 24 小时内最为剧烈,2～3 天后慢慢缓解,可酌情给予止痛剂。

(五) 康复指导

(1) 术后患者应早期下床活动。早期活动可以增加肺通气量,有利于肺扩张、分泌物排出和防止尿潴留,早期进行功能锻炼可以促进肿胀消退、减少肌肉萎缩、防止关节粘连僵硬、预防下肢深静脉血栓的形成。功能锻炼的最终目的是恢复肢体正常能力,在一定条件下被动活动固然可以预防关节僵硬,或使活动受限的关节增加其活动范围,但最终仍需由神经支配下的肌肉群来活动关节和肢体。防止肌肉萎缩,恢复肌肉张力,只有依靠主动功能锻炼才能获得。

(2) 宜进食富含锌、钙的食物,促进伤口愈合和骨痂形成,进食高蛋白质、富含胶原、微量元素及维生素的食物,以补充足够的营养。

(何　丹)

参考文献

[1] 李乐之,路潜. 外科护理学[M]. 6 版. 北京:人民卫生出版社,2017.

[2] 朱建英,叶文琴. 现代创伤骨科护理学[M]. 北京:人民军医出版社,2007.

[3] 宋金兰,高小雁. 实用骨科护理及技术[M]. 北京:科学出版社,2008.

[4] 娄湘红,杨晓霞. 实用骨科护理学[M]. 北京:科学出版社,2006.

第三章
骨科患者的疼痛护理

第一节 概 述

世界卫生组织对疼痛的定义是："疼痛是一种与组织损伤或潜在损伤相关的不愉快的主观感觉和情感体验。"疼痛既是一种生理感觉，又是对这一感觉的一种情感反应。2004年，国际疼痛研究学会（International Association for the Study of Pain，IASP）确定每年的10月11日为世界镇痛日，提出"免除疼痛是患者的基本权利"。疼痛是大部分骨科疾病的共同特点，也是骨科疾病的首发症状。骨科手术创伤较大，会对机体各系统功能造成不同程度的损伤，进而出现一些并发症，甚至威胁患者的生命安全。及时、有效、正确地处理术后疼痛，减少术后并发症，提高患者舒适度，促进患者早日康复，是骨科医务人员始终关心的问题。20世纪90年代以后，进入了患者自控镇痛（patient control analgesia，PCA）时期，以靶浓度为基础和患者主动参与镇痛仍是目前的重要方法。近十年来认识到疼痛存在着多靶点机制，单一的止痛药物难以达到对所有类型的疼痛均有良好的镇痛作用而不良反应不明显的效果，故多模式镇痛通过不同药物、不同镇痛方法的组合在临床中推广运用，从而更好地改善患者的疼痛症状。

疼痛会给人体带来一系列的不利影响，疼痛引起的内分泌反应包括糖原酵解和糖原异生增加，出现高血糖、糖耐量下降和胰岛素抵抗。疼痛造成垂体肾上腺系统和交感儿茶酚胺亢进，导致心率加快，血压升高。疼痛引起的应激反应对机体凝血功能的影响包括使血小板黏附能力增强，纤维蛋白溶解功能降低，血液黏稠度增高。疼痛会减少胃肠道蠕动，引起的交感神经兴奋可能反射性地抑制胃肠道功能，使平滑肌张力降低、括约肌张力增高，增加恶心、呕吐、麻痹性肠梗阻的发生概率，因而，有效控制疼痛是一项重要任务。

根据疼痛持续的时间和性质，可分为急性疼痛和慢性疼痛。急性疼痛相对通用的定义为与组织损伤、炎症或疾病过程相关的，持续时间少于3个月的一种疼痛类型，急性疼痛是组织损伤的标志，促使个人采取适应性或保护性的行为，如患肢制动或就医诊疗，骨科患者中大部分经历的疼痛属于急性疼痛。围手术期疼痛治疗属于IASP分类中的急性疼痛范畴，具体内容包括积极处理疼痛，为患者提供最佳治疗方案，对患者及其家属进行疼痛教育，正确的疼痛评估和监测，新治疗模式的应用，新技术、新药物的应用等。疼痛一旦变成慢性，治疗将更加困难。术后疼痛的治疗，提倡超前镇痛，即在伤害性刺激发生前给予镇痛治疗。外科创伤可引起前列腺素的释放，非甾体抗炎药（NSAID）和环氧化酶（COX）抑制剂可抑制前列腺素的合成，但不会影响已经释放的前列腺素的效应。因而，超前镇痛对于骨科术后止痛有良好的临床疗效。

第二节 骨科患者疼痛的特点及评估

一、骨科患者疼痛的特点

（一）**创伤性疼痛** 在创伤或术后的 1～3 天，疼痛剧烈，术后 3 天，疼痛程度逐渐减轻，但活动或咳嗽可加重疼痛程度，在创伤或大手术的恢复期，患者大多表现为创伤部位深部的持续性疼痛。处理创伤性疼痛时应妥善保护患肢，肢体制动，避免伤口感染和防止再损伤，及时治疗，如彻底清创、修复组织、封闭伤口，对骨折脱位复位固定或行牵引治疗等，并积极预防并发症。搬运过程中，动作要轻柔。对颈椎损伤的伤者，搬运时专人牵引患者头部，使其与躯干轴线一致，防止扭转。

（二）**缺血性疼痛** 因肢体急性缺血引起疼痛，常见于骨筋膜室综合征、动脉痉挛等，主要是外伤或手术后敷料包扎过紧，或肢体受外来重物或身体压迫导致的。创伤后肢体持续性剧烈疼痛，且进行性加剧，为最早期的症状。神经组织对缺血最敏感，感觉纤维出现症状最早，必须对此予以足够重视，及时诊断和处理。至晚期，缺血严重，神经功能丧失后，感觉即消失。对待缺血性疼痛，应立即去除导致缺血的原因，如去除一切固定物及包扎过紧的敷料，解除动脉痉挛，改善组织缺血。

（三）**神经性疼痛** 疼痛局限于某一确切神经分布的区域内，呈放射状。初期疼痛局限于外伤部位或受伤神经的分布区，随后可扩展到整个肢体，神经疼痛有明确的压痛点，并伴有该神经分布区域麻木、酸困、无力感、肢体活动受限，多见于腰椎间盘突出症和颈椎病，可针对不同的病因进行手术、牵引或按摩，并辅以抗炎药及理疗，达到消除或减轻局部组织的炎症或水肿，解除神经压迫。

（四）**炎症性疼痛** 炎症性疼痛的特点因致病菌而异，化脓性关节炎疼痛的关节可以有肿胀，部位深也可能不明显，但都有体温升高、关节疼痛、不能活动、血象升高等现象。对于炎症性疼痛，应大量采用有效抗生素控制感染，有脓肿时切开排脓，冲洗引流。

（五）**截肢后疼痛** 截肢后短时间内患者感觉残端有持续性疼痛，疼痛会慢慢缓解，如果疼痛长期不缓解，应考虑到断端神经瘤和幻肢痛的可能。针对幻肢痛，精神治疗和心理护理均有意义，对顽固性幻肢痛可行交感神经阻滞或切除术。

二、骨科患者疼痛的评估

（一）**评估原则** 疼痛评估需连续，开始疼痛治疗后，有规律地定时评估；新疼痛出现时需要评估；疼痛治疗后在合适的时间评估，如注射止痛药后 30 分钟及口服止痛药 1 小时内需重新进行疼痛评估。

（二）**常用的评估方法**

1. 数字疼痛评分量表（numerical rating scale，NRS） 又称为数字分级评分法，是评估疼痛强度的一种常用方法。其中 0 分代表无痛，1～3 分为轻度疼痛，4～6 分为中度疼痛，7～9 分为重度疼痛，10 分代表无法忍受的痛，NRS 常用于疼痛治疗前后效果对比。NRS 评估时，因患者个体理解差异，有时会造成结果不够准确。

2. 视觉模拟评分法（visual analogue scale，VAS） 这一方法是用一条长度固定的直线来测定疼痛强度,线左端表示"无痛",右端表示"无法忍受的痛",线左端至标记符号之间的距离为该患者的疼痛强度。VAS评分方法简单、快速、易操作,临床工作中多用于评估疼痛治疗的效果,即测定疼痛的缓解程度。VAS评分方法的缺点是需要抽象思维,评分时需要必要的感觉、运动及知觉能力,比较适合用于治疗前后做评价。

3. 言语描述疼痛量表(verbal rating scale,VRS)　0分代表无痛;1分代表轻度疼痛,可忍受,能正常生活和睡眠;2分代表中度疼痛,适当影响睡眠,需用止痛药;3分代表重度疼痛,影响睡眠,需用麻醉药或止痛剂;4分代表剧烈疼痛,影响睡眠较重,伴有其他症状;5分代表无法忍受的疼痛,严重影响睡眠,伴有其他症状。此评分方法常用于简单的定量评测疼痛、骨科术后患者的疼痛评估和观察术后镇痛药物治疗效果等方面,缺点是分度不够精确。

4. Wong-Baker面部表情疼痛量表(faces rating scale,FRS)　该方法用6种面部表情来表达疼痛程度。此法适合于任何年龄的患者,尤其适用于急性疼痛、老人、表达能力丧失者。0分:非常愉快,无疼痛;1分:有一点疼痛;2分:轻微疼痛;3分:疼痛较明显;4分:疼痛较严重;5分:疼痛较剧烈(图3-1)。

图3-1　Wong-Baker面部表情疼痛量表

5. 长海痛尺疼痛评分法　"长海痛尺"综合了NRS和VRS两者的优点,基本可以满足临床一线的要求(图3-2)。

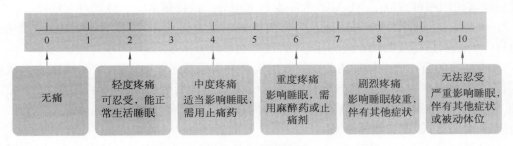

图3-2　长海痛尺

(三) 止痛效果评估(四级法)

1. **完全缓解**　疼痛完全消失。
2. **部分缓解**　疼痛明显减轻,睡眠基本不受干扰,能正常生活。
3. **轻度缓解**　疼痛部分减轻,仍感到有明显疼痛,睡眠、生活仍受干扰。
4. **无效**　疼痛无缓解。

第三节 骨科患者疼痛管理

一、药物运用

由于创伤患者病情较复杂,先保证生命体征平稳,然后根据患者的疼痛程度选择合适的镇痛药物。

(一) 常用镇痛药物分类

1. **阿片类镇痛药** 主要作用于中枢神经系统,提高患者的痛阈,从而减轻或消除疼痛,分为强阿片类和弱阿片类药,强阿片类用于全身麻醉诱导和维持的辅助用药及术后中至重度疼痛的治疗,包括吗啡、芬太尼、哌替啶等;弱阿片类药主要用于轻至中度急、慢性疼痛的治疗,如可待因、双氢可待因。阿片类镇痛药最常见的不良反应包括嗜睡、眩晕、恶心、呕吐、呼吸抑制、便秘和排尿困难等。阿片类镇痛药用于治疗疼痛时,推荐持续或定时给药,应从最低剂量开始使用,持续静脉注射药物时,需每日定时唤醒患者,密切注意阿片类药物的不良反应,低血压、呼吸抑制及胃肠蠕动抑制的患者禁用。除静脉注射剂型外,还有外用贴剂芬太尼透皮贴剂,该贴剂可以通过透皮吸收后进入血液循环发挥镇痛作用。

2. **非阿片类镇痛药** 主要是非甾体抗炎药、中枢性镇痛药和其他类型的镇痛药。① 非甾体抗炎药可用于轻到中度疼痛的治疗,还可以辅助阿片类药物的镇痛。常见的药物有布洛芬、美洛昔康、塞来昔布(西乐葆)、帕瑞昔布钠。塞来昔布、帕瑞昔布钠是选择性 COX-2 抑制剂,具有膜稳定作用,可抑制环氧化酶而减少前列腺素(PG)释放,抑制 PG 介导的化学或机械感受器的增敏,削弱痛觉过敏,减轻疼痛。非甾体抗炎药的不良反应有消化道损伤、血小板功能异常及肾脏损伤等。应用 NSAID 时,对于心血管疾病高危患者,应权衡疗效和安全,同时应避免同时使用两种或以上 NSAID,老年人宜选用肝、肾、胃肠道安全性较好的药物。

3. **曲马多** 一种结构与可待因及吗啡类似的中枢镇痛药,曲马多对呼吸功能的影响小,它的另一个优点是与其他阿片类相比,胃肠道影响小。

4. **局部麻醉药** 通常局部用药镇痛效果较全身用药镇痛效果完善,常用药物为长效局麻药、阿片类药物或者这两类药物的混合剂,包括手术切口的局麻药浸润、神经阻滞、关节腔内注射、椎管内用药(硬膜外给药,PECA)和连续外周神经置管镇痛(PCNA)等。

(二) 给药方式、方法选择原则

1. **按时给药** 不是按需给药,强调用药的定时性,即应该有规律地按时给药,以维持药物浓度的恒定及预防疼痛的发作。

2. **按阶梯给药** 评估患者的疼痛程度,根据患者的疼痛程度选择不同阶梯的止痛药。轻度疼痛选择非甾体抗炎止痛药,中度疼痛选用弱阿片类药物,重度疼痛选用阿片类药物,如果两者药物合用后仍不能止痛,则使用强阿片类药物。

3. **联合用药** 对中、重度疼痛,最好使用两种以上止痛药物,这样可以减少其用量及并发症,增强止痛效果。

4. **交替使用** 长时间反复使用同一种止痛药物效果不佳,不应该依靠增加剂量实现止痛效果,应及时改用其他止痛药物。

5. **注意观察疗效** 在实施药物治疗过程中,应了解药物种类、剂型、剂量、给药途径、间隔时间、给药阶梯和疗程，密切观察患者的用药反应，及时评估用药效果。

（三）应用镇痛药物的途径

1. 口服　使用方便，但是起效较慢，而且由于受患者胃肠功能和首过效应的影响，不同患者服用药物的生物利用度有差异。口服给药的原则是先给予足够的药物以达到有效镇痛的血药浓度，然后间断规律小剂量给药维持。

2. 肌内注射　方法简单，起效快，但阿片类药物的药效学和药代动力学之间存在差异，不同患者肌内注射标准剂量阿片类药物后，最大血药峰浓度差值有差异。美国的疼痛指南建议术后镇痛尽量避免肌内注射，因为注射本身会给患者带来疼痛。

3. 静脉注射　可迅速达到疼痛治疗所需要的血药浓度，但单次用药剂量过大时，可能会产生峰浓度，引起严重的不良反应，如呼吸抑制、恶心、呕吐等，单次注射药物时，由于药物快速分布，有效血药浓度持续时间短，需反复给药。

4. 直肠给药　药物可以通过直肠壁丰富的血液循环迅速吸收，当患者恶心、限制饮食等不能口服时，可直肠给药，如吲哚美辛栓等。

5. 经皮给药　这类药物增强皮肤渗透性，不经注射即可进入血循环。这类经皮给药可以持续数小时或数天，如芬太尼透皮贴剂等。

6. 硬膜外应用镇痛药物　硬膜外注射药物治疗可用于除头颅以外的身体各个部位的急、慢性疼痛的治疗。相对于全身用药，椎管内镇痛方法相对麻烦，但镇痛效果确定、不良反应相对少，它还具有全身用药所不具备的优点，有利于改善肺功能，可促进肠道排气，加速关节手术后的恢复，可以早期进行功能锻炼等。随着近年来骨科手术围手术期抗血栓治疗的不断开展，出于对硬膜外血肿的担忧，PECA 有减少的趋势，PCNA 逐步兴起，特别是在 B 超引导下的探针穿刺，所用局麻药少，安全性高，镇痛效果准确。

7. 患者自控止痛（PCA）　PCA 是医师根据患者的情况设定合理的处方，利用反馈调节，患者支配给药镇痛。与传统大量、少次给药相比，PCA 避免了血药浓度的波动。使用前，应向患者及其家属介绍 PCA 的原理、可能出现的不良反应并尽可能使用单独的静脉通路。监测呼吸、循环系统功能是使用 PCA 泵的护理重点。护士应详细记录患者的止痛治疗方案、患者的用药剂量和止痛效果，如出现镇痛不全，应及时通知有关医师，酌情追加止痛药。其设置包括负荷剂量、背景输注剂量、自控给药剂量、锁定时间及单位时间最大限量等。负荷剂量是迅速滴定并达到有效的镇痛浓度；其次是背景剂量，目的是维持血浆浓度在有效的镇痛范围。冲击剂量指的是患者疼痛未能完全缓解按压 PCA 所追加的药物剂量。锁定时间是两次按压 PCA 的间隔时间，设置锁定时间防止过量用药。为防止反复给药导致中毒，PCA 期间多以 1 小时或 4 小时为间隔限定最大单位时间使用量。根据药物剂量、浓度以及患者对药物的需要量进行调整，一般设定 PCA 静脉给药量为 2 mL/h。

二、其他方法的运用

（一）经皮神经电刺激疗法　经皮神经电刺激疗法（transcutaneous electrical nerve stimulation，TENS），是一种非药物无创止痛法。通过温和微量的电流刺激知觉神经去阻断痛觉神经信号的传递，达到止痛的效果。利用 TENS 治疗伤口疼痛，在术后镇痛中可以减少镇痛药物的使用，因为无创伤、无不良反应，所以在欧美得到推广应用。

（二）理疗　理疗可作为疼痛治疗的辅助方法，手术后患者的疼痛阈值降低，术后疼痛感觉会愈加明显，膝关节置换术后冰敷压迫可减少炎性物质的渗出，减少炎性物质刺激局部神经末梢,降低神经末梢及细胞的敏感性,从而减轻疼痛或缩短疼痛时间及对组织细胞的损害。红外线和蜡疗主要治疗一些慢性关节炎的患者,红外线理疗的机制是通过提升人体局部组织的温度,使该组织的血管扩张,继而提高血液灌注,从而促进炎症吸收和组织细胞的新陈代谢,具有消炎、消肿、减轻疼痛和修复受损细胞功能的作用。

（三）**按摩和触摸**　有学者认为,穴位按摩是通过内啡肽来缓解机体疼痛的,按摩能增加体内内啡肽的分泌,并能阻断痛觉纤维的冲动,从而增强机体的抗痛觉能力。可以抚摸患者的手、轻拍患者的肩部、对患肢进行向心性按摩。

第四节　骨科急性疼痛管理的新进展

骨科急性疼痛管理的目标是提供合适的镇痛方案将疼痛控制在轻度疼痛以下,最小化镇痛药物的不良反应,让患者参与到疼痛管理中来,从而实施快速康复。

一、创伤院前镇痛管理

近年来,越来越重视创伤院前镇痛管理,患者在医院急诊科可以得到药物镇痛,而院前急救时很少镇痛。国外有些发达国家院前急救常规给予镇痛治疗,传统观点一直认为院前不使用镇痛药,以免延误诊断,但是越来越多的证据支持在院前镇痛处理,有研究表明,氧化亚氮吸入镇痛可以有效地减轻院前创伤患者疼痛,安全且不良反应少,尤其对伤后恐惧、焦虑等不配合救治患者具有独特的优势。

二、多模式镇痛

近年来,多模式镇痛已成为骨科围手术期管理的重要组成部分,并成为临床镇痛技术的主要发展方向,其治疗原则是将作用机制不同的药物组合在一起,发挥镇痛的协同或相加作用,降低单一用药的剂量和不良反应,同时可以提高对药物的耐受性、加快起效时间和延长镇痛时间,实现平衡镇痛。骨科的术后镇痛中,通常的方案是阿片和非阿片类药物联合使用,弱阿片类药物与对乙酰氨基酚或非甾体抗炎药等的联合使用,以及非甾体抗炎药和阿片类药物或局麻药联合用,伴随或不伴随局部神经阻滞。临床研究表明,局部浸润镇痛法（又称为"鸡尾酒法"）是现今应用于全膝关节置换术后镇痛中比较有效的方式之一,主要是长效局部麻醉药、阿片类药或类固醇激素等药物的联合应用,得到协同作用,通过膝关节周围软组织注射此药物,从而阻断损伤部位痛觉的传导,产生显著的镇痛效果,可较好地控制术后疼痛。

在多模式镇痛中,美国的术后疼痛管理指南指出可以加入其他治疗方法,如冷疗、认知行为疗法等。

三、制订术前疼痛宣教和围手术期疼痛管理计划

美国疼痛学会（American Pain Society, APS）在术后疼痛管理指南中指出术前需要对患者进行全方位的评估,包括用药和精神情况,有无慢性疼痛病史,既往是否有过疼痛治疗等,从而制订围手术期管理计划。教育形式可以是当面指导、提供宣传资料或者音频播放等,术前教会患者评估和报告疼痛、术后多种镇痛方法的使用,患者在术后会主动关注疼痛。在英国,术前评估门诊就诊时会告知患者术后会出现疼痛问题、镇痛方法、疼痛评估系统,鼓励患者主动

汇报疼痛。注重个体化镇痛,不同患者对疼痛和镇痛药物的反应存在个体差异。疼痛受生物、心理、社会文化等诸多因素的影响,有极大的个体差异性。个体化镇痛的最终目标是应用最小的剂量达到最佳的镇痛效果。

四、发挥护士在疼痛管理中的作用

20世纪80年代后期,西方国家纷纷成立急性疼痛服务组织(acute pain service,APS)以控制术后疼痛。1994年,Rawal等最早提出以护士为基础的急性疼痛服务模式,即护士在麻醉医师的督导下实施疼痛控制措施,这一模式充分发挥了护士在疼痛控制中的作用。多项循证实践指南,如美国疼痛学会的术后疼痛管理指南中指出急性疼痛服务小组的良好运作完善了术后疼痛管理。

澳大利亚在术后疼痛管理指南中要求护士规律、规范地开展活动性疼痛的评估。在疼痛管理中,需要定时评估,选择合适的镇痛药,定时去评价疼痛缓解程度,从而更好地控制患者的疼痛。国外循证指南如美国指南网发布的《老年患者急性疼痛管理指南》、加拿大安大略注册护士协会(Registered Nurses' Association of Ontario,RNAO)发布的《最佳护理实践指南:疼痛评估与管理》中强调护士要评估疼痛部位、强度、性质、发生时间、缓解或加重疼痛的因素、疼痛对患者日常生活和心理的影响,从而能够更好地对症处理。

护理管理者应注重护士在疼痛管理方面的培训,从疼痛基础知识、疼痛的药物镇痛、药物的不良反应、疼痛管理中的护患沟通等方面入手,提供全面的教育,逐渐形成标准化的控制流程,提高护理管理水平,从而更好地为患者服务。

(何　丹)

参考文献

[1] 朱建英.现代临床外科护理学[M].北京:人民军医出版社,2008.

[2] 樊碧发.疼痛医学原理与实践[M].北京:人民卫生出版社,2009.

[3] 戴闽.实用骨科疼痛与治疗[M].北京:人民军医出版社,2008.

[4] 徐建国.疼痛药物治疗学[M].北京:人民卫生出版社,2007.

[5] 张传汉,田玉科.临床疼痛治疗指南[M].北京:中国医药科技出版社,2008.

[6] 赵继军.疼痛护理学[M].北京:人民军医出版社,2010.

[7] 陆慧红,李桂凤,白浪,等.全膝关节置换后局部浸润的持续镇痛效果[J].中国组织工程研究,2014,18(4):529-534.

[8] 卢魁,谭新宇,郭嘉,等.芬太尼和丙泊酚在严重创伤急诊救治中应用的临床观察[J].中华急诊医学杂志,2016,25(2):217-220.

[9] 陶庭俊,李佳宇,卢魁.吸入氧化亚氮在院前创伤急救中的镇痛作用[J].中华急诊医学志,2017,26(2):239-243.

[10] 周雁,史婧,种皓.院前区域阻滞镇痛对老年髋部骨折患者疼痛控制及其全身情况影响的前瞻性研究[J].中国骨与关节杂志,2017,6(3):180-185.

[11] Ahmadi A,Shahmad B H,Zahra H Z,et al. Pain management in trauma:a review study[J]. J Inj Violence Res,2016,8(2):89-98.

[12] Oberkircher L,Schubert N,Eschbaeh D A,et al. Prehospital pain and analgesic therapy in elderly patients with hip fractures[J]. Pain Pract,2016,16(5):545-551.

[13] Chou R,Gordon D B,Leon-Casasola O A,et al. Guidelines on the management of postoperative pain

[J]. J Pain，2016，17(2)：131 - 157.

[14] Victorian Quality Council. Acute pain management measurement-toolkit [EB/OL]. [2016 - 11 - 01]. http：/pdf release. net/external/4448283/pdf-release-dot-net-apmm toolkit. pdf.

[15] Guideline：Acute pain management in older adults [EB/OL]. [2016 - 11 - 01]. http：//www. iowanursingguidelines. com/product-p/643. htm.

[16] Guideline：Assessment and management of pain [EB/OL]. [2016 - 11 - 01]. http：//rnao. ca/bpg/guidelines/assessment-and-management-pain.

第四章
骨科患者的体位护理

体位是指人的身体所保持的姿势或某种位置。在临床上通常是指患者根据治疗、护理和康复的需要所采取并能保持的身体姿势和位置。正确安置患者体位,促使患者感到舒适,疼痛缓解,有利于疾病转归,同时也避免了体位摆放不当导致的肢体不适、功能障碍等不良后果。

第一节　骨科患者常见卧位

一、平卧位

1. 姿势　自然平卧,头下垫枕,四肢自然放置。如遇全麻未苏醒、昏迷等患者时需去枕平卧,头偏向一侧。

2. 作用　最为常见的一种卧位。椎管麻醉后去枕平卧,可以预防头痛,头偏向一侧,以防呕吐时误吸。

二、侧卧位

1. 姿势　一侧头部贴枕,肩贴床,同侧上肢屈肘置于枕头上,另一侧上肢随意放置,上腿弯曲,放松,下腿稍伸直,胸前及两腿间可放置软枕。

2. 作用　与平卧位交替使用,使患者舒适,预防压力性损伤等并发症,适用于灌肠时体位。

三、半卧位

1. 姿势　床头摇高,以髋关节为轴心,上半身与床形成 30°～50°,再摇起膝下支架,为增加舒适感防止身体下滑,亦可在膝下垫软枕。

2. 作用　肩部、上肢术后采用此卧位,有利于静脉血回流,减轻术后组织肿胀,利于创面愈合;预防坠积性肺炎、压力性损伤等;便于患者进食、排便。

四、俯卧位

1. 姿势　患者俯卧,两臂屈曲放于头的两侧,两腿伸直,头偏向一侧,胸下、髋部及足踝处各放置一软枕。

2. 作用　适用于脊椎手术后或腰、背、臀部有伤口时,不能平卧或侧卧的患者。下肢行双侧肌皮瓣移植术的患者为避免皮瓣区受到压迫而造成愈合障碍。

五、头高脚低位

1. 姿势　患者仰卧,床头用抬高物垫高 15～30 cm。
2. 作用　用于颅骨牵引。

六、头低脚高位

1. 姿势　患者平卧,床尾用抬高物垫高 15～30 cm。
2. 作用　用于下肢骨折牵引时做反牵引。

第二节　骨科患者的常用功能位

功能位是指肢体处于最能发挥功能活动的体位。当肌肉、关节功能不能或尚未恢复时,将肢体固定在功能位,利于关节功能恢复。各大关节常见功能位如下。

1. 肩关节　外展 45°,前屈 30°,外旋 15°。
2. 肘关节　屈曲 90°。
3. 腕关节　背屈 20°～30°,尺倾 5°～10°。
4. 髋关节　前屈 15°～20°,外展 10°～20°,外旋 5°～10°。
5. 膝关节　屈曲 5°～10°或伸直 180°,儿童可用伸直位。
6. 踝关节　背曲 90°;屈曲 5°～10°为女性踝关节功能位,适用于穿有跟鞋,维持身体前倾。

第三节　骨科特殊体位及护理

一、四肢石膏固定

四肢石膏固定者,需将肢体抬高(高于心脏水平),以利于静脉血和淋巴回流,预防并减轻肢体肿胀。抬高下肢可以使用抬高垫或悬吊法,使患肢高于心脏 20 cm。但怀疑或确诊发生骨筋膜室综合征,应立即松开所有外固定物,将肢体放平,禁止抬高患肢,以免加重组织缺血。

二、皮牵引(骨牵引)固定

为保持反牵引,床尾应抬高,皮牵引抬高 10～15 cm,骨牵引抬高 20～25 cm,而颅骨牵引则应抬高床头 20 cm。股骨颈、转子间骨折时应外展 30°～40°,足部中立位,保持踝关节功能位,可以穿丁字鞋,防止外旋和足下垂。

三、支具(夹板、藤托等)固定

抬高患肢,支具内层及骨突的相应部位衬软垫,防止因摩擦或压迫造成皮肤损伤。夹板的固定松紧应上下移动 1 cm 为标准,注意观察夹板松紧,患肢肿胀消退后调整其松紧度。

四、骨科患者术后体位

具体内容见各章节。

（孙雅妮）

参考文献

［1］朱建英,叶文琴.现代创伤骨科护理学［M］.北京：人民军医出版社,2007.

［2］娄湘红,杨晓霞.实用骨科护理学［M］.北京：科学出版社,2006.

［3］金芳.骨科临床实用护理［M］.北京：科学技术文献出版社,2005.

第五章
骨科患者的心理护理

第一节　护理心理学与心理护理的概念

一、护理心理学的概念

护理心理学是心理学与护理学相交叉的一门应用性学科。具有自然科学和社会科学双重属性,是心理学的分支,是现代护理学体系的重要组成部分。

护理活动中的心理学问题主要是指以患者、护士为主体的个体心理活动的发生、发展及变化的规律,包括研究患者、护士的心理现象,研究护理行为对患者心理活动的影响;研究在护理活动这一特定社会生活条件下各种内外因素对患者心理活动的影响;护士应具备的心理素质;帮助患者缓解心理负担,使患者处于最佳身心状态。

二、心理护理的概念

心理护理是护理心理学的重要组成部分,是护理心理学在临床应用中的体现。心理护理是对患者心理上的护理援助,是帮助患者缓解各种心理压力和精神负担,使患者在疾病治疗、康复演变过程中处于精神放松、心境愉悦的状态,有利于健康重建。

三、心理护理的含义

心理护理是指护理人员在心理学理论指导下,在护理过程中,为患者创造良好的心理环境,排除或避免一切消极因素,帮助患者纠正与改变在疾病过程中出现的不良心理反应与行为,促进患者身心康复。

四、心理护理的目的

护士在与患者交往过程中通过自己良好的语言、表情、态度、行为去影响患者的感受、认识,改变其心理状态及行为,帮助患者建立有利于治疗、康复的最佳心理状态。患者在疾病治疗期间,受生理病理变化与病痛的折磨,人的精神状态、社会适应能力、生理状态和生活方式都会随之改变,会出现特殊的心理需求及心理反应。因此,心理护理的主要目的:① 帮助患者适应医院环境;② 帮助患者建立新的人际关系、社会环境;③ 帮助患者接受患者角色,认识疾病,正确对待疾病;④ 帮助患者解除或减轻疾病过程中由各种因素引起的紧张、焦虑、无助等情绪,调动患者的主观能动性,树立战胜疾病的信心。

五、心理护理的形式

（一）个别心理护理　个别心理护理是指护士对患者的个体特点进行交谈，运用安慰、解释、劝导、宣泄、鼓励、暗示、保证等方法提供心理援助。

（二）集体心理护理　集体心理护理是指将一组患者（通常是同类疾病患者）集中起来，有计划地针对患者共性的心理问题，进行精神安慰、讲解、指导等，帮助患者解除疑虑、增强信心。可采用讲座、座谈会、群体活动形式等。

（三）环境心理护理　这里所指的环境包括患者所处的客观环境、生活环境、精神文化环境、人际关系环境，以上将直接影响患者的情绪和健康。

1. 客观环境　如整洁、美观、舒适、安全、安静的休养治疗场所。
2. 基础生活环境　如饮食、睡眠、排泄、休息、个人卫生、自我护理等方面的环境。
3. 精神文化环境　如科学的生活作息安排、动静相结合的住院生活、适宜的娱乐活动、及时获悉社会各方面信息等。
4. 人际关系环境　如患者与护士、医师、家人、患者之间的良好关系。

以上依靠护士及相关人员去创造、发展和具体实施，及时满足患者的需求。

第二节　患者的心理反应

一、患者的心理反应

人的需要具有多样性，人们的一切活动都是为了满足需要，由于疾病的折磨及处于特定的医院环境，患者的需要比正常人更为复杂。表现为行为退化、依赖性增强；情感脆弱、易激动、发怒；敏感性增强、主观异常感觉增多；猜疑心加重；自尊心增强；焦虑、抑郁；孤独、寂寞；紧张、恐惧；悲观、绝望；无助感；期待心理等。

二、患者不良心理反应的产生

不良心理反应一般是指影响患者治疗与康复的心理状态，如紧张、焦虑、恐惧、抑郁、消极等。当患者的正常需要不能得到满足或需要的过程中遭遇挫折时，心理问题也就随之产生。从美国心理学家马斯洛需求层次理论来看，患者各个层次的需要都受到不同程度的挫折。

（一）患者的生理需要受到影响　疼痛、失眠、食欲不佳、呼吸不畅、排泄不畅等症状及患者自我护理能力下降或丧失，这些都会影响生理需要的满足，使患者感到痛苦、紧张、不安、焦虑、沮丧，亦会有退缩依赖的表现，特别是面临残疾、感到生存受威胁而悲观消极。

（二）患者的安全需要受到威胁　疾病导致自我保护能力下降或丧失，使患者对安全的要求更为强烈。担心医师诊断有误，治疗有错，护士打错针、发错药，手术意外等种种不安全感，导致患者担忧、猜疑、紧张、恐惧、绝望。

（三）患者归属与爱的需要被剥夺　患者来到陌生的医院环境，失去了家庭的温馨、情感交流，感到孤单无依，由此表现出心神不宁、烦躁不安、抑郁不欢等心理反应。

（四）患者尊重的需要受到伤害　患者住院将改变原有的社会角色，由于检查、治疗、护理的需要，需听从医护人员的支配与安排，躯体检查暴露平时不愿外露的部位，常感到紧张不安。

若医护人员的态度稍有偏差,患者更感到人格受辱,又由于自我护理能力下降或丧失,需要他人照料,自尊受到伤害而产生自卑、忧虑、消极的情绪。

(五)患者自我实现的需要受到影响　患者脱离了正常的社会生活,预定的计划无法落实,由此产生一种无能为力的压抑感,为自己不能主宰生活而痛苦。特别是伤残患者,自我实现的需要更加渺茫,从而产生悲观、消极的心理。

第三节　骨科患者的心理护理

一、心理护理的一般措施

(一)创造良好的治疗休养环境　环境对人的心理活动有着直接的影响。病房的光线、空气、温度等都影响着患者情绪,因此,病房环境要整洁美观、色调和谐、空气流通、温度适宜、无异味和噪声,床褥舒适,生活设施安全方便,保证患者的视、听、嗅、触感官舒适。

(二)建立良好的护患关系　护患关系即治疗性关系,是指护士与患者之间的关系。心理护理是在护士与患者的相互交往中进行着的,因此,建立良好的关系是心理护理取得成效的关键。护士与患者之间建立在相互平等、尊重、信任、合作的基础上,以患者的疾病康复为目的的治疗性关系,通过护士的言、行、神、态去影响患者。

1. 言语　言语是治疗疾病的一种手段。护士要重视与患者多沟通。护士真诚地交谈、安慰、疏导、鼓励等,不仅使患者感到亲切,更可以帮助患者正确认识和对待自己的疾病,减轻和消除消极情绪,如对心情不好的患者给予劝导和抚慰,对疑虑的患者给予解释,对悲观消极的患者给予鼓励,使其得到精神支持,增强战胜疾病的信心。

2. 行动　护士的行动对患者有直接的影响。懒散、懈怠令人厌恶;轻佻、潦草使人产生不可信任感;慌乱、冒失令人恐惧、疑虑。因此,护士在操作时应轻柔、熟练、镇定、认真、严谨,从举止上给患者心理上的安慰。

3. 神情　神情在心理学上称为非词语性交流,神情可以在举止及目光中流露出来,护士要学会控制情绪,切忌惊慌失措,应精神饱满,从而感染患者。

4. 态度　护士要和蔼可亲、热情有礼,要满怀同情、理解、尊重、真诚的态度对待患者,及时满足患者需要。一旦建立良好的护患关系,护士可以深入细致地了解患者的情况并通过自己的态度和行为去影响患者,以减轻或消除患者的痛苦;而患者则可树立起战胜疾病的信心。

(三)促进患者之间良好情绪的交流　患者之间建立良好的关系,可以互相关心,消除不安的情绪,可在交往中增进友情、消除孤独,减轻疾病带来的苦恼;相反,若患者之间关系紧张,或相互间传播不利于治疗的信息,则往往给患者的心理带来不良影响,因此,护士要重视协调患者之间的关系。

(四)合理安排患者的生活　鼓励患者进行适宜的活动,如术后患者早期下床、慢性病患者的肢体活动等;适当的娱乐如听音乐、看电视、阅读等分散患者对疾病的注意力。护士应视患者的情况和条件组织进行。

(五)争取家属及亲友的密切配合　家属的良好情绪能给患者以安慰和支持;家属的不良情绪亦会感染患者。因此,护士要与家属保持良好的关系,稳定其情绪,要求家属在任何情况下都应给予患者安慰、鼓励,给予患者爱与关怀。

（六）**加强健康宣教**　护士通过谈心活动、讲座和讨论，亦可编写有关资料、宣传手册、漫画图片等，以通俗易懂的语句，结合患者的病情和症状，深入浅出地讲解有关疾病及预防保健的知识等。开展宣教可以帮助患者正确认识疾病，解除对疾病的恐惧、焦虑等不良情绪，变消极状态为与疾病作斗争的积极状态。

二、不同年龄患者的心理护理

（一）**儿童期患者**　3岁以内的婴幼儿，耐受力低，对外界的刺激反应非常敏感，以哭闹方式来表达他们的情感与需要，护士要善于识别，及时给予满足。

（二）**学龄期左右的患儿**　由于大多患儿系独生子女，父母往往对孩子过分关照、溺爱。患儿习惯依恋父母，一旦住院，不能适应与母亲分离，不能适应陌生的医院环境，患儿会出现发脾气、拒绝治疗、害怕、恐惧、夜惊等。因此，允许父母每天有一定时间陪护患儿，同时护士像母亲般关怀患儿，话语温柔，面带笑容，为患儿讲故事，陪伴患儿做游戏，适时抚摸、搂抱等，让患儿感到温暖。另外，护士的服式可多样化，病室环境也应适合儿童的心理特点。

（三）**青年期患者**　青年人感情丰富、自尊心强，担心疾病耽误学习、工作、影响前途等。青年期患者也有情绪不稳定的特点，尤其是病情不稳定、病程长、出现后遗症的患者，护士要针对患者情况，耐心地以讨论方式劝慰、指导、鼓励患者，使患者在获得帮助的同时，又不会伤害自尊。

（四）**中年期患者**　中年人是家庭的支柱，是社会的中坚力量，当疾病缠身时，心理活动尤其复杂，担心家庭经济生活以及事业的进展等，心理护理的重点是使患者认识到当务之急是治疗疾病、恢复健康，这是家庭和事业的根本。护士要特别重视动员家属和工作单位妥善安排患者所牵挂的人和事，尽量减少患者的后顾之忧。

（五）**老年期患者**　老年人的突出心理表现是无价值感和孤独感，因此，护士要加倍关心，给予更多的理解，耐心照料，满足其需要。护士要乐于倾听，细心热心，不怕麻烦，与老人讲话语气温和，音量稍大，使其听清楚，顾及老年人的日常生活习惯，在不影响治疗的原则下，尽量予以照顾，使患者感到舒心满足。

三、骨科患者的心理护理

（一）**患者自理能力缺失**　由于骨科疾病的特殊性及选择手术治疗等原因，患者的活动能力受到限制，护士在对患者进行生活照顾的同时，需要鼓励患者进行功能锻炼，也可请已经康复的患者介绍经验，帮助其树立信心。有些患者由于性格因素，不习惯接受帮助，护士可尽量给患者留有较多空间，让其感觉自己并未丧失能力，逐渐恢复信心。

（二）**手术患者居多，围手术期心理反应复杂**　术前，患者常表现为焦虑、恐惧，护士要注意解释、沟通，消除患者的担心害怕，介绍成功的病例树立战胜疾病的信心，鼓励患者表达宣泄情绪，指导患者做出正确的适应性行为，采取松弛疗法（如听音乐、呼吸训练等）控制恐惧；术中，患者表现为紧张，会对声音、疼痛，对切口、出血的想象产生情绪反应，护士应尽量安抚患者，手术室护士应在术前访视，通过交流，消除患者对手术的疑虑，缓解陌生，赢得患者及其家属的信任，以良好的心态配合手术；术后，长期卧床、生活不能自理、手术造成的部分生理功能丧失、疼痛等可造成患者严重的心理障碍，表现为术后抑郁、意识障碍、持久疼痛等情绪问题，护士要密切观察，合理用药，注意安全，指导患者及时调整情绪，根据患者的不同特点给予指导，帮助患者减轻疼痛，克服消极情绪，尽快恢复自理和工作能力。

(三) 突发创伤多见，患者角色转变困难　骨科患者大多由于意外创伤而入院治疗，患者往往在毫无思想准备的情况下突然转变为病员角色，因而难以适应，一方面是生理上的痛苦不适，另一方面是心理上对工作、经济、家庭、预后的担心，从而表现出焦虑、急躁、情绪波动、心理矛盾大等。护士要尽快和患者建立信任关系，通过言语、行动、神情、态度等给患者留下值得信赖的第一印象，对患者出现的问题，找出根源，给予针对性的疏导。

(四) 骨科患者病种繁多复杂，部分后果严重影响日后生活　骨科疾病包括小儿骨科、手足外科、脊柱外科、骨肿瘤外科、关节外科、显微外科等，涉及骨骼、血管、神经等多种组织，护士除了具备扎实的专业技能，还需要在和患者沟通时，根据患者的理解能力，用通俗易懂的语言准确描述病情，对部分存在严重后遗症的患者，护士要能够理解患者的过激表现及心理状态，适时陪伴，引导患者正确地面对生活，为其树立战胜疾病的信心，促进患者的身心康复。

四、骨科特殊患者的心理护理

(一) 四肢骨折患者　骨折早期，意外创伤使患者情绪剧变，表现为恐惧、焦虑、烦躁、易激惹；骨折后期，患者因长期卧床，可产生多疑不安，对治疗丧失信心的心理反应；当肢体功能障碍或残疾时，患者会悲观、绝望、厌世，甚至轻生。面对患者，护士应主动关心，通过和蔼的态度、亲切的语言、精湛的技术，取得患者的信任；通过沟通和交流，鼓励患者表达情绪，有的放矢地进行心理疏导；及时向患者解释各种检查治疗的目的，积极做好术前准备，及时迅速处理骨折，止血止痛，消除患者不安情绪，以最佳心理状态配合治疗。

(二) 脊髓损伤患者　突发的外伤事件改变了患者的日常生活形态，导致躯体活动障碍，生活自理能力降低。患者往往难以接受适应突如其来的生活模式改变，易产生心理应激反应。由于对突然丧失或降低了的生活能力难以接受和随着立即治愈的希望破灭，他们往往陷入绝望和担忧，患者损伤的特殊性形成了不同于其他人群的心理特点，有的患者由于失去了独立生活能力，对个人生活、婚姻、工作、前途等有许多忧虑；有的患者由于长期需要照顾而遭受亲人的遗弃；有的患者则因认为自己无用，不想长期成为亲人的包袱而悲观、失望，甚至产生自杀心理。护士需明确患者所面临的主要困难，给予必要的心理支持，转变其不良的认知模式，改善患者非适应社会的行为，建立良好的人际关系，促进其人格的正常成长，从而更好地面对人生和适应社会。护士在日常工作中需主动关心患者，满足其生活需求，帮助明确如何正确对待脊髓损伤，掌握正确的应对和自我护理方法，向患者及其家属做好有关治疗、护理和康复的健康教育，提高其社会和自我照顾能力，提高生活质量，维护其尊严。

(三) 骨和关节结核患者　该病病程长，费用高，患者容易产生低落、悲观、消极的情绪，鼓励患者坚持治疗 1～2 年，告诉患者抗结核药物的毒副作用及处理措施，消除消极心理，适应并配合进行长期治疗。

(四) 肿瘤患者　医护人员对恶性肿瘤患者注意保护性医疗制度，介绍联合化疗新进展，介绍成功患者的病例，给予患者支持、鼓励，使其增强战胜疾病的信心。

(五) 关节置换患者　由于手术治疗难度较高，手术对于患者来说也是一项强烈的心理应激刺激。患者会伴有不同程度的焦虑、紧张和不适感，长期疾病所造成的疼痛或残疾也使患者的焦虑、抑郁、恐惧、多疑的情绪明显高于正常人群水平。医护人员从患者的疾病入手，告知其发病原因、致病机制、治疗和康复锻炼方法，从而让患者了解到疾病本质和应对策略，减少对疾病产生某些错误的观念，从而减轻内心压力，缓解焦虑、恐惧等不良情绪。增强对医师和治疗的信心,最终积极主动地配合治疗。

(梁静娟)

参考文献

［1］张明岛.医学心理学［M］.2版.上海：上海科学技术出版社,2003：202－220.

［2］宋金兰,高小雁.实用骨科护理及技术［M］.2版.北京：科学出版社,2010：48－65.

第六章
骨科患者的营养护理

第一节 概　述

营养是指机体为维持正常生理功能及发育而摄取食物的综合过程。骨折患者因创伤、手术、炎症等引起机体内失血、失液增多,营养物质极度消耗,容易发生营养缺乏。营养支持(nutrition support)是指经口、肠道或肠外途径为患者提供较全面的营养素。目前,临床上包括肠内营养(enteral nutrition,EN)和肠外营养(parenteral nutrition,PN)。

一、手术创伤后的三大营养素的代谢特点

体内的能量来源于糖类、蛋白质及脂肪。手术、创伤应激后的神经-内分泌变化使体内三大营养素处于分解代谢增强而合成代谢降低的状态。

(一)糖类代谢　手术、创伤后早期,中枢神经系统对葡萄糖的消耗基本维持在约120 g/d。肝糖原分解增强时空腹血糖升高,其水平与应激程度平行;葡萄糖生成基本正常或仅轻度增加,虽然此时胰岛素水平正常或升高,但却存在高血糖现象,提示机体处理葡萄糖的能力受到影响及对胰岛素敏感性减弱。

(二)蛋白质代谢　较大的手术、创伤后,骨骼肌群进行性分解,大量氮自尿中排出、源自氨基酸的糖原异生增强。氮的丢失除与手术创伤大小相关外,也取决于原先的营养状况和年龄等因素。

(三)脂肪代谢　手术创伤后,由于儿茶酚胺的作用,体内脂肪被动用,氧化利用率增加。此时即使提供外源性脂肪,亦难以完全抑制体内脂肪分解,该现象是交感神经系统受到持续刺激的结果。

多数中小型手术患者都能耐受术后轻至中度的分解代谢,在术后短期内得以恢复;但较大手术和多发性创伤患者往往难以经受明显增强的分解代谢,此类患者正常的防御机制受到破坏,感染的风险增加。大量的消耗和补充不足将进一步削弱机体的防御能力,增加并发症的发生率。故对较大的手术、创伤伴随有营养不良风险的患者,提供及时、合理的营养支持将有助于患者的康复。

二、营养评价指标

对骨科患者的营养状况进行评估,既可以判断其营养不良的程度,又是营养支持治疗效果的客观依据。营养评价指标涉及病史、人体测量和实验室检查三个方面。

(一)病史　处于慢性消耗性疾病、手术创伤、感染等应激状态的患者常较长时间不能正常饮食,以及消耗、丢失明显。

（二）人体测量指标

1. 体重　体重是评价营养状态的一项重要指标。评价标准：标准体重在±10％以内表明体重正常，营养状态良好；标准体重−20％～−10％为体重过轻，表明轻度营养不良；标准体重−30％～−20％为中度营养不良；标准体重−30％以下为重度营养不良；标准体重为＋10％及以上为营养过剩。

$$男性标准体重(kg)＝(身高−80)×70％$$
$$女性标准体重(kg)＝(身高−70)×60％$$

2. 身体质量指数（body mass index，BMI）　BMI＝体重（kg）/身高（m）^{2}，理想值介于18.5～23，<18.5为消瘦，≥24为超重。

3. 三头肌皮褶厚度（triceps skinfold thickness，TSF）　测量方法为患者站立，右臂自然下垂，不能站立者取平卧位，右前臂自然横置于胸前，取尺骨鹰嘴至肩胛骨喙突的中点，用一卡尺固定3秒后读数，正常参考值为男性11.3～13.7 mm，女性14.9～18.1 mm。

4. 上臂肌围（mid-arm muscle circumference，MAMC）　用于判断骨骼肌或体内瘦体组织群量。MAMC（cm）＝上臂中点周长（cm）−3.14×TSF（cm）。正常值：男性22.8～27.8 cm；女性20.9～25.5 cm。

（三）实验室检测指标

1. 肌酐身高指数（％）　肌酐是肌酸在肌肉中代谢后的产物，尿中肌酐排泄量与体内骨骼肌量基本成比例，故可用于判断体内骨骼肌含量。

$$肌酐身高指数(％)＝尿肌酐排泄量(mg/24\ h)/[身高(cm)−100]×$$
$$23(女性为18)×100％$$

2. 血浆蛋白质　临床用作营养评价的主要有血浆白蛋白、转铁蛋白和前白蛋白等，营养不良时，该指标有不同程度的下降。

3. 氮平衡　用于初步评判体内蛋白质合成与分解代谢状况。当氮的摄入量大于排出量时为正平衡，反之为负平衡。

$$氮平衡(g/d)＝24小时摄入氮量(g/d)−24小时排出氮量(g/d)$$
$$24小时排出氮量(g/d)＝24小时尿中尿素氮(g/d)＋4(g)$$

其中2 g为粪便和从汗液中分泌的氮，另外2 g为尿中的其他含氮物质。

4. 免疫指标　包括细胞和体液免疫两方面，营养不良时多以细胞免疫系统受损为主。

$$淋巴细胞总数＝周围血白细胞计数×淋巴细胞百分比$$

根据上述各项指标的检测结果并结合病情，可以判断患者是否存在或存在何种程度的营养不良。

表6−1　评价指标

评价指标	正常范围	营养不良		
		轻度	中度	重度
体重	>理想体重的90％	81～90	60～80	<60
三头肌皮褶厚度（mm）	>正常值的90％	81～90	60～80	<60

（续　表）

评价指标	正常范围	营养不良		
		轻　度	中　度	重　度
上臂肌围(cm)	＞正常值的 90％	81～90	60～80	＜60
肌酐身高指数(％)	＞正常值的 90％	81～90	60～80	＜60
清蛋白(g/L)	≥35	31～34	26～30	≤25
转铁蛋白(g/L)	2.0～2.5	1.5～2.0	1.0～1.5	＜1.0
前清蛋白(mg/L)	≥180	160～180	120～160	＜120
总淋巴细胞计数	≥1 500	1 200～1 500	800～1 200	＜800
迟发性皮肤超敏试验	≥++	+～++	-～+	-
氮平衡(g)	±1	-10～-5	-15～-10	＞-15

三、营养支持的基本指征

近期体重下降大于正常体重的 10％；血浆白蛋白＜30 g/L；连续 7 天以上不能正常进食；明确营养不良；具有营养不良风险或可能发生手术并发症的患者。

四、热量及营养素需要量

(一) 能量和蛋白质的需求

1. 正常成年人需要热能计算公式　每日所需热量(E)(kcal/d)=标准体重(SW)×相应劳动强度时每日每千克体重所消耗的热量(X)。

表 6-2　劳动类型及相应的热能消耗

劳 动 类 型	热能消耗[kcal/(kg·d)]
极轻体力劳动	35～40
轻体力劳动	40～45
中等体力劳动	45～50
重体力劳动	50～60
极重体力劳动	60～70

2. 取决于病情、患者的基础能量消耗、活动程度和治疗目标　能量需要= BEE×活动系数×体温系数×应激系数。

其中,BEE 是基础能量消耗,其最常用的公式仍是已沿用了 70 多年的 Harris-Benedict 多元回归公式。

男性 BEE=66.473 0+13.751×体重(kg)+5.003 3×身高(cm)-6.755 0×年龄(岁)

女性 BEE=65.509 55+9.463×体重(kg)+1.849 6×身高(cm)-4.675 6×年龄(岁)

活动系数:卧床 1.2;轻度活动 1.3;中度活动 1.5;恢复期 1.75 以上。

应激系数:无并发症 1.0;手术或创伤时的应激系数见表 6-3。

3. 根据营养补给方式计算全天热量需要量

(1) 静脉营养(合成代谢)热能需要量(kcal)=BEE×1.75

表 6-3 应激系数

创 伤 种 类	应 激 系 数
外科小手术	1.0～1.1
外科大手术	1.1～1.2
骨折	1.20～1.35
挤压伤	1.15～1.35
复合性损伤	1.6

（2）经口营养（合成代谢）热能需要量（kcal）＝BEE×1.5

（3）经口营养（维持）热能需要量（kcal）＝BEE×1.2

4. 简易估算 一般为 25～40 kcal/(kg·d)，可根据病情和治疗目标增减。

5. 蛋白质 一般为 1～1.5 g/(kg·d)，可根据病情和治疗目标增减。

（二）营养素

1. 糖类 糖类是供给热能最有效的营养素，其热量应占总热量的 60%～70%，术后补充充足的糖类，既能节约蛋白质，有利于机体维持正氮平衡，又能防止酮症酸中毒，同时可增加肝糖原储存量。

2. 脂肪 脂肪含热量和脂溶性维生素丰富。在患者膳食中，脂肪含量应占总热量的 20%～30%。

3. 蛋白质 蛋白质是组织生长、更新和修复所必需的物质，也是增强机体免疫力、维持血浆渗透压的重要因素。术后患者往往有不同程度的蛋白质缺乏而处于负氮平衡状态，因此，供给量可达 100～140 g/d。

第二节 肠 内 营 养

肠内营养是指经胃肠道，通过喂养管，提供维持人体代谢所需营养素的一种方法。其优点除了营养素的吸收、利用更符合生理，还有助于维持肠黏膜结构和屏障功能的完整性。

一、按营养素的预消化程度分类

（一）大分子聚合物 该类制剂包括自制匀浆膳、大分子聚合物制剂。前者可用牛奶、鱼、肉、水果、蔬菜等食物配置；后者所含的蛋白质系从酪蛋白、乳清蛋白或大豆蛋白等水解、分解而来。糖类通常是淀粉及其水解物形式的葡萄糖多聚体。脂肪来源于植物油，如谷物油、葵花油等。此外，尚含有多种维生素和矿物质，通常不含乳糖，有些配方含有膳食纤维。大分子聚合物制剂经喂养管注入，适用于胃肠功能完整或基本正常者。

（二）要素膳 要素膳的特点是化学成分明确、无须消化、无渣，可直接被胃肠道吸收利用。适用于消化功能弱的患者。该配方的高渗透压易引起腹泻，需加强护理。

二、按配方成分分类

（一）平衡型配方制剂 平衡型配方制剂多用于单纯营养不良的患者，起支持作用。

（二）不平衡型配方制剂 不平衡型配方制剂可纠正脏器功能障碍所致的代谢异常，具有支持和治疗的双重作用。

三、肠内营养的护理

根据胃肠道承受能力,选择分次或连续输注方式,从低浓度、慢速度开始,根据患者肠内营养耐受性逐渐增加浓度及滴速,浓度从 8%～12%开始,最好不超过 25%,分次输注每次量为100～300 mL,每次入量在 2～3 小时完成,每次间隔 2～3 小时;输注速度以 20 mL/h 起,视适应程度逐步加速并维持滴速为 100～120 mL/h。以营养泵喂养为佳。营养液温度控制在37～40℃,现配现用,放置不超过 24 小时,防止溶液变性。在每次输注肠内营养液前及期间(每间隔 4 小时)抽吸并评估胃内残留量,若残留量每次大于 250～500 mL,应加强监测并减慢速度以防胃潴留引起反流误吸。为避免喂养管阻塞,输注营养液前、后及特殊用药前后,都应用 30 mL 温开水或生理盐水冲洗喂养管,还应密切观察患者的神志、生命体征、出入液量变化,监测水、电解质及生化指标。

第三节 肠 外 营 养

肠外营养是经静脉为无法经胃肠道摄取或摄取营养物不能满足自身代谢需要的患者提供包括氨基酸、脂肪、糖类、维生素及矿物质在内的营养素,以抑制分解代谢,促进合成代谢并维持结构蛋白的功能。所有营养素完全经肠外获得的营养支持方式称为全肠外营养(total parenteral nutrition,TPN)。

一、肠外营养剂

主要包括能量物质(糖类和脂类)、氨基酸、维生素、微量元素和矿物质等。

(一)葡萄糖 葡萄糖是肠外营养的主要的能源物质,每日的供给量不宜超过 300～400 g,占总热量的 50%～60%。

(二)脂肪 脂肪乳剂主要由植物油、乳化剂和等渗剂等组成。应用意义在于提供热量和必需脂肪酸、维持细胞膜结构和人体脂肪组织的恒定。临床常用的脂肪乳剂有两类:一类是100%由长链三酰甘油(LCT)构成;另一类则有 50%中链三酰甘油(MCT)与 50% LCT 经物理或化学混合而成。LCT 内包含人体必需氨基酸-亚油酸、亚麻酸及花生四烯酸。MCT 的主要脂肪酸是辛酸和葵酸。脂肪乳剂的供给量占总能量的 20%～30%。

(三)氨基酸 氨基酸构成肠外营养配方中的氮源,用于合成人体蛋白质。分为平衡型和非平衡型。平衡型氨基酸所含必需与非必需氨基酸的比例符合蛋白质合成和人体基本代谢所需,适用于多数营养不良的患者;非平衡型氨基酸兼有营养支持和治疗的双重作用。临床选择须以应用目的、病情、年龄等因素为依据。氨基酸的供给量为 1～1.5 g/(kg·d),占总热量的15%～20%。

(四)维生素和矿物质 维生素和矿物质是参与人体代谢、调节和维持内环境稳定所需的营养物质。维生素按其溶解性分为脂溶性和水溶性两大类。前者在体内有一定储备,短期禁食一般不会缺乏,包括维生素 A、维生素 D、维生素 E、维生素 K;后者包括 B 族维生素、维生素C 等。长期胃肠外营养时常规提供多种维生素。在感染、手术应激状态下,人体对部分水溶性维生素,如 B 族维生素、维生素 C 的需要量增加,可适当增加供给量。

对临床具有实际意义的微量元素包括锌、铜、铁、硒、锰等，这些元素参与酶的组成、三大营养物质的代谢、上皮生长、创伤愈合等生理过程。此外，在有大量引流液时，需根据血液中电解质水平调整和补充钠、钾、钙、镁等电解质。

二、肠外营养的输注途径

肠外营养的输注途径包括周围静脉和中心静脉途径，其选择视病情、营养支持时间、营养液的组成、输液量及护理条件等而定。当短期（<2周）部分补充营养或中心静脉营养有困难时，可经周围静脉输注；但当长期、全量补充时，宜选择中心静脉途径。

三、肠外营养的护理

在妥善固定静脉穿刺针或静脉导管的前提下，协助患者选择合适的体位。控制输液速度，以免输注时导致患者因脸部潮红、出汗、高热、心率加快而感觉不适。输注过快，超过机体代谢营养物质的速度时，患者可出现发热和恶心等不耐受表现；输注过慢，患者又因长期卧床而感不适。注意胃肠外营养液的输注温度和保存时间，暂不输注时，应保存于 4℃冰箱内，但为避免输液体过冷而致患者不适，须在输注前 0.5～1 小时取出，置室温下复温后再输注。为防止搁置过久某些成分降解、失稳或产生颗粒沉淀，输入后造成患者不适，须在配置后 24 小时内输完。输注过程中，观察患者是否发生水肿或皮肤弹性消失，尿量是否过多或过少，根据患者的出入液量合理补液和控制输注速度。

第四节　骨科患者营养风险评估及膳食种类

一、营养不良和营养风险的评估标准

（一）营养不良（malnutrition）　营养不良是指因能量、蛋白质及其他营养素缺乏或过度时，导致机体功能乃至临床结局发生不良影响，包括营养不足和肥胖。

（二）营养不足（undernutrition）　营养不足通常指蛋白质-能量营养不良（protein-energy malnutrition，PEM），指能量或蛋白质摄入不足或吸收障碍者，BMI<18.5 者，白蛋白<30 g/L 者。

（三）营养风险（nutritional risk）　营养风险是指因手术、疾病等使营养代谢发生急性或潜在的受损，造成效果不佳的风险，是对患者结局（如感染有关并发症、住院日等）发生负面影响的风险。重度营养风险是疾病或手术造成的急性或潜在营养代谢受损，营养支持改进这类患者的临床结局。NRS 2002 评分≥3 分者（包括已经有营养不足者）。营养风险评估标准如下。

（1）BMI<18.5 为评估营养不良的标准，并结合临床情况判定。

（2）对无法获得可靠 BMI 者，则以白蛋白<30 g/L 为营养不良。

（3）营养风险筛查（nutritional risk screening，NRS 2002）是欧洲肠内肠外营养学会采用循证医学的方法发展出的营养筛查表，是目前国际上推荐的营养筛查工具，操作方法简便，通过评估人体测量指标、膳食摄入情况、近期体质量变化和疾病严重程度 4 个方面进行筛查，用来判断患者是否需要营养支持。总评分≥3 分表明存在营养风险，具备营养支持指征；总评分<3分则表示无营养风险,无须进行营养支持。

（4）营养不良评估筛查工具（screening tool for the assessment of malnutrition in pediatrics，STAMP）。STAMP内容包括主观评价、营养摄入或丢失、高风险疾病及体重增长困难或减轻4个维度,总分范围为0~5分,分值越大,说明营养不良风险越大。

（5）微型营养评估量表（mini nutritional assessment，MNA）。MNA是由瑞士研究者等研制的一种机体营养状况评价方法。其适用对象为65岁以上的严重营养不足患者,包括住院和居家患者。该量表内容包含个体测量、整体评价、膳食问卷、主观评定4个方面。最终评分<17.0分提示营养不良,17.0~23.5分提示存在营养风险,≥24.0分提示营养正常。

二、营养评估流程

营养评估（nutritional assessment）是指由营养专业人员对患者的营养代谢、机体功能等进行全面检查和评估,用于制订营养支持计划,考虑适应证和可能的不良反应。

营养风险筛查流程包括两部分内容。第一部分是患者入院后,进行营养筛查,对有营养评估需求的患者（评分≥3分）,通知医师、主管医师根据病情需要请营养师会诊,营养师接到会诊通知后,于24小时内完成营养专业评估。会诊与主管医师、患者、家属及其他与患者饮食营养服务有关的人员共同制订营养支持方案,进行健康教育。第二部分营养支持方案执行中,营养师在会诊后24小时内完成营养病历;营养师每72小时内再评估患者1次,评估已实施的营养支持方案是否恰当,了解病情,对下一步营养支持进行维持或改变;患者出院或营养治疗中断,各项记录均要如实记录在营养病历中（图6-1）。

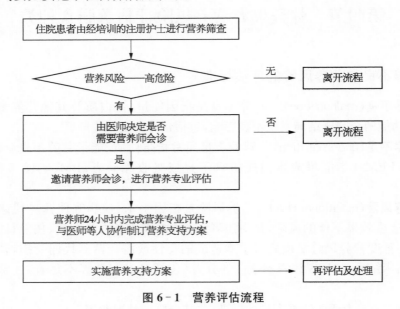

图6-1 营养评估流程

三、骨折患者不同阶段的饮食原则

为了更快、更好地促进骨折愈合,骨折患者还应根据骨折愈合的早、中、晚三个阶段,根据病情的发展,配以不同的食物,以促进血肿吸收或骨痂生成,从骨折恢复角度饮食应注意以下三方面。

（一）骨折早期　受伤部位淤血肿胀、经络不通、气血阻滞，此期治疗以活血化瘀，行气消散为主。饮食上以清淡为主，如蛋类、豆制品、蔬菜、鱼汤、瘦肉等，不要吃油腻、燥热、酸辣的食物，不可过早吃肥腻滋补的食物，如骨头汤、肥鸡等，否则淤血积滞，难以消散，导致拖延恢复时间，使骨痂生长迟缓，影响日后关节功能的恢复。

（二）骨折中期　瘀肿大部分吸收，这个期间的治疗以接骨续筋、祛瘀、止痛为主。饮食上由清淡转为适当的高营养补充，用来满足骨痂生长的需要，可在初期的食谱上加食骨头汤、动物肝脏等，补充更多的维生素、蛋白质和钙。

（三）骨折后期　骨折部位瘀肿基本吸收，已经开始有骨痂生长。治疗宜补，通过补益肝肾、气血，以促进更牢固的骨痂生成，使骨折部位的邻近关节能自由灵活运动。饮食上解除禁忌，食谱可再配以老母鸡汤、羊骨汤、炖鱼等。

四、根据病情选择膳食种类

（一）高热量、高蛋白质饮食　这类饮食适用于围手术期的患者及处在分解代谢亢进状态下的患者，如创伤、高热、结核感染等疾病。在一般饮食的基础上增加富含热量的食物，如谷类、食糖和植物油等。适当增加富含优质蛋白质的食物，如牛奶、蛋类及瘦肉类等。

（二）高膳食纤维饮食　这类饮食适用于长期卧床患者，无肠道或肛门阻塞性病变的便秘患者。富含纤维的食物有芹菜、韭菜、豆芽等蔬菜，水果和粗粮。此外，如魔芋精粉、果胶可大量吸收水制成胶胨等，食用此类食物时，应注意多饮水，因为高膳食纤维食物是通过吸水性增加粪便量，助粪便软化且刺激肠蠕动而改善便秘。

（三）富含维生素的饮食　植物性食物包括菠菜、杏干、韭菜、油菜、茴菜、莴笋叶、荠菜、苋菜、胡萝卜、红薯等；动物性食物包括动物肝脏、河螃蟹、鸡蛋、黄油、全脂牛奶、鸭蛋、鹌鹑蛋等。新鲜蔬菜包括番茄、大白菜、小白菜等；新鲜水果包括柑、橘、红果、鲜枣、草莓、猕猴桃及沙棘等。

（四）富含无机盐及微量元素的饮食　富含铜的食物包括瘦肉、肝脏、水产、虾米、豆类、白菜、鸡毛菜、小麦、粗粮、杏仁、核桃等。

（五）富含锌的食物　包括牡蛎、虾皮、紫菜、猪肝、芝麻、黄豆、瘦猪肉、绿豆、带鱼、鲤鱼等。

（六）富含铁的食物　动物心、肝、肾、血、蛋黄、虾米、瘦肉类、鱼类为首选，其次为绿叶蔬菜、水果（红果、葡萄）、干果（柿饼、红枣）、海带、木耳、红小豆、芝麻酱、红糖等植物性食物，但其吸收率不如动物性食物。

（七）富含钙的食物　鱼松、虾皮、虾米、芝麻酱、干豆、豆制品、奶制品等，某些蔬菜也富含钙，如雪里蕻、茴香、芥菜茎、油菜、小白菜等。

骨科创伤的患者大多年龄较大，全身情况较差，如合并糖尿病、高血压等疾病，这对食欲的影响更大。手术、创伤会影响身体的新陈代谢，降低免疫防御机制，营养不良可减少手术创伤患者的抵抗能力，增加术后并发症的发生，从而延长术后的住院时间，增加住院费用，延缓术后康复时间，因此，骨科患者的营养问题不容忽视，通过合理的营养风险评估，及时进行营养干预能减少患者不良临床结局的发生。

（梁静娟）

参考文献

［1］曹伟新，李乐之.外科护理学［M］.4 版.北京：人民卫生出版社，2011.

［2］宋金兰,高小雁.实用骨科护理及技术[M].2 版.北京：科学出版社，2010.

［3］戴莉敏,贡浩凌,高燕,等.JCI 标准下住院患者营养管理的实践与效果[J].中华护理杂志,2014,49(3)：316－321.

［4］宋丽群.骨科患者快速恢复的营养护理[J].按摩与康复医学,2011,2(4)：162.

［5］黄珊.骨科患者的营养护理[J].中外医学研究,2010,8(23)：158.

［6］李征.骨科住院患者营养状况及营养支持应用的调查研究[J].肠外与肠内营养,2013,20(5)：278－281.

［7］陈其昕.择期全髋关节置换患者的术前营养[D].温州医科大学,2014.

［8］苏荣彬,吴飞,许吉昊,等.围手术期老年髋部骨折患者营养风险筛查和营养支持治疗[J].中华骨科杂志,2020,40(19)：1357－1364.

［9］陈佳丽,宁宁,刘浩,等.颈椎病围手术期加速康复营养管理的华西方案[J].华西医学,2020,35(10)：1225－1229.

第七章
骨科康复治疗与护理

一、骨科康复治疗现状

世界卫生组织定义康复的基本概念：综合地、协调地应用医学的、教育的、社会的、职业的各种方法，使病、伤、残者（包括先天性残疾）已经丧失的功能尽快地、最大可能地恢复和重建，使他们在体格、精神、社会上的能力尽可能地恢复，使他们重新走向生活与社会。由此可见，康复的目的是恢复患者的生理功能，以保证患者的生活质量，使患者更好地在社会中生存。康复不单单是生理方面的康复，还包括心理、社会层面的康复，是一个多元化的治疗过程。

骨科患者多是由肢体或躯干遭受创伤、劳损等原因造成机体疼痛、功能减退，从而影响生活质量。骨科康复的核心问题是恢复患者的机体功能，使患者重新融入社会，这就要求骨科医师在为患者制订康复计划时，需要多方位考虑问题。目前骨科疾病的康复治疗手段主要包括运动治疗、物理治疗、中医药治疗等，这些疗法在临床中往往综合应用，以达到全方位、快速康复的目的。

二、骨科康复治疗手段分类

（一）运动疗法　运动疗法是指利用器械、徒手或患者自身力量，通过某些运动方式，患者获得全身或局部运动功能、感觉功能恢复的训练方法，包括主动运动与被动运动。如关节活动技术、肌力训练技术、有氧训练及日常生活动作训练等，还有颈椎操、半桥运动、桥式运动、燕式平衡等。

（二）物理疗法　物理疗法是指通过声、光、磁、电、热等常见物理因素对患者进行康复治疗的方法。临床上常用仪器如超声波、磁疗、电疗、红外线仪等。

（三）中医针灸推拿　对于由于经脉瘀阻造成的机体疼痛，应用针刺、推拿手法舒筋活络，骨科慢性病进行辨证论治。除常规针灸、推拿外，许多学者通过温针灸、艾灸、毫火针、中药熏洗等传统疗法，对颈椎病、腰椎间盘突出症、膝关节骨性关节炎等疾病进行治疗，亦取得满意的临床疗效。

三、骨科康复护理的目的

（1）维持和强化康复护理对象的残余功能。

（2）开发和训练康复护理对象的替代功能。

（3）提高和改善康复护理对象的生活能力，提高生活质量。

（4）预防和治疗康复护理对象的并发症和继发性损害。

（5）恢复和重建康复对象的身心平衡，使之尽早重返家庭和社会。

四、骨科康复护理的内容

骨科康复护理的基本内容包括：患者生活自理能力的评定，创造环境尽可能让患者适当运动，督促患者早期起床活动；在做好基础护理的同时，根据病情酌情鼓励和指导患者训练生活自理能力，如穿脱衣服、进餐、处理个人卫生、如厕和沐浴等；对卧床不起的患者，督促其在床上进行功能锻炼，如肢体的主动运动、呼吸运动、背肌和腹肌运动；移乘训练，指导下肢功能障碍的患者在床、椅子或轮椅之间的转移；协助康复治疗，如维持正确姿位，每日多次进行被动运动和肌肉舒缩训练；重视健康教育，加强心理疏导，鼓励患者树立恢复功能的信心，积极主动地参与功能锻炼。

除了基本内容，骨科围手术期的康复护理、综合护理和术后随访等都十分重要。综合护理包括并发症预防、大出血防护、疼痛管理、感染及静脉血栓栓塞的预防等，从而促进患者术后功能的快速恢复。

（戴晓洁）

参考文献

［1］蔡娟，霍丽涛，秦柳花，等. 国内康复护理现状调查研究［J］. 中国矫形外科杂志，2020，28（13）：1195－1198.

［2］谭斯师. 骨科康复护理研究进展［J］. 中西医结合心血管病杂志，2018，6（16）：15－18.

［3］宁宁，侯晓玲. 实用骨科康复护理手册［M］. 北京：科学出版社，2016.

［4］于长隆. 骨科康复学［M］. 北京：人民卫生出版社，2016，96（3）：96－99.

［5］丁小萍，彭飞，胡三莲. 骨科疾病康复护理［M］. 上海：上海科学技术出版社，2021.

［6］黄拥军. 骨科康复中运动疗法的应用及其临床价值［J］. 中国继续医学教育，2020，12（17）：168－170.

［7］李绍梅. 骨科康复护理现状及工作模式发展研究［J］. 世界最新医学信息文摘，2015，15（68）：167.

第八章
骨科常用技术与护理

第一节　石膏固定技术

一、概述

(一)概念　石膏固定是骨折复位的一种常见的外固定方法,原理为天然生石膏($CaSO_4 \cdot 2H_2O$),经加热脱水成为熟石膏。当熟石膏遇到水分时,可重新结晶而硬化,用于固定骨折部位,制动肢体。

(二)适应证

(1) 骨折切开复位内固定术后,辅以石膏外固定加强。

(2) 四肢稳定性骨折。

(3) 野战情况下,开放性骨折清创术后需转移患者时辅以石膏固定。

(4) 关节脱位、扭伤、韧带撕裂等。

(5) 周围神经血管肌腱断裂或损伤手术修复后的固定。

(6) 预防畸形,纠正先天性畸形,发育性髋关节脱位的维持固定。

(7) 骨关节的慢性感染,避免畸形,促进病变愈合而固定关节。

(三)禁忌证

(1) 确诊或可疑有厌氧菌感染患者。

(2) 进行性肿胀的患者。

(3) 有严重心、肺、肝、肾等疾病的患者;全身情况条件较差,如休克患者。

(4) 新生儿、婴幼儿禁止长期使用石膏固定。

(四)常用石膏绷带类型　石膏托、石膏夹板、石膏管型、躯干石膏、其他类型石膏(图8-1)。

(五)石膏绷带应用方法

1. **材料准备**　石膏绷带、棉纸、石膏板、35～40℃的水、普通绷带、剪刀及辅助工具。

2. **患者准备**　保持舒适体位;保持皮肤清洁,如伤口更换敷料;骨突部位辅以软垫。

3. **浸泡石膏**　石膏绷带放入准备好的温水中,待气泡停止冒出,取出后轻轻挤压出多余的水分。

4. **包扎石膏方法**

(1) 环绕包扎时,由肢体的近心侧向远心侧缠绕,且以滚动的方式进行,不可拉紧绷带。

(2) 每一圈石膏绷带应盖住上一圈石膏绷带的下1/3,这样才能使整个石膏绷带成为一个

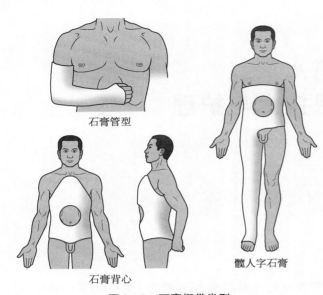

石膏管型

石膏背心

髋人字石膏

图 8-1　石膏绷带类型

整体,需保持石膏的平整,勿起皱褶。

（3）操作时两手要互相配合,一手缠绕石膏绷带,另一手朝相反的方向抹平,使石膏紧密贴合。

（4）石膏的上下边缘及关节部位要适当加厚,以加强其坚固性。

（5）在石膏显著部位标记诊断及日期,有创面者应将创面的位置标明,为开创做准备。

（六）护理

1. 未干石膏的护理

（1）促进石膏干燥:石膏未完全干固前,容易发生断裂或受压引起凹陷变形。为了促进石膏迅速干固,夏天可暴露在空气中,不加覆盖,冬天可使用烘烤适当增加温度。

（2）保持石膏完整:不要按压石膏或将石膏固定的患肢放置在硬物上,防止产生凹陷压迫局部皮肤,抬高患肢时,注意应抬高关节部分,以防止关节活动引起石膏断裂。

（3）抬高患肢:石膏固定后,抬高患肢,促进静脉和淋巴回流,减轻肢体肿胀。

（4）观察肢端血运及神经功能:注意观察肢体末端血液循环及感觉神经功能,若患者主诉肢端疼痛、麻木、皮肤发绀、皮温降低、肢体肿胀,提示血液循环障碍,应及时检查,必要时减压处理及拆除石膏;若患者主诉局限性疼痛,及时通知医师,协助开窗观察。

（5）注意石膏内出血:石膏固定后,若发现石膏表面有血迹渗出时,可用记号笔将血迹边缘标注,注明时间和日期。若血迹边界不断扩大,及时通知医师进行紧急处理。

2. 已干燥石膏的护理

（1）保持石膏清洁:防止石膏被水、尿及粪便污染。

（2）防止石膏折断:可按照石膏的形状垫以软枕。

（3）功能锻炼:石膏未固定的关节可加强功能锻炼,进行肌肉等长收缩。

（4）预防压力性损伤:避免在局部石膏上留有凹陷,石膏边缘注意修剪整齐、光滑;告知患者不可随意将物品伸至石膏内抓痒,以免损伤皮肤。鼓励和协助患者翻身、更换体位,保持床单位及被褥、衣服的干燥整洁,以防止骨突部位发生压力性损伤。

二、石膏固定护理配合操作流程及评价

见表 8-1。

表 8-1　石膏固定护理配合操作流程及评价

	操　作　流　程
准备阶段	护士准备:服装整洁,态度和蔼可亲,仪表大方
	核对:患者身份识别,医嘱核对

（续 表）

	操 作 流 程
准备阶段	用物准备：石膏绷带、棉脂或棉花、温水（30～40℃）、胶单、手消毒凝胶
	环境准备：保持适宜的温度和湿度
评估患者	评估患者病情，周围皮肤情况，患者的意识情况及配合程度
告知注意事项	告知患者石膏固定过程中及固定后的注意事项
摆放体位	根据石膏固定的部位协助医师合理摆放体位
石膏固定后	自然风干，在未干状态下进行搬运时，切忌挤、压、碰撞，以免形成局部石膏凹陷压迫皮肤，形成溃疡
观察与护理	抬高患肢处于功能位；注意观察患肢远端的血运情况；足背动脉搏动，指（趾）端活动情况；疼痛评估；指导患者合理进行功能锻炼，防止关节僵硬和肌肉萎缩
用物整理	协助患者取舒适、合理的体位 整理床单位 整理用物，分类放置 洗手，记录

（钱会娟）

第二节 骨牵引技术

一、概述

（一）概念 将不锈钢针穿入骨骼的坚硬部位，使牵引力量直接通过骨骼而达损伤部位，牵拉关节或骨骼，使脱位的关节或错位的骨折复位，维持位置。

（二）目的

（1）使脱位的关节和移位的骨骼复位，维持复位后的位置。

（2）牵拉及固定关节，减轻关节面所承受的压力，缓解疼痛，使局部放松。

（3）矫正和预防关节挛缩畸形。

（三）适应证

1. 骨折 四肢骨折如股骨干骨折、胫腓骨粉碎性骨折、骨盆骨折伴错位、颈椎骨折、开放性骨折、不稳定骨折石膏固定有困难者。

2. 脱位 颈椎骨折合并脱位者应用颅骨牵引，中心性髋关节脱位、陈旧性髋关节脱位手术复位前行骨牵引可解除软组织挛缩。

3. 骨折部位的皮肤损伤、擦伤，软组织缺损有伤口 战伤骨折，伤员合并胸、腹或骨盆损伤不宜做其他固定者。肢体合并血循环障碍暂不宜做其他固定者。

（四）常用骨牵引方法及牵引重量（图8-2）

1. 常用骨牵引方法 颅骨牵引、尺骨鹰嘴牵引、股骨髁上牵引、胫骨结节牵引、跟骨牵引等。

2. **牵引重量** 根据病情、部位和患者体重确定。一般为患者体重的 1/10～1/7,颅骨牵引重量一般为 6～8 kg,不超过 15 kg。

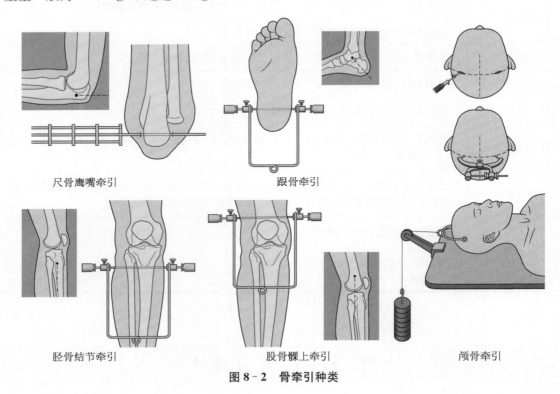

尺骨鹰嘴牵引   跟骨牵引

胫骨结节牵引   股骨髁上牵引   颅骨牵引

图 8-2 骨牵引种类

(五)禁忌证

(1)牵引处有炎症或开放损伤污染严重者。

(2)牵引局部骨骼有病变及严重骨质疏松者。

(六)护理

(1)严密观察患肢血液循环及肢体活动、感觉情况,发现异常及时处理。

(2)保持有效牵引

1)维持力线:牵引绳应与患肢长骨纵轴方向保持一致,每日测量肢体长度。

2)保持牵引力与反牵引力作用:行颅骨牵引时应抬高床头 10～15 cm,行下肢骨牵引时应抬高床尾 10～15 cm。

3)牵引绳:保持牵引绳不被压,被服、用物不可压在牵引绳上。

4)牵引重量:根据牵引部位、患者体重不同,选择合适的重量,不可随意增减重量,防止过度牵引。注意保持牵引重锤悬空,滑轮应灵活有效。

(3)颅骨牵引时,应注意患者有无头痛、呕吐、呼吸困难等。

(4)并发症及护理

1)针孔感染:采用封闭式针孔护理方法,减少针孔感染发生率(图 8-3),牵引术后第 1～3 天每天更换针孔部位无菌敷贴 1 次,如针孔无渗血则于术后第 6 天再次更换无菌敷贴 1 次,以后每周更换 1 次至拆除骨牵引为止,如局部渗血较多则随时更换,保持针孔处清洁干燥。

2）足下垂：保持踝关节位于功能位，预防足下垂。

3）关节僵硬、肌肉萎缩：加强患肢的肌肉等长收缩运动防止肌肉萎缩；加强关节伸屈活动，防止关节僵直。

4）下肢深静脉血栓：指导患者主动进行踝泵运动，加速患肢血液循环。

5）其他并发症：如泌尿系统感染、坠积性肺炎、压力性损伤、便秘。

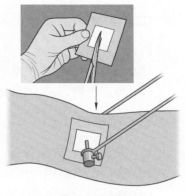

图 8-3　针孔护理

二、胫骨结节骨牵引护理配合操作流程

见表 8-2。

表 8-2　胫骨结节骨牵引护理配合操作流程

序　号	操　作　流　程
1	服装整洁，态度和蔼可亲，仪表大方
2	告知患者牵引的目的
3	评估患者神志、全身情况、损伤部位、牵引针部位、体重、配合能力
4	洗手、戴口罩
5	用物准备：勃朗式架、牵引架托布、牵引重量、牵引弓、蜡绳、75%乙醇棉球、安尔碘棉签、无菌敷贴×2、牵引钢针保护套×2，必要时备小毛巾 1~2 条
6	暴露操作区域，注意保暖及保护隐私
7	观察针眼处有无红、肿、热、痛、渗液现象，采用封闭式针孔护理方法：① 75%乙醇棉球消毒针孔周围皮肤；② 安尔碘棉签消毒牵引钢针针孔处；③ 用无菌敷贴封闭针孔处
8	装上牵引弓，妥善固定牵引针的位置，套牵引钢针保护套
9	将托布妥善安置在勃朗式架上，双手托住，牵拉患肢放置于牵引托布上
10	挂牵引重量，保持牵引砝码悬空 10~20 cm
11	床尾抬高 15~20 cm，保持反牵引力，牵引力线与患肢长骨纵轴方向保持一致
12	观察肢端皮肤颜色、血运、感觉、活动情况、触摸足背动脉搏动
13	告知患者注意事项
14	清理用物，洗手、脱口罩，记录

（李迪斐　孙雅妮）

第三节　外固定支架术

一、概念

外固定支架术是将骨折两端用钛针、针夹和连杆经皮肤外侧将骨折的两端固定在解剖位、功能位的一种方法。目前，手法整复外固定支架固定术，一种较好的骨折固定术，填补了石膏固定和内固定之间的空白。

二、目的

（1）骨外固定支架术可进行及时有效的骨固定。

（2）辅助治疗骨骼、关节及软组织的修复。

（3）矫正骨骼、关节的畸形。

三、适应证

（1）开放性、粉碎性骨折：特别是有广泛性软组织开放伤的小腿骨折。

（2）有广泛软组织挫压伤，肢体高度肿胀的闭合性骨折。

（3）肢体延长：先天性肢体不等长、骨缺损等需要牵伸固定保持肢体长度者。

（4）双段或多段骨折：骨外固定能为受伤的肢体提供迅速的保护。

（5）肘、膝、踝关节的加压融合术。

（6）其他：骨缺损患者，肢体血运和伤口仍需继续观察者，开放性或闭合性骨盆骨折，感染性骨折与骨不连者，移位严重者等。

四、禁忌证

（1）长骨感染者。

（2）严重骨质疏松者。

（3）伴有皮肤疾病者。

五、常用方法

适用于骨折患者三种外固定支架包括环形外固定支架、单侧外固定支架、组合外固定支架。

六、护理

1. 体位护理　嘱患者抬高 15～20 cm，高于心脏，促进静脉及淋巴回流，减轻肢体肿胀。

2. 观察患肢末梢血运　注意观察肢端皮肤颜色、温度、足背动脉搏动情况、感觉和运动情况。

3. 疼痛护理　参见第三章骨科患者的疼痛护理。

4. 外固定支架针孔护理　针孔消毒方法各不相同，效果也有差异。临床常用的消毒剂有75％乙醇、聚维酮碘、安尔碘、银离子液体敷料等。采用 75％乙醇棉球消毒针孔周围皮肤，擦净局部血迹或渗液，再用安尔碘棉签消毒靠近皮肤端的钢针，然后用一次性无菌敷贴封闭针孔，以保持针孔局部相对无菌环境。每 3 天按照上述方法更换针孔部位无菌敷贴，如有渗血，及时更换无菌敷贴，以保持针孔局部的干燥。同时注意观察针孔处分泌物的颜色及针眼周围皮肤有无红、肿、热、痛。如有以上症状，可考虑为针眼感染，及时应用抗生素，以免针眼感染进一步发展为软组织感染及骨髓炎。研究证明：穿针部位的皮肤活动最小化可能比使用特殊清洁物品或程序更为重要。

5. 并发症护理

（1）固定支架松动：患者术后进行功能锻炼，有可能引起外固定支架螺丝钉及固定针的松动，定期检查支架的牢固性，锁钮是否松动，支架连接处有无变形，以免支架松动引起骨折不愈合。

（2）骨筋膜室综合征：原始损伤或钢钉横行通过骨筋膜室及骨折后渗血，出血使骨筋膜室内压力增高所致。密切观察肢体肿胀、疼痛、活动、牵拉痛及动脉搏动情况等变化，应做到及早发现，及时处理；如出现皮肤苍白、发凉、发绀、脉搏减弱或消失，怀疑骨筋膜室综合征应尽早手术切开减压。

（3）骨折后不愈合：主要是外固定器的不牢固，存在异常活动，钢钉穿过骨骼的位置不当等引起，应及时观察调整外固定装置。

（4）针道感染：针道感染是骨外固定技术最常见的并发症之一。发生针眼感染与频繁地进行针孔消毒；过度的功能锻炼造成针道损伤；患者身体的自身因素等原因有关。软组织针道具有一定的抵御细菌侵袭的生物学作用。在进行针眼护理时，应根据组织渗液的量和性质，按照患者实际情况，制订个性化的针道管理措施，以降低感染发生率，促进患者康复。

6. 功能锻炼　早期功能锻炼，可促进骨折愈合，防止关节粘连、肌肉挛缩、骨折并发症的发生。指导患者进行握拳、足背伸、跖屈等肌肉运动。

7. 健康教育　嘱患者保持钉道周围皮肤洁净干燥，外固定支架注意防止外力碰撞；告诉患者及其家属不能随便拆卸或松动固定支架的螺丝钉，以免引起支架松脱。多食高蛋白质、高钙、易消化的食物。坚持功能锻炼，适当进行户外运动，多晒太阳，防止骨质疏松。遵医嘱调整外固定支架，注意观察远端皮肤颜色、感觉等变化，定期门诊复查。如有异常，尽早就医。

（钱会娟）

第四节　轴线翻身与搬运

一、概述

（一）概念　轴线翻身是指由 2～3 名护士协助患者进行翻身，在翻身过程中注意头、颈椎、躯干位于同一条直线，以这条直线为轴线进行体位变换。

（二）目的

（1）协助脊椎、髋部疾患的患者进行创伤翻身，预防再损伤及关节脱位。

（2）保证临床治疗和护理工作的安全性。

（3）预防压力性损伤，提高患者舒适度。

（三）适应证　颅骨牵引；脊柱手术后；已明确或怀疑有脊柱骨折、脱位或脊椎损伤。

（四）常用翻身方法

（1）两人协作翻身法。

（2）三人协作翻身法。

（五）注意事项

（1）操作时应注意节力原则，护士尽量靠近患者，使重力线通过支撑面来保持平衡，进而缩短重力臂而省力。

（2）对于有二次损伤风险的患者，应将治疗、护理操作集中，减少翻身次数，避免加重损伤。

（3）移动患者时动作应轻稳，协调一致，不可拖拉，以免擦伤皮肤；翻身后，需用软枕和翻身枕维持患者舒适和安全体位。

（4）患者翻身时，应保持脊椎在同一直线，维持其生理曲度。避免由于躯干扭曲，加重损伤。翻身角度不可超过 60°，避免脊柱负重增大而引起关节突骨折。

（六）并发症的护理

1. 坠床　　立即到患者身旁，评估生命体征及病情，迅速通知医师。正确搬运患者至床上，遵医嘱采取相应措施，密切观察病情，做好交接班。

2. 继发性脊髓神经损伤　　立即评估患者的意识、生命体征，评估有无手足麻木、感觉运动减退或丧失等不适，及时通知医师采取相应措施，做好患者心理护理。

3. 植骨块脱落　　通知医师，密切观察患者的生命体征（特别是呼吸、吞咽情况、肢体的感觉及反射情况），配合医师，做好再次手术准备及患者的心理护理。

4. 管道脱落　　通知医师，观察伤口渗液情况及患者生命体征，做好记录及交接班。

5. 椎体关节突骨折　　缓慢降低翻身角度，置患者于舒适体位，通知医师。

6. 压力性损伤　　每 1～2 小时翻身一次，做好交接班。增加患者营养。按不同分期给予相应处理措施。

二、轴线翻身操作流程及评价

见表 8-3。

表 8-3　轴线翻身操作流程及评价

序　号	操　作　流　程
1	服装整洁，态度和蔼可亲，仪表大方，语言柔和
2	评估患者病情、意识状态和配合能力，观察损伤部位、伤口及管路情况，检查床刹
3	告知患者翻身的目的和方法，取得配合
4	擦拭台盘车，洗手，戴口罩
5	用物准备：翻身垫、枕头、翻身卡
6	核对解释，关闭门窗，拉幕帘、洗手
7	移出病床（床头可站一人），固定床刹；移去枕头，松被尾
8	两人协作：第一操作者将双手分别置于肩部、腰部，第二操作者将双手分别置于腰部、臀部 三人协作：第一操作者固定患者头部，沿纵轴向上略加牵引，使头颈随躯干一起缓慢移动（有颈椎损伤者需要）；第二操作者将双手分别置于肩部、腰部；第三操作者将双手分别置于腰部、臀部
9	翻身时头、颈、肩、腰、髋保持同一水平线上，角度不超过 60°
10	检查患者背部皮肤。背部垫翻身垫，双膝之间放软枕，呈自然弯曲
11	关心患者，注意保暖。垫枕摆位置放正确（有管道者妥善固定）
12	床归位并固定床刹，整理床单位，记录翻身卡，告知下次翻身时间
13	处理用物，洗手，脱口罩，记录皮肤情况

三、搬运法

（一）概念　　搬运法是患者活动受限或病情不允许自主移动时，护理人员帮助患者移动的一门技术。

（二）目的

（1）协助已滑向床尾而不能自己移动的患者移向床头，使患者舒适。

（2）协助患者进行病床与平板车之间的转移活动。

（三）适应证   活动受限、病情不允许的患者。

（四）常用搬运方法   挪动法、一人搬运法、两人搬运法、三人搬运法、四人搬运法。

（五）注意事项

（1）密切观察患者生命体征，肢体处于功能位。

（2）搬运患者时动作轻稳，确保患者的安全和舒适度。

（3）搬运时尽量靠近患者，达到节力原则。

（4）转移患者至平车时，注意患者头部位于平车大轮一侧，以减轻转运过程中的颠簸与不适；上、下坡时，头部位于高处。

（5）搬运过程中，注意各导管的妥善固定。

（六）并发症的护理

1. 擦伤   皮肤擦伤后予以清创处理，预防感染的发生。

2. 跌倒或坠床   根据跌伤的部位和伤情采取相应的搬运方法。

3. 管道滑脱   根据管道脱落的类别采取相应的措施。

四、搬运法操作流程及评价

见表 8-4。

表 8-4 搬运法操作流程及评价

序 号	操 作 流 程
1	服装整洁，态度和蔼可亲，仪表大方，语言柔和
2	评估患者病情、意识、肌力和配合能力，有无约束和管路，检查并固定床刹
3	对清醒的患者，解释操作目的，取得配合
4	洗手，戴口罩
5	（1）挪动法：帮助患者移向床边；大轮靠近床头，平车与床平行并紧靠床边，将制动闸制动，将盖被平铺于平车上；护士抵住平车，帮助患者按上身、臀部、下肢的顺序向平车挪动
	（2）一人搬运法：搬运者一臂由患者的近侧腋下伸入至对侧肩部，另一臂伸入患者臀下；患者双臂过搬运者肩部并双手交叉于搬运者颈后，搬运者抱起患者，将患者放于平车中央
	（3）两人搬运法：视病情放平头，枕头横立于床头，松床尾。两人站立于床的一侧，嘱患者屈膝，双手交叉位于胸前。第一操作者托住颈、肩及腰部，第二操作者托住臀部及腘窝，同时抬起患者稳步移向平车，将患者置于平车中央
	（4）三人搬运法：三人位于患者同侧。第一操作者双手托住患者头颈肩及胸部，第二操作者双手托住患者腰、臀部，第三操作者双手托住患者膝部及双足，三人同时抬起患者至近侧床沿，再同时抬起患者稳步向平车处移动，将患者放于平车中央
	（5）四人搬运法：适用于颈椎、腰椎疾病的患者。第一、二操作者分别站于床头和床尾，第三、四操作者分别站于病床和平车的一侧。将中单放于患者腰臀部下方。第一操作者固定头颈部，第二操作者抬起患者双足，第三、第四操作者分别抓住中单四角。四人同时将患者抬起，移动至平车中央
6	整理床单位，洗手，脱口罩

（杨　洁　岳慧玲）

第五节 梯度压力弹力袜的使用

一、概述

(一)作用原理 通过挤压表面和深部的静脉系统来增加静脉血流速度,促进静脉血回流到心脏,防止静脉淤滞和扩张,保护静脉瓣膜。增加血浆中抗凝血的组织因子水平,梯度压力弹力袜(graduated compression stockings, GCS)通过自下而上压力梯度系统的作用,促进静脉回流血液保持脉动和循环,从而有效预防 DVT 形成。

(二)适应证 不同压力级别 GCS 适应证也有所不同。

(1)Ⅰ级:预防 VTE 和下肢浅静脉曲张,如长期卧床者、长时间站立或静坐者、重体力劳动者、孕妇、术后下肢制动者等。

(2)Ⅱ级:下肢浅静脉曲张保守及术后治疗;下肢慢性静脉功能不全;血栓后综合征;下肢脉管畸形等。

(3)Ⅲ级:淋巴水肿;静脉性溃疡等。

(4)Ⅳ级:不可逆性淋巴水肿,一般极少应用。

(三)禁忌证

(1)严重下肢动脉疾病(如下肢动脉缺血性疾病、下肢坏疽);严重周围神经病变或其他感觉障碍;下肢血栓性静脉炎。

(2)肺水肿(如充血性心力衰竭)。

(3)下肢皮肤软组织疾病(如近期植皮或存在皮炎);严重下肢蜂窝织炎;下肢存在大的开放或引流伤口。

(4)下肢畸形导致无法穿着。

(5)已知对 GCS 材质过敏等。

(四)注意事项

(1)根据患者腿围选取型号合适的梯度压力弹力袜。

(2)注意在穿、脱弹力袜时,不要刮伤弹力袜。

(3)梯度压力弹力袜无褶皱,保持平整,上端勿反折不能下卷。

(4)加强观察:观察远端肢体的血液循环情况,如皮肤温度、颜色、足背动脉搏动等;观察患者下肢的活动度;观察患者穿戴弹力袜侧肢体有无出现压力性损伤;观察患者是否正确穿戴弹力袜。

二、梯度压力弹力袜的使用流程

见表 8-5。

表 8-5 梯度压力弹力袜的使用流程

序 号	操 作 流 程
1	服装整洁,仪表大方,举止端庄

(续　表)

序　号	操　作　流　程
2	评估：① 患者年龄、病情、卧床时间、手术情况；② 腿部及足部是否存在感染、感觉迟钝、动脉缺血性疾病、皮炎、出血等；③ 是否有使用弹力袜的指征和适应证；④ 测量患者脚踝上方最细部位周长及小腿肚最粗部位周长，选择型号合适的弹力袜
3	操作前：① 洗手，戴口罩；② 备齐并检查用物：弹力袜
4	患者准备：① 核对，与家属和患者解释弹力袜使用目的、时间、方法、配合要点；② 关闭门窗，拉幕帘，保护隐私；③ 协助患者安置舒适体位，平卧，抬高下肢，暴露下肢
5	操作步骤：① 一套：一手伸进袜筒，捏住弹力袜头内 6 cm 处；② 二翻：另一手把袜筒翻至袜跟，把绝大部分袜筒翻过来、展顺；③ 三撑：两手拇指撑在袜内侧，四指抓紧弹力袜，尽量使足趾伸入袜内；④ 四提：两手拇指撑紧弹力袜，拇指与四指协调向上提拉弹力袜；⑤ 穿好后将弹力袜贴身抚平，不可打褶，上端勿反折；⑥ 脱弹力袜时，手指协调抓紧弹力袜内外侧，将弹力袜外翻，顺势脱下
6	操作后：① 观察远端肢体的血液循环情况（如皮肤温度、颜色、足背动脉搏动等）；② 告知患者除长期卧床患者外，穿弹力袜的时间最好选择在每天早晨起床时，此时腿部肿胀程度较轻；③ 整理床单位，给予患者舒适体位
7	处理用物，洗手，脱口罩

（李迪斐　孙雅妮）

第六节　腰围的使用

一、概述

（一）概念　腰围是骨科常见的一种限制性保护腰椎稳定性的简易支具，其内有多条按照人体脊椎弧度设计的钢条，使腰椎保持稳定状态。佩戴合适材质和规格的腰围能有效保护腰部组织，防止运动伤害。

（二）目的

（1）制动：限制腰椎的活动，尤其是限制腰椎的前屈、侧屈等活动。

（2）减少椎间关节的创伤性反应。

（3）减少牵拉对腰神经根的刺激。

（4）减轻椎间隙压力。

（5）放松肌肉。

（6）减少继发性损伤。

（三）适应证

（1）腰椎术后康复及腰肌劳损。

（2）脊椎退化性骨折等。

（3）腰椎间盘突出、腰背痛、坐骨神经痛。

（4）稳定性或退化性脊椎骨折、脊椎移位。

（四）注意事项

（1）根据病情选择腰围的大小及种类，所有腰围大小规格要与患者的体型相适应，一般上至肋弓下缘,下至髂嵴,松紧度以伸入一指为宜。

（2）应根据病情佩戴腰围,严格遵医嘱佩戴腰围下地活动,以起到保护腰部及巩固治疗效果的作用。

（3）病情减轻或症状好转或消失,应及时取下腰围,同时加强自身腰背肌肉的锻炼,加强自身肌肉力量对腰椎的支撑和保护保用。

（4）急性腰腿痛者若症状严重,应以卧床休息为主,不能以佩戴腰围来替代。

（5）注意观察有无皮肤压迫,避免皮肤破损,应每天清洁腰部皮肤。

（6）佩戴腰围期间不宜避免弯腰拾物,需蹲下拾物。

二、腰围使用操作流程及评分

见表 8 - 6。

表 8 - 6　腰围使用操作流程及评分

序　号	操　作　流　程
1	服装整洁,态度和蔼可亲,仪表大方
2	评估患者神志、全身情况、体重、四肢感觉、肌力情况、配合能力
3	告知患者佩戴腰围的目的
4	洗手,戴口罩
5	用物准备：选择合适的腰围
6	两名护士站在患者的两侧,协助患者穿贴身衣服,嘱患者平卧,上肢交叉放于胸前,下肢屈曲
7	协助患者向左侧轴向翻身,取侧卧位
8	将腰围左侧向内卷成筒状,放入患者身下,腰围正中线位置正对患者脊柱。轴线翻身至右侧,拉出翻折的腰围
9	协助患者翻身至平卧位,将腰围内、外固定片粘牢
10	检查腰围松紧度：以可伸入一指为宜
11	协助患者床旁静坐 10 分钟后离床站立
12	告知患者注意事项
13	摘除腰围：① 协助患者平卧；② 解开腰围的固定黏片；③ 协助患者翻身至侧卧位,取下腰围；④ 协助患者平卧位,整理床单位
14	清理用物,洗手,脱口罩,记录

（杨　洁　岳慧玲）

第七节　负压封闭引流技术

一、概述

（一）概念　负压封闭引流技术（vacuum sealing drainage，VSD）是指用内含有多侧孔引流管的聚乙烯酒精水化海藻盐泡沫敷料覆盖或填充皮肤、软组织缺损的创面,再用生物半透膜对之进行封闭,使其成为一个密闭空间,最后把引流管接通负压源,通过可控制的负压来促进创面愈合的一种治疗方法。

(二) 目的

(1) 全方位引流,减少组织对毒素和坏死组织的重吸收。

(2) 避免创面与外环境之间的感染。

(3) 增加创面血供,促进肉芽组织生长,尽快敛合创面及腔隙。

(三) 适应证 包括重度软组织挫裂伤及软组织缺损;开放性骨折可能或已经合并感染者;骨筋膜室综合征;慢性骨髓炎需手术引流者;关节腔感染需切开引流者;大的血肿或积液;慢性难愈合性创面和压力性损伤创面;糖尿病足;植皮术后的植皮区或供皮区等。

(四) 禁忌证 引流区活动性出血者;癌症溃疡;凝血功能异常者。

(五) 并发症及护理

1. 严密观察患者生命体征变化 患者体温持续升高,有创面引流不畅或感染加重的可能,患者疼痛加剧有感染的可能或负压过大,及时报告医生处理。

2. 维持有效吸引

(1) 负压吸引压力:维持负压稳定,压力值保持在 $-450 \sim -125$ mmHg(即 $-0.017 \sim -0.06$ MPa)之间。

(2) VSD 敷料:一摸 VSD 敷料是否变硬,二看敷料管型是否存在,三听贴膜有无漏气。VSD 敷料上出现黄绿色、绿脓色、灰暗色等各种污秽的颜色,这不会影响 VSD 的治疗效果,一般无需做特殊处理。

(3) 引流管:妥善固定,连接紧密,保持管道通畅无扭曲、受压。引流管不能高于创面,防止引流液逆流。

3. 观察引流液色、质、量 引流液超过引流瓶 2/3 时,及时更换。引流液多为暗红色血性液体,如引流液突然增加,呈鲜红色,且每小时大于 100 ml,提示有活动性出血的可能,应立即报告医生。

4. 预防压力性损伤 引流管与创缘皮肤之间应用纱布进行有效衬垫,防止出现创缘皮肤压力性损伤。

5. 饮食指导 创伤状态下的高代谢反应及 VSD 中引流液中含有大量的蛋白质,易导致低蛋白血症,鼓励患者进食优质蛋白、高热量、高维生素,易于消化的食物,多饮水,保持正氮平衡。

6. 康复锻炼 关节主动活动为主,被动运动为辅,循序渐进,活动时要适度,避免薄膜松脱造成无效负压。

7. 异常情况处理

(1) VSD 敷料干结变硬:因封闭不严、VSD 敷料脱醇所致,要经常检查漏气和负压情况。如前 48 小时内变硬,可以从引流管逆行注入生理盐水,浸泡 VSD 敷料使其变软后,重新接通负压。如 48 小时之后变硬,无引流物引出半透膜无鼓胀,不会影响 VSD 效果。

(2) VSD 敷料堵塞、鼓起:常见原因是引流管阻塞,阻塞物为血凝块和渗出物凝块。缓慢注入生理盐水浸泡,待堵塞的引流物变软后,再接通负压吸引器。同时还要考虑吸引机或中心负压装置损坏、引流通道接头处漏气、停电、负压源异常、引流管受压、折叠等,根据具体原因进行处理。

（3）封闭膜下积液：由于薄膜封闭不严造成。关闭负压后泡沫复原,提示封闭不严,应立即通知医生重新封闭。

（4）创面出血：正常引流液为无味、呈淡红或暗红,且随着时间的推移,引流液逐渐减少。如引流液突然增加,呈鲜红色,每小时大于 100 ml,提示有活动性出血的可能,应及时报告医生正确做出处理。

二、负压封闭引流护理配合操作流程

见表 8-7。

表 8-7   负压封闭引流护理配合操作流程

序 号	操 作 流 程
1	服装整洁,态度和蔼可亲,仪表大方
2	核对医嘱,核对 VSD 放置时间、部位
3	至病房,评估患者神志、引流部位、墙式引流装置是否完好,解释告知
4	用物准备：压力表 1 个,引流瓶外壳 1 个,引流内袋 1 个,引流管 1 根,固定带 1 根,剪刀 1 把,手套 1 副,感染性废弃物桶 1 个
5	核对姓名、床号,解释,洗手、戴口罩、手套
6	拉幕帘,暴露操作区域,注意保暖及保护隐私
7	安装墙式压力表,引流管一头连接表头,调节负压值在 0.017~0.06 MPa,另一头连接引流瓶；评估伤口处的引流管长度(以不影响患者翻身为宜)连接至引流瓶的引流口,脱手套,固定带固定
8	检查引流是否有效：一摸 VSD 敷料是否变硬,二看敷料管型是否存在,三听封闭膜有无漏气
9	妥善安置体位,避免引流管受压或反折
10	告知患者注意事项
11	清理用物,洗手,脱口罩,记录

（李迪斐   孙雅妮）

第八节 备 皮 技 术

一、概述

（一）概念   备皮是主要用于术前手术部位皮肤准备的技术,对于手术相应部位毛发进行剔除并清洁体表。

（二）目的   去除手术区毛发和污垢、为手术时皮肤消毒做准备、减少术后切口感染的风险。

（三）常见备皮方法   剃毛备皮法、剪毛备皮法、脱毛剂备皮法、不除毛备皮法。手术区域

若毛发细小,可以不必剃毛。在保证术野清洁的前提下,尽量减少皮肤损伤,可以考虑剪毛备皮法或使用脱毛剂备皮法,无须剃毛。若毛发影响手术操作,手术前应予以剃除。

(四) 备皮注意事项

(1) 术前 1 日下午或晚上清洁皮肤,术前可用氯己定(洗必泰)反复清洗细菌寄居密度较高部位或不能接受强刺激消毒剂的部位。

(2) 皮肤准备范围因手术的部位、方式和大小而异,详见相关章节皮肤准备范围。

(3) 动作轻柔,勿剃破皮肤。

(4) 若手术区皮肤有湿疹、疖等,应及时向医生汇报。

(5) 尽量减少患者躯体的暴露,注意保暖。

(6) 尽量靠近手术开始时间进行备皮。

(五) 并发症预防处理

1. 皮肤损伤　　表现为备皮区皮肤出血、渗血,备皮区疼痛。备皮刀片要锐利,仔细评估手术区皮肤,顺毛发生长方向分区剃净毛发可预防。如破损出血用无菌敷料压迫止血;破损面积大、渗血多用藻酸盐敷料覆盖,无菌纱布包扎。

2. 切口感染　　表现为切口疼痛或触痛,切口周围皮肤红、肿、发热、有脓性分泌物,细菌培养可确诊。备皮时用一次性刀片,备皮前洗净皮肤,进入手术室前仔细评估切口部位,发现感染报告医师,必要时延期手术,预防感染扩散。

二、骨科剃毛备皮法操作流程

见表 8-8。

表 8-8　骨科剃毛备皮法操作流程

序 号	操 作 流 程
1	服装整洁,仪表大方,态度和蔼可亲,语言柔和恰当
2	核对医嘱,核对手术时间、备皮部位
3	解释,评估患者神志、肢体情况,了解患者病情
4	洗手,戴口罩,备齐用物放置合理:治疗巾或一次性尿垫 1 片,备皮盘 1 套(内有肥皂水纱布或棉球、清洁纱布、安全剃刀 1 把、弯盘 1 个、血管钳 1 把)
5	核对姓名、床号,解释,洗手,戴手套
6	关门窗,拉幕帘,暴露操作区域,注意保暖及保护隐私,铺治疗巾(或棉尿垫)
7	用肥皂水纱布或棉球涂擦局部皮肤
8	一手用纱布绷紧皮肤,另一手持安全刀剃毛,刀架与皮肤成 45°剃净毛发,顺序从左到右、从上到下,注意无皮肤破损,无重复
9	用温水毛巾擦净备皮区皮肤
10	剃毕,用手电筒仔细检查
11	抽出治疗巾(或棉尿垫),整理患者衣裤及床单位
12	处理用物:弯盘、血管钳、剃刀、其他用物处理
13	洗手,脱口罩,记录

(李迪斐　孙雅妮)

参考文献

［1］胡三莲,朱瑞雯,许燕玲,等.两种骨牵引针孔护理方法在下肢骨牵引患者中的应用效果[J].解放军护理杂志,2010,27(5B):756-757.

［2］杨彩霞,申丽莉,刘娟,等.骨搬运术外固定架的选择及术后护理现状[J].护理研究,2019,33(6):998-1002.

［3］高小燕.骨科用具护理指南[M].北京:人民卫生出版社,2013.

［4］《中国血栓性疾病防治指南》专家委员会.中国血栓性疾病防治指南[J].中华医学杂志,2018,98(36):2861-2888.

［5］汪晖,方汉萍,刘洪娟,等.梯度压力弹力袜预防下肢深静脉血栓的研究进展[J].中国护理管理,2017,17(11):1458-1463.

［6］植艳茹,李海燕,陈燕青.梯度压力袜用于静脉血栓栓塞症防治专家共识[J].介入放射学杂志,2019,28(09):811-818.

［7］韩冰,金鑫,闫硕.脊柱外科腰椎择期手术患者支具佩戴指导时机的分析与探讨[J].护士进修杂志,2013,28(4):349.

［8］裘华德,宋九宏.负压封闭引流技术[M].2版.北京:人民卫生出版社,2008.

［9］赵斌,褚庆玉,安玉章,等.封闭式负压引流技术的临床应用进展[M].河北医药,2020,42(09):1402-1407.

［10］王清研,韩月欣,逄丽华,等.不同皮肤准备方法对骨科手术部位感染的影响[J].中华医院感染学杂志,2016,24(03):625-626.

［11］刘德秀,王正芸,李家瑜.不同皮肤准备方法术后切口感染的研究及预防[J].中国感染与化疗杂志,2014,14(2):122-126.

［12］胥少汀,葛宝丰,徐印坎.实用骨科学[M].3版.北京:人民军医出版社,2005.

［13］张立海,吴克俭,张巍,等.第6卷:创伤骨科[M]//唐佩福,王岩,卢世璧,主译.坎贝尔骨科手术学(第13版,典藏版).北京:北京大学医学出版社,2018.

第九章
骨科急诊患者的护理

近年来,随着社会快速发展,交通事故和意外、灾害的增加,骨科急诊患者人数呈逐年递增趋势。骨科急诊疾病起病急,种类多样,包括频繁出现的因机械操作不当引起的手外伤、运动过激或车祸等暴力引起四肢骨折和胸腰段骨折、高处坠落导致的脊髓损伤,以及重大交通事故引起的严重创伤骨科患者。其中严重创伤患者常合并多部位、多脏器的损伤,病情危重,发展快,死亡率高。因此,面对骨科急诊患者,需要护士能快速准确预检分诊,评估患者伤情。轻症患者指导至骨科诊室就诊,严重创伤患者入院后立即进入抢救室开启急危重症绿色通道和启动创伤急救护理小组,配合医师做好急救护理,缩短救治时间,挽救患者生命。

一、概述

(一) 病因及骨折分型

1. **手外伤** 常见的病因包括切割伤,如被刀具、电锯引起的手部外伤,同时会伴有血管、神经、肌腱的损伤,甚至造成肢体离断。钝器损伤也很常见,生活中,被重物砸伤或挤压后,造成手部损伤,此类损伤可以造成软组织损伤甚至伴有骨折。手外伤还包括机器绞伤导致的手部撕脱伤。

2. **四肢开放性骨折** 骨折附近皮肤及皮下软组织破裂,骨折断端与外界相同,为开放性骨折。包括切割伤或穿刺伤、撕裂、剥脱伤、绞轧、碾挫伤和枪弹伤。按照损伤程度分型包括Ⅰ型:创面清洁,创面小于1 cm。Ⅱ型:创口撕裂大于1 cm,但无广泛软组织损伤或皮瓣撕脱等。Ⅲ型:有多段骨折和广泛软组织损伤,或创伤性断肢。

3. **脊髓损伤** 脊髓损伤是脊柱骨折或骨折脱位造成的,多由高空坠落伤和交通事故造成,枪伤、切割伤、刺伤也会导致脊髓损伤。

4. **躯干部骨折** 包括胸腰椎骨折和骨盆骨折。常见的原因有重物砸伤、重物挤压、车祸伤、高处坠落伤和肢体扭伤。胸椎骨折常发生在胸腰段,即下胸段,T10～T12较多,其余胸椎有肋骨固定,发生骨折概率低。腰椎骨折常发生在上腰段,L1～L3较多,L4～L5骨型粗大、稳定性好,发生骨折概率小。骨盆骨折包括稳定型骨折、部分稳定型骨折和完全不稳定型骨折。

5. **严重创伤** 常见原因有严重交通事故、建筑工地意外事故、高处坠落等。是指危及生命或肢体的创伤,它常为多部位、多脏器的多发伤,病情危重,伤情变化迅速,死亡率高。

(二) 临床表现

1. **一般表现** 局部疼痛、肿胀和功能障碍。特有体征包括畸形、异常活动、骨擦音和骨擦感。

2. **全身表现**

(1) 休克表现:对于严重创伤、多发性骨折、骨盆骨折、股骨骨折、脊柱骨折及严重的开放性骨折,患者常常因广泛的软组织损伤大量出血,或者合并腹腔脏器出血和剧烈疼痛造成休克。

(2)发热表现:骨折处有大量内出血、血肿吸收时体温略有升高,但一般不超过38℃。

3. 脊髓损伤 不同平面的脊髓损伤,临床表现也不同。常会出现损伤平面以下的运动、感觉和括约肌功能障碍,损伤部位疼痛。骨折部位椎体、棘突压痛及局部肿胀,严重骨折或脱位后伴后凸畸形,最终导致截瘫或四肢瘫痪。

(三)诊断及治疗原则 治疗原则是首先确定有无合并其他严重的损伤,譬如有无失血性休克、腹腔脏器损伤、颅脑外伤。如果有合并严重损伤先抢救患者生命,维持生命体征的平稳,争取手术时间。对于开放性骨折,需止血包扎,防止失血性休克和创面感染。如发现骨折处有畸形,特别是成角畸形,需立即复位。骨折处妥善固定,便于搬运。骨折固定后先止痛,然后根据相关检查和影像学结果等选择是否急诊手术。

二、护理

(一)骨科急症患者及亚急症或非急症患者护理

(1)骨科急症患者入院后,预检护士应立即评估患者,询问病情,同时监测生命体征。按照急诊预检分诊分级标准,指导Ⅲ级、Ⅳ级患者进入骨科诊室就诊。这期间,诊室巡回护士根据病情变化及潜在的危险动态进行评估,再次分级,确保患者安全。

(2)需急诊手术的患者,由诊室巡回护士引导完善相关检查,如破伤风皮试及注射、血型鉴定及交叉配血和手术室登记手术等。

(3)需石膏固定的患者,配合医师完成石膏固定,告知患者石膏固定的观察要点和注意事项。

(4)需住院择期手术的患者,由预检护士指导完善相关检查,办理入院。

(二)骨科急危重症患者护理

(1)预检护士接到"120"院前急救电话,询问伤情后,立即通知抢救室做好急救物品的准备,必要时启动急危重症绿色通道和创伤急救护理小组。

(2)严重创伤、下肢开放性骨折、骨盆骨折、大面积皮肤撕脱伤、毁损伤和脊髓骨折等急危重症患者入院后,预检护士应迅速评估伤情,同时护送患者进入抢救室。

(3)安全搬运患者至抢救室,脊髓损伤立刻佩戴颈托,脊柱损伤患者采用三人搬运法,保护脊柱。立即启动创伤急救护理小组,评估患者同时展开抢救。

(4)准确、快速评估患者病情。使用GLS评估法、ISS评估法,评估患者全身伤情。同时心电监护、氧气吸入,观察患者生命体征。根据急诊创伤患者ABCDE的初级评估,展开创伤急救。创伤救治的基本步骤:A. 气道(airway);B. 呼吸(breathing);C. 循环(circulation);D. 神经损伤程度评估(disability);E. 全身检查与环境评估(exposure/enviromental control)。初次评估不应超过2～5分钟,如果存在多个危及生命安全的情况时,应同时处理。在全身评估中,配合医师使用腹部创伤超声重点评估法(focused abdominal sonography for trauma,FAST)能够快速准确地评估腹部严重多发伤患者,缩短抢救时间,提高抢救时效性。

(5)首先保证气道的建立和开放,充分通气。必要时配合医师行气管插管,如遇到气胸患者,根据气胸类型相应处理,开放性气胸立即用无菌纱布封闭伤口,行胸腔闭式引流;张力性气胸需尽快排气减压,紧急情况下,用无菌粗针头在锁骨中线第二肋间穿刺,使气体快速排出,同时准备胸腔闭式引流或负压引流;闭合性气胸根据气胸量的多少决定处理方法,少量气胸(肺压缩不超过 30%)暂不处理,保守观察,中等量以上行胸腔穿刺或胸腔闭式引流。

(6) 建立良好的循环:开放两条以上的静脉通道,快速补液,防止低血容量休克。做好血标本的采集和多项生化检查,快速送检,便于病情的监测。同时严重创伤患者还应做好血型鉴定和交叉配血,为急诊手术争取时间。在遇到体表静脉通路开放困难时,可使用骨髓腔内输液(intraosseousinfusion, IO)。休克患者静脉充盈不足,穿刺难度大,而此时快速补液尤为重要。因此在抢救急危重症患者时,可先行骨髓腔穿刺,待病情稳定后行中心静脉导管穿刺,这可有助于减少并发症的发生。IO 通路穿刺部位选择应考虑患者体格、病情并且不影响心肺复苏的操作,多数选择在胫骨近端。根据患者体重、解剖结构和穿刺点的组织结构选择合适的穿刺针套件。穿刺成功连接注射器,生理盐水快速冲洗再接输液器快速补液,配合加压输液袋加压输液,以保证输液速度。对清醒患者做好止痛。

(7) 控制出血:协助医师给予患肢敷料加压包扎止血,有活动性出血用止血钳夹住出血点或结扎止血,必要时使用气压止血带。上肢止血带放置于上臂上 1/3 处,下肢放置于股骨上 1/3 处,尽量靠近大腿根部。在绑扎部位均匀包裹纸棉,保护肢体也使肢体受力均匀。通常情况下,成人上肢充气压在 40 kPa,下肢为 70 kPa,有研究表明,使用前测量肢体周径、肢体动脉阻断压和基础血压,以此计算精准的压力值,避免盲目选择压力值区间范围的弊端。在患处注明止血带包扎时间,保证每隔 1 小时松开止血带一次。使用中严格观察患肢的皮肤温度、末梢血运、出血等情况,一旦出现异常,及时处理,松开止血带。同时密切观察生命体征的变化,注意血压的变化,特别是松开气压止血带后血液循环骤然分流到远端肢体导致回心血量减少、血压下降。在止血药使用方面,2013 年欧洲严重创伤出血及凝血病管理指南中强调对于伤后 1 小时内患者,需要尽早使用止血药,推荐氨甲环酸。

(8) 有效固定:骨折处配合医师使用夹板妥善固定,防止血管神经再损伤。疑有颈椎损伤者应予以颈托固定;脊柱损伤患者在后背放入脊柱板,避免搬运时造成二次损伤;骨盆骨折患者协助医师佩戴骨盆带。

(9) 疼痛护理:创伤后的疼痛会引起休克,另外,创伤后疼痛刺激及其所产生的应激反应,可造成患者机体、精神和心理的持久损害,即所谓的创伤后应激障碍综合征。因此,疼痛护理也尤为重要。休克时我们一般不做肌内注射,原因是休克时血循环不好,药物吸收效果不佳。常使用静脉药物止痛,需做好患者的疼痛护理,有效使用镇痛药。在条件允许的情况下,入院时给予舒芬太尼联合曲马多经静脉患者自控镇痛。

(10) 体温管理:创伤患者常由开放性伤口细菌感染导致发热,或者合并严重颅脑外伤引发中枢性发热,患者有体温升高的表现。对于高热患者,采取冰袋物理降温,脑外伤高热使用冰帽降温,有创面污染同时使用相关抗生素。另外,创伤性低体温常威胁到患者生命,需采取积极的保温措施。采取控制环境温度(25℃),加盖保温被和减少医源性躯体暴露时间这些保温措施,以降低身体体表热量散失;同时对骨折、脏器破裂、颅脑损伤、休克等情况进行对症紧急止血处置,减少出血导致患者体核热量的进一步丧失。

(11) 术前准备:对于急诊手术的骨科患者,需迅速做好术前准备,为手术争取时间。了解患者有无过敏史,做好破伤风、青霉素皮试,皮试完成后,注射破伤风。完善术前评估、血常规、血生化的采集、交叉配血、床旁心电图、床旁超声、CT 等检查。另外,离断伤患者的肢体应合理保存,用无菌敷料包裹后密封,放置在盛有冰块的低温断肢箱中,成为断肢再植的可行条件。

(12) 心理支持:严重创伤患者多病情迅猛,预后不良,甚至危及生命,患者及其家属往往惊恐万分,不知所措。在护理时多主动与患者交谈,鼓励患者有战胜疾病的信心和勇气。

(13) 安全转运:在初步抢救患者后,因诊断和治疗的需要,需要对患者进行影像学检查,后续治疗送往院内其他科室。转运对保障患者安全及身份信息准确尤为重要。首先按照转运交接单的内容仔细评估患者,核对患者身份信息,确保暂时生命体征稳定后电话联系交接科室,简明准确告知患者病情。根据患者病情需要备好转运急救物品,包括仪器、药品等,急诊危重症患者院内转运时一定要携带简易呼吸器,有条件的可配备便携式呼吸机。到达科室后,与接收护士做好口头交接。途中遇到紧急情况,配合护送医师做好抢救。

三、骨科急诊护理质量控制流程图

见图 9 - 1。

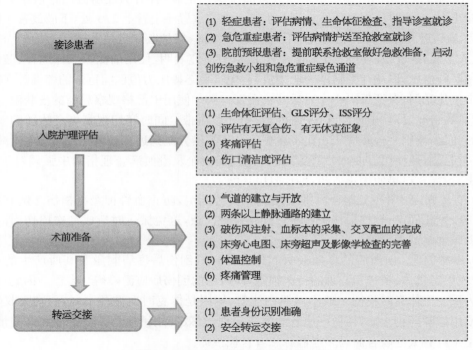

图 9 - 1　骨科急诊护理质量控制流程图

(魏薇萍)

参考文献

[1] 胡守芹,丁关保.急诊医师应用创伤超声重点评估法对腹部严重多发伤者的评估价值[J].中国急救医学,2019,39(5):445.

[2] 王钰炜,王飒,金静芬,等.骨髓腔内输液通路技术的研究进展[J].中华危重症医学杂志,2020,13(4):306.

[3] 王曾妍,高兴莲,胡娟娟,等.骨科四肢手术气压止血带安全使用的最佳证据应用[J].护理学杂志,2019,34(6):43.

[4] 曾佩君.电脑气压止血带在四肢手术中的应用及护理[J].实用医学杂志,2015,31(8):1352.

[5] 王飒,陈水红,金静芬.急诊创伤团队的护理时效分析[J].中华护理杂志,2016,51(7):812.

［6］陶军,杨天德.创伤患者的疼痛管理[J].中华创伤杂志,2006,22(5)：398.

［7］陈聪,曾凡杰,苟亚军,等.预镇痛对严重多发伤患者疼痛和炎症的作用评价[J].中华创伤杂志,2016,32
　　(8)：735.

［8］杨旻斐,王钰炜,詹玥,等.基于指南的加温输液输血策略对严重创伤伴低体温患者复温效果的研究[J].
　　中华急诊医学杂志,2018,27(5)：496.

［9］辛键,辛美蓉,赖晓荣.无缝隙护理管理在急诊危重患者院内转运交接中的应用[J].护士进修杂志,
　　2019,34(15)：1398.

第十章
骨科患者手术室护理

第一节　手术前访视

国际手术室护士协会规定,术前访视是手术室护士职责之一。随着医学模式的转变,护理学科不断发展,护理质量不断提高,护理服务不断优化,围手术期访视手术患者成为整体护理的重要内容,手术室护士在完成手术配合的同时,也应走出手术室进行术前访视、术后随访工作。手术是临床治疗疾病的重要手段之一,可以帮助患者康复,但对患者来说,手术作为一种应激源,会使患者产生较明显的心理应激反应而出现紧张、恐惧心理,引起生命体征及病情变化,甚至影响麻醉和手术的正常进行,所以术前访视特别重要。

一、访视内容

查阅患者病历;收集患者一般资料:姓名、性别、年龄、体重、民族、文化程度;临床资料:术前诊断、手术名称、麻醉方式、各种实验检查结果、有无特殊感染、手术史、过敏史、了解既往病史、备血等情况,女性患者要了解月经史。

二、访视方法

(一)进病房访视　术前一天由手术巡回护士到患者所在科室进行访视。与病房负责该患者的责任护士核对患者身份信息,然后至患者病房,做自我介绍、说明目的,态度要和蔼,语言亲切,应在患者及其家属的信任下完成术前访视的内容。

(二)介绍术前准备及注意事项　告知患者:① 术前一天沐浴(建议用含抗菌成分的沐浴露),目的是预防感染;② 术前禁食禁饮的目的是防止术中呕吐引起窒息:传统方法是术前10～12 小时禁食。有研究表明,禁饮时间为术前 2 小时,饮用量≤400 mL;禁食时间为术前 6 小时更有利于术后快速康复,特殊情况听从医师指导;③ 手术当天:更换病服并将上衣反穿(纽扣在背后);排空大小便;取下活动义齿、假发、发夹、隐形眼镜、耳环、戒指、手表等金属物;不要将贵重物品带入手术室。

(三)介绍手术、麻醉过程及手术室环境　向患者介绍手术室环境、布局、设备和保证手术安全进行的仪器,为患者适应环境做好心理准备。简单介绍手术目的、手术方式、麻醉方式及手术体位、麻醉配合等。但避免过多、过细的讲解,以免加重患者的心理负担。

(四)访视时间　访视时间恰当,避开治疗、进食、休息时间,一般为 5～10 分钟,时间过长,患者会感到疲乏、厌倦;时间过短,患者会觉得手术室护士责任心不强,影响交流。

(五)访视技巧　正确应用沟通交流技巧,掌控好语气、语速,与患者之间保持合适的距离;访视内容因人而异,尽量采用通俗易懂的用语;患者提问时耐心倾听,做耐心解答;必要时可以使用适当的肢体语言以建立彼此良好的关系，减轻或消除患者的疑虑、恐惧；注意保护患者的隐私。

（六）填写术前访视记录单　填写要求：及时、逐项、真实、完整。请患者或家属签名，访视护士签名(附术前访视记录单)(图10-1)。

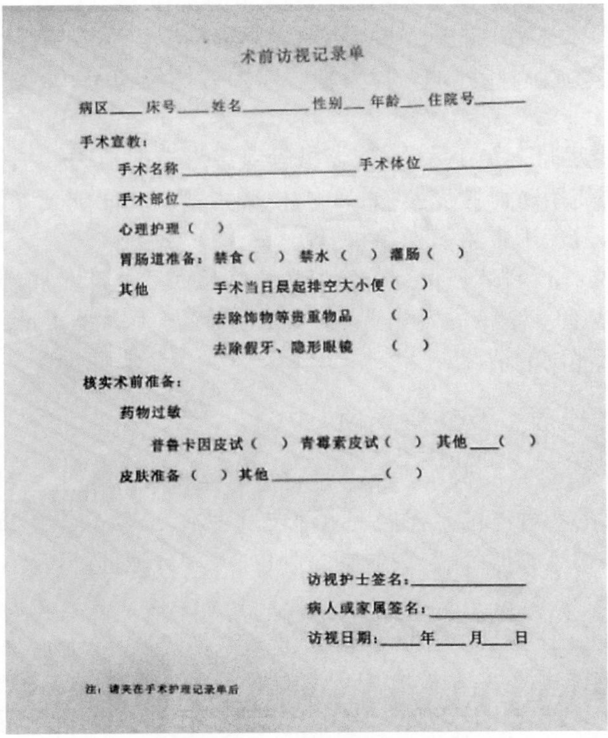

术前访视记录单

病区____ 床号____ 姓名________ 性别__ 年龄__ 住院号______

手术宣教：

手术名称____________ 手术体位________

手术部位____________

心理护理（ ）

胃肠道准备：禁食（ ） 禁水（ ） 灌肠（ ）

其他　手术当日晨起排空大小便（ ）

去除饰物等贵重物品（ ）

去除假牙、隐形眼镜（ ）

核实术前准备：

药物过敏

普鲁卡因皮试（ ） 青霉素皮试（ ） 其他___（ ）

皮肤准备（ ） 其他________（ ）

访视护士签名：________

病人或家属签名：________

访视日期：____年___月___日

注：请夹在手术护理记录单后

图10-1　术前访视记录单

第二节　手术中体位

一、骨科手术体位放置原则

在保证患者生理功能不受影响的前提下，充分暴露手术野，保护患者隐私。

(1) 保持患者正常的生理弯曲及生理轴线，维持各肢体、关节的生理功能体位，防止过度牵拉、扭曲及血管神经损伤。

(2) 确保患者生命体征不受体位影响，保持呼吸通畅、循环稳定。

(3) 根据手术类型、手术需要、产品更新及不同患者、不同手术准备手术体位所需的设备和用品。

(4) 选择手术床时，应注意手术床承载的人体重量参数，具有防压力性损伤功能的床垫为首选。定期对体位设备和用品进行检查、维修、保养、清洁和消毒，使其在备用状态下定点存放。

（5）在患者转运和安置体位过程中，应采取适当保暖措施，防止低体温发生；同时应保护患者隐私，维护患者的尊严。

（6）在移动、转运、升降或安置患者体位时宜借助工具，确保患者和工作人员的安全。移动或安置体位时，手术团队成员应当相互沟通，确保体位安置正确，确保管路安全，预防患者坠床。

（7）将患者移至手术床后，应告知患者不要随意移动或改变体位，同时用准确方法约束患者：① 约束松紧度应适宜（以能容纳一指为宜），以维持体位稳定；② 约束目的是防止术中患者移位和坠床。

（8）手术过程中应尽量避免手术设备、器械等对患者造成压力性损伤。VTE 风险评估为高风险的患者，遵医嘱使用防血栓设备（如弹力袜、弹力绷带或间歇充气设备等）。全麻患者应对眼睛采取保护措施，避免术中角膜干燥和损伤。

（9）患者术中体位：① 身体任何部位应避免直接接触手术床金属部分，以免发生电灼伤；② 变换体位后，应对患者安全带固定位置、支撑物的放置，组织灌注、皮肤完整性等情况进行重新评估，观察原受压部位的情况。

二、骨科手术体位放置及注意事项

（一）仰卧位 仰卧位（supine position）是将患者头部放于枕上，双臂置于身体两侧或自然伸开，双腿自然伸直的一种体位。根据手术部位及手术方式的不同摆放各种特殊的仰卧位，包括头（颈）后仰卧位、头高脚低卧位、头低脚高卧位、人字分腿仰卧位等，特殊仰卧位都是在标准仰卧位的基础上演变而来的。

1. 适用手术 四肢内固定、颈前路等手术。

2. 用物准备 头枕、上下肢约束带。根据情况备肩垫、膝枕、足跟垫等。

3. 体位放置 ① 头部置头枕并处于中立位，头枕高度适宜。头和颈椎处于水平中立位。② 上肢掌心朝向身体侧，肘部微屈固定。肢体远端略高于近端有利于上肢肌肉韧带放松和静脉回流。③ 上肢外展时角度不应超过 90°，避免损伤臂丛神经。④ 膝关节下宜垫膝枕，足下宜垫足跟垫。⑤ 下肢约束带固定宜固定在膝关节上或下 5 cm 处，松紧度以能容纳一指为宜，避免损伤腓总神经。

4. 注意事项 ① 根据需要在骨突处（枕后、肩胛、骶尾、肘部、足跟等）放置保护垫，以防局部组织受压损伤。② 肢体约束固定不宜过紧，避免发生骨筋膜室综合征。③ 患者颈部处于中立位，避免颈部过仰牵拉引起神经损伤。④ 妊娠晚期妇女在仰卧位时需适时调整为左侧卧位，预防其发生仰卧位低血压综合征。

（二）侧卧位 侧卧位（lateral position）是将患者转向健侧取自然侧卧位。患者双下肢自然屈曲，前后分开放置；双臂向前伸展，按手术部位及方式的不同，摆放各种特殊侧卧位。

1. 适用手术 髋关节、髋臼内固定等手术。

2. 用物准备 头枕、胸垫、固定挡板、下肢支撑垫、托手板及可调节托手架、肢体约束带。

3. 体位摆放 ① 患者取健侧卧位，枕下置头枕，高度平下侧肩高，颈椎处于水平位置。② 患者腋下垫高度合适的胸垫。③ 患者上肢：术侧上肢屈曲呈抱球状置于可调节托手架上，肢体远端略低于近端；健侧上肢外展于托手板上，肢体远端略高于近端，共同维持胸廓自然舒展。④ 肩关节外展或上举不应超过 90°；两肩连线与手术台呈 90°。⑤ 髋部固定：腹侧固定挡板支撑耻骨联合，背侧固定挡板支撑骶尾部或肩胛区（离手术野大于 15 cm），共同维持患者

90°侧卧位。⑥ 患者下肢：双下肢呈跑步姿态时的屈曲位,膝关节自然屈曲角呈45°,双下肢间用支撑垫撑托。⑦ 上下肢体均应用约束带进行固定。

4. 注意事项　① 维持患者正常的呼吸循环功能。② 避免骨突部受压(肩峰、健侧胸部、髋部、膝外侧及踝部等),建议长时间的手术使用抗压软垫或敷料,降低压力性损伤风险。③ 标准侧卧位放置后,评估患者脊椎是否在一条水平线上,脊椎生理弯曲是否变形,下侧肢体及腋窝处是否悬空。④ 防止健侧眼睛、耳郭及男性患者外生殖器受压。⑤ 避免腹侧固定挡板压迫腹股沟,导致下肢缺血或深静脉血栓的形成。⑥ 下肢约束带位置和松紧度准确,防止损伤神经。⑦ 术中需调节手术床时应密切观察,防止移位导致重要器官受压或意外坠床。⑧ 髋部手术侧卧位,评估患者胸部及下侧髋部固定的稳定性,避免术中体位移动,影响术后两侧肢体长度对比。⑨ 体位放置完毕及拆除挡板时应妥善固定患者,防止意外坠床。

(三) 俯卧位　俯卧位(prone position)患者俯卧于床面、面部朝下、背部朝上、保证胸腹部最大范围不受压、双下肢自然屈曲的手术体位。

1. 适用手术　颈、腰部脊柱后路、骨盆后路、四肢背侧等部位的手术。

2. 用物准备　根据手术部位、种类和患者体型准备体位用具:俯卧位支架;弓形体位架;俯卧位体位垫(抗压垫);头托、头架;托手架;腿架;会阴保护垫;约束带;预防压力性损伤敷贴膜等。

3. 体位摆放　① 根据手术方式和患者体型,选择适宜的体位支撑用物,置于手术床上相应位置。② 麻醉完成后,由医护人员共同配合,采用轴线翻身法将患者放置于俯卧位支撑用物上,妥善约束,避免坠床。③ 将头部置于头托,宜选择前额、两颊作为支撑点,避免压迫眼部眶上神经、眶上动脉、眼球、颧骨、鼻、唇及麻醉管。④ 颈椎呈中立位,维持人体正常的生理弯曲。⑤ 将前胸、肋骨两侧、髂前上棘、耻骨联合作为支撑点,胸腹部应悬空,男性患者会阴部及女性患者乳房部应做好保护,避免受压。⑥ 将患者双腿自然弯曲置于合适高度的软枕上,避免双膝髌骨部受压,双下肢同肩宽。⑦ 足踝部垫软枕或抗压垫,踝关节自然弯曲,足尖自然下垂避免受压,约束带置于膝关节上5 cm处。⑧ 将双上肢顺着关节生理旋转方向,自然向前放于头部两侧或置于托手架上,高度适中,避免指端下垂,用约束带分别固定。

4. 注意事项　① 轴线翻身时需要至少4名医护人员配合完成,步调一致。麻醉医师位于患者头部,负责保护头颈部及气管导管;一名手术医师位于患者转运床一侧,负责翻转患者;另一名手术医师位于患者手术床一侧,腹侧接住被翻转患者;巡回护士位于患者足部,负责翻转患者下肢。② 眼部保护时,应确保双眼眼睑闭合,避免角膜损伤,头架支撑点避免压到眼眶、眼球、两侧颧骨、口唇部。③ 患者头部应处于中立位,避免颈部过伸或过屈;防止舌外伸后造成舌损伤。④ 摆放双上肢时,应遵循远端关节低于近端关节的原则。⑤ 妥善固定各类管道,心电监护电极片的粘贴位置应避开俯卧时的受压部位。⑥ 患者呈俯卧位后,应逐一检查各受压部位,应分散各部位承受的压力,同时避免各重要器官受压。⑦ 术中应定时检查患者眼睛、面部等受压部位情况,检查管路等,避免因管路受压、扭曲等给患者造成不良后果。⑧ 若术中唤醒或体位变化时,应检查体位有无改变,支撑物有无移动,关节固定牢靠,避免松动。

(四) 牵引体位　牵引体位(traction position)是患者仰卧于牵引手术床,会阴柱与下肢牵引成反向力,使骨折后短缩的肢体在牵引力下复位的手术体位。

1. 适应手术　股骨颈、股骨转子等骨折。

2. 用物准备　骨科牵引床和相应配件:牵引架、牵引靴、会阴柱、下肢托架等。

3. 体位摆放　① 患者麻醉后先取平卧位。② 拆除腿部床板后置会阴柱和下肢牵引架。

③ 患者下移至会阴柱,手术侧下肢置于牵引架上,牵引靴固定足部,健侧下肢由推托支撑。
④ 手术侧手臂用吊带固定。

4. 注意事项   ① 会阴柱应具备抗压功能,使其在提供反向牵引力时避免患者出现会阴部压力性损伤。② 牵引力适度,避免过度牵引损伤神经。③ 移动患者时应避免患者与床面摩擦。④ 男性患者需保护外生殖器,避免压力性损伤。

三、手术体位

见图 10 - 2、图 10 - 3。

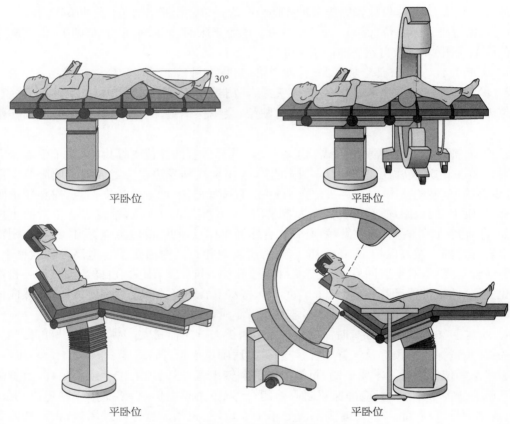

图 10 - 2   手术体位图

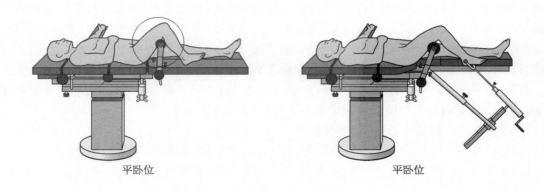

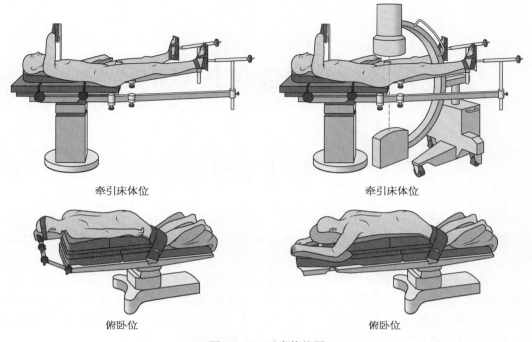

牵引床体位　　　　　　　　　　　　牵引床体位

俯卧位　　　　　　　　　　　　　　俯卧位

图 10 - 3　手术体位图

第三节　手术后随访

　　术后随访是手术室护理工作的延续，访视护士于手术次日到病房，了解患者精神状况、切口情况、有无高热、术后有无异常情况，询问患者的手术过程感受。根据患者及其家属对手术室工作的评价、对访视所持的态度和对手术室工作提出的意见，指导手术室护士不断调整护理计划，改进工作方法，提高手术护理质量。

（庄　敏）

参考文献

［1］陈凛,陈亚进,董海龙,等.加速康复外科中国专家共识及路径管理指南（2018 版）［J］.中国实用外科杂志,2018,38(01)：1-20.

［2］（英）马修・波蒂尔斯,（瑞士）苏珊娜・鲍尔勒.手术室操作原则与技术［M］.王晓宁,庄敏,姚英,译.济南：山东科学技术出版社,2019.

［3］中华护理学会手术室专业委员会.手术室护理实践指南（2018 版）［M］.北京：人民卫生出版社,2018.

第十一章
骨科重症患者监护与护理

第一节　重症监护病房的设置

重症监护病房(intensive care unit，ICU)是医护人员应用现代化的医疗设备和复杂的临床监测技术，将人力、物力和重症与大手术的患者集中一处，进行精细化和强有力治疗与护理的场所。

ICU 作为实现重症患者管理临床实践基地，其对各种原因导致的一个或多个器官与系统功能障碍，或具有潜在高危因素的，提供及时、系统、高质量的脏器功能支持，应用先进的诊断、治疗、监护设备与监测技术，对患者的病情进行连续、动态的定性和定量观察，通过有效的干预措施，为重症患者提供规范的治疗，以改善患者的生命质量。

根据我国临床医学的发展和患者对医疗服务需求的增加，原卫生部办公厅印发了《关于在〈机构诊疗科目名录〉中增加"重症医学科"诊疗科目的通知》(卫医政发〔2009〕9 号)，具备条件的二级以上综合医院可以设置重症医学科。为指导重症医学科的设置和管理，推动重症医学科的设置和管理，推动重症医学科的发展，根据《执业医师法》《医疗机构管理条例》和《护士条例》等有关法律、法规的相关规定，组织制定了《重症医学科建设与管理指南(试行)》(以下简称《指南》)。具备条件的医院要按照《指南》要求，加强对重症医学科的建设和管理，不断提高专科医疗服务水平。目前条件尚不能达到《指南》要求的医院，要加强对重症医学科的建设，增加人员，配置设备，改善条件，健全制度，逐步建立规范的重症医学科。

一、重症监护病房医护人员(护士)基本技能要求

(1) 经过严格的专业理论和技术培训并考核合格。

(2) 掌握重症监护的专业技术：输液泵的临床应用和护理，各类导管的护理，给氧治疗、气道管理和人工呼吸机监护技术，循环系统血流动力学监测，心电监测及除颤技术，血液净化技术，水、电解质及酸碱平衡监测技术，胸部物理治疗技术，重症患者营养支持技术，危重症患者抢救配合技术。

(3) 除掌握重症监护的专业技术外，应具备以下能力：各系统疾病重症患者的护理、重症医学科的医院感染预防与控制、重症患者的疼痛管理、重症监护的心理护理等。

二、重症监护病房基本设备

(1) 每床配备完善的功能设备或功能架，提供电、氧气、压缩空气和负压吸引等功能支持。每张监护病床装配电源插座 12 个以上，氧气接口 2 个以上，压缩空气接口 2 个和负压吸引接口 2 个以上。医疗用电和生活照明用电线路分开。每个床位的电源应该是独立的反馈电路供

应。重症医学科应有备用的不间断电力系统(UPS)和漏电保护装置;每个电路插座在主面板上有独立的电路短路器。

(2)应配备适合的病床,配备防压力性损伤床垫。

(3)每床配备床旁监护系统,进行心电、血压、脉搏血氧饱和度、有创压力监测等基本生命体征监护。为便于安全转运患者,每个重症加强治疗单元至少配备1台便携式监护仪。

(4)三级综合医院的重症医学科原则上应该每床配备1台呼吸机,二级综合医院的重症医学科根据实际需要配备适当数量的呼吸机。每床配备简易呼吸器(复苏呼吸气囊)。为便于安全转运患者,每个重症加强治疗单元至少应有1台便携式呼吸机。

(5)每床均应配有输液泵和微量注射泵,其中微量注射泵原则上每床4台以上。另配备一定数量的肠内营养输注泵。

(6)其他必配设备:心电图机、血气分析仪、除颤仪、心肺复苏抢救装备车(车上备有喉镜、气管导管、各种管道接头、急救药品以及其他抢救用具等)、纤维支气管镜、升降温设备等。三级医院须配置血液净化装置、血流动力学与氧代谢监测设备。

第二节　重症监护病房的管理

一、重症监护病房院内感染的管理

住院患者在医院内获得的感染,包括在住院期间发生的感染和在医院内获得、出院后发生的感染;但不包括入院前已开始或入院时已处于潜伏期的感染。

重症监护病房院内感染最常见的类型包括呼吸道感染、伤口感染、泌尿道感染、血管相关性感染。

1. 伤口感染　伤口感染占外科患者院内感染的40%;而ICU中的伤口感染占17%。伤口感染的危险性与外科手术期间污染程度、外科技术、切口的长度、手术的时间及部位有关。

2. 泌尿道感染　泌尿道感染占全院感染的40%,导管的插入频率和插入时间的延长为增加感染的危险因素,特别是年老的患者更为易感。

3. 血管相关性感染　在医院内,血管相关性感染的30%~40%的患者发生在ICU,其中内科ICU入住患者的发病率为15%,超过10%的患者由静脉导管导致血管相关性感染。急症插管,留置时间超过72小时,输液系统开放频繁,均可增加感染危险性。

二、重症患者的疼痛管理

疼痛是各种形式的伤害性刺激作用于机体所引起的一系列痛苦的不适反应,常伴有不愉快的情绪活动和个体防御反应。使患者避免疼痛或缓解疼痛是护理人员的重要职责之一。

(一)疼痛的分类

1. 疼痛的病程分类　疼痛根据其发生情况和延续时间分为急性和慢性。

(1)急性疼痛:有一明确的开始时间,持续时间短,常用的镇痛方法可以控制疼痛。

(2)慢性疼痛:时间界限各专家说法不一,多认为是无明显组织损伤,持续3个月以上的疼痛。近年来,在慢性疼痛的诊断上,更强调慢性疼痛引起的焦虑和抑郁,丧失社会交往和工作能力,导致患者生活质量降低。2002年第10届国际疼痛大会上提出,慢性疼痛是一种疾病,应加以重视,及早治疗,以防止疼痛的慢性化过程进展和形成疼痛记忆,造成患者的不必要伤害。

2. 疼痛的程度分类

(1) 微痛:似痛非痛,常与其他感觉复合出现。如痒、酸麻、沉重、不适等。

(2) 轻痛:疼痛局限,轻微。

(3) 甚痛:疼痛较著,痛反应出现。

(4) 刺痛:疼痛较著,痛反应强烈。

3. 疼痛性质的分类

(1) 钝痛:酸痛、胀痛、闷痛。

(2) 锐痛:刺痛、切割痛、灼痛、绞痛、撕裂样痛、爆裂样痛、钻顶样痛。

(3) 其他描述:压痛、压榨样痛、牵拉样痛等。

4. 疼痛的部位分类　广义讲可分为躯体痛、内脏痛和心因痛三大类,其中按躯体解剖定位又可分为头痛、颌面痛、颈项痛、肩背痛、胸痛、上肢痛、腹痛、腰骶痛、髂髋痛、下肢痛。

(二)疼痛的程度评估　疼痛是非常常见的护理诊断,对疼痛的评估是护理程序的重要步骤,它依据患者的主观感觉和对疼痛的耐受程度,应注意患者的情绪和其他生命体征的变化。疼痛的具体评估方法详见本文第三章第二节。

(三)疼痛的治疗　由于疼痛发生的原因具有复杂性、多样性的特点,在临床治疗中只靠一种治疗措施是难以达到效果的。因此,治疗疼痛的方法是各种各样的。

1. 药物治疗　药物治疗使用的药物一种是麻醉性镇痛药,其主要作用于中枢神经系统内的阿片受体,起中枢镇痛作用。

2. 局部封闭　局部封闭的作用机制与所注药物的种类有关。常用的有普鲁卡因+醋酸氢化可的松。

3. 物理疗法　物理疗法是应用各种人工或天然物理因素,如电、热、声、气、水等治疗疾病的一种方法,作用机制是利用物理因素对机体的刺激作用,引起机体的各种反应,利用这些反应来调整生理功能,影响病理过程,克制病因而达到治疗的目的,如用电疗法治疗坐骨神经痛。

4. 按摩　用一定的手法作用于患者体表的特定穴位或一定部位,借以调整脏腑功能,改变其病理生理过程,达到治疗的方法。

5. 牵引治疗　牵引术是通过牵引装置,利用悬垂重量为牵引力,身体重量为反牵引力,以克服肌肉的收缩力,整复骨折、脱位,矫正畸形的治疗方法。实施牵引术能重获骨折端的长度及保持对合,防止骨折断端短缩,另外可以减少或释放肌肉痉挛,减少局部压力(尤其脊柱部压力)对神经的干扰,从而减轻疼痛。

(四)疼痛患者的心理疗法　疼痛的心理治疗同样需要了解病情,明确诊断,特别是患者的心理情绪与疼痛的关系及其规律性。在未找到明确的依据之前,不宜扩大疼痛的心理成分,切忌轻易诊断为心理性疼痛。① 治疗疼痛的措施应为综合性的,不宜单独采用心理疗法,即使是心理性疼痛也需配合其他的镇痛措施,特别是治疗开始阶段。联合运用心理疗法,以提高疗效。② 同情和信任是心理治疗的基础,这对慢性疼痛的患者尤为重要。因为这些患者多在漫长的病程中受过无数次冷遇,他们的心理需求则是同情大于镇痛。③ 规范的心理疗法多用于心理性疼痛的心理反应较强的疼痛患者,多需经过心理测验和神经心理学的检查后再行选定。④ 强调担任心理治疗人员的基本素质,要求他们在知识结构、专业水平、思维反应、语言词汇、口才表达及其自身的心理行为方面都有较高的修养和较深的造诣。

(五) 疼痛患者的护理 疼痛护理的目标是减轻患者的疼痛,消除引起疼痛的因素,减少对镇痛药物的依赖,提高患者疼痛的阈值。

(1) 疼痛的部位:对疼痛的护理首先要了解疼痛的部位。要弄清病变在哪个系统、哪个器官,如软组织、骨关节、神经系统等。

(2) 疼痛的性质:要明确引起疼痛的病变性质,如损伤、炎症、畸形、肿瘤。损伤分为急性外伤、慢性劳损;炎症分为感染性、无菌性;肿瘤分为良性、恶性等。疼痛的性质可分为绞痛、刺痛、钝痛、烧灼痛、撕裂样痛、切割痛等。

(3) 疼痛的程度:疼痛的程度很难有一个固定的标准,加上个体的耐受性、心理特点、精神状态、注意力等各种因素的影响,患者对疼痛的描述差异性很大,一般把疼痛分为严重、重度、中度和轻度。

(4) 疼痛的急缓:疼痛发作的急缓和持续的时间因疾病的性质和部位不同,差别很大。发作急缓可由数秒至数天,每次发作时间也长短不同。

(5) 了解疼痛的诱因、缓解因素。

(6) 观察疼痛的伴随症状。

(7) 疼痛时患者的表情、体位及姿势:严重疼痛的患者常有痛苦的表情并伴有呻吟、面色苍白、出汗,常提示为器质性疾病。而心理因素或精神因素所致的疼痛,其表情复杂多变;体位可分为自动体位、强迫体位、被动体位,疼痛时患者一般采取强迫体位或被动体位,或者通过不断变换体位来减轻疼痛。

(8) 注意重要生命器官功能的观察:在疼痛的护理观察过程中,应始终强调对全身状态即患者重要生命器官功能的判断。年老体弱、合并重要生命器官功能低下的患者,更应注重生命体征的观察和测量。

第三节 重症患者的监测与护理

一、循环系统的监护

循环系统是人体的重要器官之一,其功能是推动血液流经人体每一个部分,以达到输送氧及营养物质、运送代谢产物的目的。

(一) 心电监护 心电监护是指对被监护者进行持续或间断的心电活动监测,观察各种心律失常,以便及时发现致命心律失常而进行正确处理。通过监测,可以了解心率、血压、脉搏、呼吸的频率,通过心电示波的观察和分析,可初步判断有无心律失常、心肌损害、电解质失衡等。

(1) 显示、记录和打印心电图波形和心率。

(2) 心率报警。

(3) 数小时到 24 小时趋势显示和记录。

(二) 中心静脉压监测 中心静脉压是指血液经过右心房及上下腔静脉时产生的压力。主要决定因素有循环血容量、静脉血管的张力及右心室功能等。正常值:6～12 cmH$_2$O。

1. 护理要点及注意事项

(1) 妥善固定,防止导管滑脱。

(2) 定时冲洗测压管,保持通畅。

(3) 严格无菌操作,预防感染,防止空气栓塞、血栓。

(4) 严密监测生命体征的变化。

(5) 避免因咳嗽、躁动、体位变化等因素而影响效果。

2. 血压与中心静脉压变化的临床意义及处理原则 见表 11-1。

表 11-1 血压与中心静脉压变化的临床意义及处理原则

指　标		临 床 意 义	处 理 原 则
BP(↓)	CVP(↓)	有效循环血容量不足	补充血容量
BP(↑)	CVP(↑)	外周阻力过大或循环负荷过重	使用血管扩张药及利尿药
BP(正常)	CVP(↑)	容量负荷过重或有心力衰竭	使用强心药及利尿药
BP(↓)	CVP(正常)	有效循环血容量不足或心输出量减少	使用强心药、升压药、输血
BP(↓)	CVP(进行性↑)	心脏压塞或严重心功能不全	使用强心药、手术

二、呼吸系统的监护

(一) 一般监测 通过呼吸音、频率、节律、深度及运动幅度的变化,判断是否有呼吸肌疲劳,出现呼吸浅快、三凹征或胸腹式交替呼吸;中枢性呼吸抑制、浅慢、节律不齐。

(二) 血氧饱和度(SpO$_2$)监测 单位血红蛋白含量的百分数,正常值大于 97%。对于严重创伤患者,既要监测血氧饱和度,又要进行动脉血气分析(表 11-2)。通过动脉血气分析,可以了解酸碱值、动脉血氧分压、碳酸氢盐含量、动脉血二氧化碳分压的变化,对机械通气、呼吸管理和纠正酸碱失衡起指导作用,防止低氧血症和高碳酸血症的发生。

表 11-2 血气分析的参数和正常值范围

参　数	概　念	正常值
pH(酸碱值)	血浆中氢离子浓度的负对数,反映血液的酸碱值	7.35~7.45
PaO$_2$(动脉血氧分压)	动脉血中物理溶解氧分子所产生的压力,判断缺氧程度	10.7~13.3 kPa
HCO$_3^-$(碳酸氢盐)	血浆中 HCO$_3^-$ 的含量	22~26 mmol/L
PaCO$_2$(动脉血二氧化碳分压)	动脉血中物理溶解的二氧化碳分子所产生的压力	4.67~6.00 kPa
BE(碱剩余)	血液中碱储备的情况,是判断代谢性酸碱平衡的指标	±3 mmol/L
BB(缓冲碱)	为血液中具有缓冲能力的碱量总和。代谢性酸中毒时 BB 减少,代谢性碱中毒时 BB 增加	45~55 mmol/L
SB(标准碳酸氢盐)	在 38℃,二氧化碳分压 5.3 kPa,血红蛋白 100% 的条件下,测得血浆中的 HCO$_3^-$ 含量	22~27 mmol/L
CaO$_2$(动脉血氧含量)	1 L 动脉血含氧的毫升数	150~230 ml/L
SaO$_2$(动脉血氧饱和度)	单位血红蛋白含氧的百分数	96%~100%

三、肾功能的监护

急性肾损伤(acute kidney injury，AKI)是指由多种病因引起短时间(数小时至数天)内肾功能突然下降而出现的临床综合征，是对既往急性肾衰竭(acute renal failure，ARF)概念扩展和向疾病早期的延伸。目前，改善全球肾脏病预后组织(kidney disease improving global outcomes，KDIGO)于 2012 年制定的 AKI 临床实践指南定义，符合以下情况之一者即为 AKI：血肌酐 48 小时内升高≥0.3 mg/dL(≥26.5 μmol/L)；7 天内血肌酐较基础值升高≥50%；尿量值持续 6 小时少于 0.5 mL/(kg·h)。

(一)治疗要点 急性肾损伤的治疗原则是尽早识别并纠正可逆病因，及时采取干预措施避免肾脏受到进一步损伤，维持水、电解质和酸解平衡，适当营养支持，积极防治并发症，适时进行肾脏代替治疗。

(二)护理要点 对急性肾损伤的骨科患者，在疾病不同阶段，实施不同的护理对策。

1. 少尿期

(1) 绝对卧床休息：以降低新陈代谢，减轻肾脏负担。

(2) 饮食：尽量利用胃肠道补充营养，可进食清淡、低盐、低脂、低磷、高钙、优质低蛋白质饮食，少食动物内脏和易过敏的食物等；酌情限制水分、钠盐和含钾食物的摄入。

(3) 维护体液平衡：准确记录 24 小时出入量，每日测体重，观察水肿的部位、特点、程度，以了解水潴留情况；严格控住补液的量和速度。

(4) 预防感染：口腔护理 2～4 次/日，定时翻身拍背，保持皮肤清洁，减轻瘙痒不适。密切关注超敏 C 反应蛋白、降钙素原、白细胞计数及中性粒细胞计数等感染指标的变化。

(5) 病情观察：持续心电监护，定时测量血压、体温等生命体征。密切观察生化各项指标的动态变化，尤其是观察有无高钾血症、酸中毒、及时处理水、电解质紊乱。观察并记录尿液的颜色、性状、尿量及排尿时有无尿频、尿急、尿痛等情况。正确留验各种尿标本，及时送检。注意意识状态的改变，发现意识混乱或抽搐现象时，应保护患者的安全。

2. 多尿期

(1) 可逐渐增加活动量，以不感到疲惫为宜。

(2) 记录 24 小时出入量，补充适量液体，保持液体出入平衡。

(3) 监测生化指标动态变化，及时发现水电解质紊乱。

(4) 给予高糖、高维生素、高热量食物。尿量≥3 000 mL/d，可多食含钾食物，如橘子等。

(5) 增加机体抵抗力，预防感染。

此外，对于老年男性患者，当前列腺增生引起尿路梗阻时应及时通知医师，采取积极有效措施解除梗阻，避免肾后性 AKI 发生；对于必须使用造影剂的患者应注意造影剂的选择，做到充分水化并在使用过程中严密监测肾功能的变化；患者出院后应嘱患者尽量避免使用肾损害性药物，生活规律，避免过度劳累。

四、神经系统监护

ICU 获得性衰弱(intensive care unit acquired weakness，ICU-AW)是指危重患者除疾病之外无其他原因引起神经、肌肉功能紊乱而导致的肌无力。其特征为四肢对称性受累、肌张力下降、腱反射减弱或消失、感觉功能减退或异常。肌无力在四肢尤其是双下肢近端的神经肌肉区域最为明显，呼吸肌也可受累，而面部和眼部的肌肉、脑神经支配的肌肉很少受累。临床分型有危重病疾病（critical illness myopathy，CIM）、危重病多发性神经病（critical illness polyneuropathy，CIP）和危重病神经-肌肉病（critical illness neuromyopathy，CINM）。

1. 病情评估 病情评估分为清醒患者的病情评估和昏迷患者的病情评估。清醒的患者要求能够清楚地回应以下简单命令的至少 3 个：睁眼和（或）闭眼、目视、伸舌、点头、皱眉。清醒的患者主要依靠医学研究理事会评分（Medical Research Council score，MRC-score）来测定。昏迷患者通过肌电图或神经功能检查来诊断。

2. 诊断要点 ICU-AW 是一个排他性诊断，在缺乏其他病因或与基础的危重症无关的外在情况下出现广泛肢体衰弱时，应考虑 ICU-AW 诊断。Stevens R D 等整理了 ICU-AW 诊断的大体框架。

（1）ICU-AW 诊断标准：① 危重症发病之后出现的广泛性衰弱；② 衰弱是弥漫性的（同时累及近端和远端肌肉）、对称性、迟缓性的，一般不累及脑神经；③ MRC 总分＜48 分，或在所有可测试的肌群中，间隔 24 小时以上，至少有 2 次 MRC 均分＜4 分；④ 依赖机械通气；⑤ 衰弱原因与已排除的基础危重症无关。确诊为 ICU-AW 至少满足①②③或④⑤。

（2）CIP 诊断标准：① 满足 ICU-AW 标准的患者；② 2 个及以上 CMAPs 振幅小于 80％正常低限；③ 2 根神经的 SNAP 振幅降低到正常下限的 80％；④ 正常或接近正常的无传导阻滞的神经传导速度；⑤ 重复神经刺激无递减反应。

（3）CIM 诊断标准：① 满足 ICU-AW 标准的患者；② 2 根神经的 SNAP 振幅降低到正常下限的 80％；③ 2 组肌群短期持续时间内出现针尖样肌电图，早期或正常完整的补充低幅度动作电位，伴或不伴有纤颤电位；④ 2 组肌群的直接肌肉刺激证明兴奋性降低（肌肉/神经比大于 0.5）；⑤ 肌肉组织学与肌病表现一致。满足标准①②③或④，或①和⑤提示可能发生 CIM。满足标准①②③或④⑤确定会发生 CIM。

（4）CINM 诊断标准：① 符合 ICU-AW 诊断；② 符合 CIP 诊断；③ 符合可能或明确的 CIM 诊断。同时满足以上三个条件可以诊断 CINM。

3. 病情观察与护理

（1）监测：ICU-AW 的监测包括多方面，贯穿于患者干预治疗的整个过程中，直至患者恢复原有躯体功能。应监测患者生命体征的变化，注意观察患者的呼吸频率、节律、深度有无变化，监测血氧饱和度，观察患者有无缺氧表现。此外，还应监测动脉血气分析，及时发现和解决患者的异常情况。对于镇静的患者，定时进行 RASS 评分，监测患者的镇静状态，因过度镇静会影响患者的早期活动；高血糖是 ICU-AW 发生和发展的危险因素，要严密监测患者血糖的动态变化；遵医嘱正确用药，注意糖皮质激素和神经阻滞药等药物的不良反应。

（2）心理护理：ICU 患者因肌肉衰弱，肌力会受到不同程度的影响，若病变累及呼吸肌，患者呼吸受限，可引起恐慌、紧张心理。因此，护士应详细了解患者的个体情况，采用写字板、肢体语言等各种方式鼓励患者表达内心的想法，多陪伴、安慰患者，及时疏导患者的不良情绪，满足患者的安全需要。

（3）健康教育：医务人员应帮助患者和家属了解 ICU-AW 的病因、发病机制、临床表现、预防和康复护理措施，使患者和家属对 ICU-AW 有整体的认识，与患者和家属共同制订防治计划，增强其对抗疾病的信心。

五、代谢功能的监护

在正常情况下，人体不断摄取和产生酸性、碱性的物质，通过血液缓冲以及肺和肾脏的调节作用使体液的酸碱值维持在正常的范围内,保证组织和细胞的正常功能,细胞外液适宜的酸碱值用 pH 表示,正常范围为 7.35～7.45,这种生理情况下体液酸碱值相对稳定称为酸碱平衡。若体内的酸、碱物质超出人体代偿的范围,或调节机制发生障碍,即将出现不同类型的酸碱平衡失调。

一般而言,分析急性单纯性酸碱失调比较简单,可以从 pH、$PaCO_2$ 及 HCO_3^- 的变化来推断。但分析混合性及慢性酸碱失调比较复杂,很难单纯依靠 pH、$PaCO_2$ 及 HCO_3^- 的变化和它们之间的关系就能推断出结果,还要结合患者病史、代偿反应、临床表现及利用方程式进行推算,才能作出更有效及准确的分析和判断。

六、凝血功能的监护

凝血功能的监护目标是:① 处理成因;② 补充凝血因子;③ 器官支持;④ 控制出血;⑤ 处理并发症。

(一) 监测

1. 血小板计数(PLT)　参考值为 $(100～300)×10^9/L$,如 PLT$<100×10^9/L$(肝病、白血病患者 PLT$<50×10^9/L$)或进行性下降,提示有异常改变。

2. 凝血酶原时间(PT)　参考值为 12～14 秒,新生儿可延长 2～3 秒。国际标准化比值具有可比性。弥散性血管内凝血(disseminated intravascular coagulation,DIC)早期、高凝状态 PT 明显缩短,但出现消耗性低凝及继发性纤溶亢进时,PT 延长。但在严重肝脏病变,如急性暴发性肝炎、肝硬化;阻塞性黄疸、维生素 K 缺乏及肠道菌群失调并影响维生素 K 生成也可延长,需与 DIC 鉴别。

3. 纤维蛋白原含量测定(Fg)　参考值为 2～4 g/L。Fg 属急性期反应蛋白,在 DIC 高凝血期可增高(>4.0 g/L),在消耗性低凝血期和继发性纤溶期常减低(<2.0 g/L)。Fg 减低见于 70% 的病例,其特异性为 22%,敏感性为 87%。

4. 纤维蛋白(原)降解产物(FDP)测定　参考值为 0～5 mg/L。DIC 时,由于纤维蛋(原)被降解,故 FDP 增高,其阳性率可高达 85%～100%,准确性达 75%。但 FDP 超 20 mg/L 才有诊断价值。

5. 凝血酶时间(TT)　参考值为 16～18 秒,超过正常对照 3 秒为异常。TT 与患者体内相关凝血因子水平及患者的凝血状况相关,在 DIC 消耗性低凝期或血浆纤维蛋白原减低、DIC 应用肝素治疗情况下可延长,DIC 继发性纤维蛋白溶解系统功能亢进及纤维蛋白(原)降解产物增多也可出现血浆凝血酶时间延长。

6. 凝血时间(CT)　参考值:玻璃管法为 5～10 分,塑料管法为 10～19 分,硅管法为 15～32 分,反映患者体内内凝途径相关凝血因子水平及患者的凝血状况。DIC 初期,因促凝物质进入血液及凝血因子的活性增高多表现为 CT 时间缩短。凝血因子消耗后,血浆 FⅧ、FⅨ、FⅪ 水平减低;凝血酶原(FⅡ)、FⅤ、FⅩ 和纤维蛋白原缺乏,或在 DIC 抗凝治疗过程中因抗凝药物的应用出现 CT 时间延长。

7. 白陶土部分凝血活酶时间(KPTT)　参考值为 35～45 秒。DIC 早期、高凝状态 KPTT 明显缩短。但 DIC 过程中出现消耗性低凝、继发性纤溶亢进及凝血酶原、纤维蛋白原严重缺乏者或抗凝物质增多时 KPTT 可明显延长。

8. 抗凝血酶Ⅲ活性(AT-Ⅲ)测定　参考值 AT-Ⅲ:A 为 $(108.5±5.3)$%;AT-Ⅲ:Ag 为 $(290±30.2)$mg/L。AT-Ⅲ 是体内最重要的抗凝蛋白,它是凝血酶和凝血过程中许多丝氨酸蛋白酶(因子Ⅹa、Ⅸa、Ⅺa、Ⅻa 等)的主要抑制物。DIC 时,由于凝血酶、因子Ⅹa、Ⅸa 等大量形成,与 AT-Ⅲ结合,因此 AT-Ⅲ水平明显减低。因此,测定 AT-Ⅲ活性(AT-Ⅲ：A)比测定 AT-Ⅲ抗原含量(AT-Ⅲ：Ag)对 DIC 诊断更为重要。80％～90％的 DIC 患者血浆 AT-Ⅲ：A 水平减低。

9. 组织因子(TF)测定　参考值 TF 活性为(1.02±0.91)U/L,TF 抗原为(30～220)ng/L。TF 大量释放并进入血流是大多数 DIC 发生的直接原因。因此,血浆中 TF 水平升高是 DIC 存在的证据之一。TF 不仅可反映 DIC 的发生,而且可反映感染、炎症、休克、白血病等诱发 DIC 的原因。DIC 时,60％以上的患者 TF 活性升高。

10. 血涂片　在 DIC 患者的血涂片中血细胞碎片很少超过红细胞的 10％,但在某些伴 D-D 升高的慢性 DIC 患者,其凝血筛查试验正常,红细胞碎片的存在可提供有力的证据。

(二)护理

1. 病情观察

(1) 观察出血症状：可有广泛自发性出血,皮肤黏膜瘀斑,伤口、注射部位渗血,内脏出血如呕血、便血、泌尿道出血、颅内出血、意识障碍等症状。应观察出血部位、出血量。

(2) 观察有无多器官功能障碍综合征(multiple organ dysfunction syndrome,MODS)症状：给予器官支持(如给予升压素去支持血压;给予机械通气去支持呼吸衰竭;开展 CRRT 去处理急性肾衰竭)。

(3) 观察有无高凝和栓塞症状：如静脉采血血液迅速凝固时应警惕高凝状态,内脏栓塞可引起相关症状,如肾栓塞引起腰痛、血尿、少尿,肺栓塞引起呼吸困难、发绀,脑栓塞引起头痛、昏迷等。

(4) 观察有无黄疸溶血症状。

(5) 观察实验室检查结果,如血小板计数、凝血酶原时间、血浆纤维蛋白含量、3P 试验等。如有需要,输液补充凝血因子。

(6) 观察原发性疾病的病情变化。

2. 一般患者的护理措施

(1) 严密观察血压、脉搏、呼吸、尿量,每小时 1 次。

(2) 严密观察皮肤色泽、温度,每 2 小时 1 次。

(3) 监测血小板、凝血酶原时间,若有异常,及时报告医师。

(4) 置患者于休克卧位,分别抬高头、床尾 30°,以利于回心血量及呼吸的改善。

(5) 吸入氧气,6～8 L/min,予以湿化。

(6) 尽快建立静脉通道,保持输液途径通畅。

(7) 遵医嘱使用止血药物如止血芳酸(氨甲苯酸)等。

(8) 随时备好抢救仪器如抢救车、吸痰器、呼吸机、心电监护仪等。

(9) 肝素疗法的护理：肝素能阻止凝血活性和防止微血栓形成,但不能溶解已经形成血栓,故 DIC 早期治疗首选肝素,但在治疗过程中一定要注意观察疗效和不良反应的产生。

3. 出血的护理

(1) 尽量减少创伤性检查和治疗。

(2) 静脉注射时,止血带不宜扎得过紧,力争一针见血,操作后用干棉球压迫穿刺部位 5 分钟以上。

（3）出血的预防：① 静脉输注完毕后，适当加压穿刺处。② 保持皮肤清洁，避免搔抓、碰撞。③ 尽量避免肌内注射。④ 留取血标本时，尽量避免反复静脉穿刺取血，可在动脉插管处或在三通处抽取。⑤ 在渗血部位加压包扎。⑥ 测血压时，不要将袖带充气太足。⑦ 吸痰时，动作要轻柔，避免损伤呼吸道黏膜。⑧ 保持鼻腔湿润。⑨ 进食营养、易消化、富含维生素 C 的食物，避免粗硬食物刺激胃黏膜。

4. 心理护理

（1）为患者提供一个安全舒适的环境，减少干扰。

（2）及时向患者和家属解释病情，解释时要合乎实际，减少患者的疑虑和恐惧。

（3）进行护理操作时要准确、亲切、细心，以增强患者的信任感和安全感。

（4）指导患者放松技巧，如深呼吸等。

5. 肝素治疗的护理

（1）滴注肝素的剂量，应根据实验室结果和患者的临床情况而定。首次按 1 mg/kg 静脉每小时给 0.5 mg/kg。若持续滴注，首次 50 mg，以后每 24 小时 100～200 mg 加葡萄糖液静脉滴注。

（2）有肝肾功能衰竭的患者，要改变剂量。

（3）严密监测凝血时间、凝血酶原时间，每小时 1 次。

6. 皮肤的护理

（1）保持皮肤清洁、干燥。

（2）被褥、衣服保持清洁、柔软。

（3）护理操作动作轻柔、敏捷。

（4）协助翻身，每 2 小时 1 次，减轻局部受压。

（5）避免搔抓、碰撞。

7. 健康指导　根据患者的病因或原发性疾病做针对性指导。在关注患者用药疗效和不良反应的同时，需加强其凝血功能的监测，进而可以更及时、准确地调整用药，促进凝血功能的恢复。

七、体温监测

（一）病情评估　无论是原发性还是继发性低温症，身体所有系统和器官均可遭受不同程度的损害，但临床表现常是非特异性的。

（二）监测与护理

（1）轻度低温症时可采用被动复温方式，采取全身保温，去除引起散热增加的因素，靠机体自身产热平衡体温，但不能采用运动肢体的方式，因为可导致机体散热增加。

1）迅速将环境温度提高，室温保持在 24～26℃，室内避免有对流的冷空气。

2）给予电热毯加温或热水袋热敷，注意加温速度不宜过快，以免引起血管扩张；加温时应注意防止烫伤。

3）加温过程中，密切观察患者的体温变化和其他病情变化。

（2）快速复温是危险的，机体温度的上升不能超过每小时 0.5℃。中重度低温症则需在严密监护下进行，需采用主动复温方法，目前的方法主要有液体及氧气加温后进行输液、血液透析、体外循环、加压给氧等。

（章左艳）

参考文献

［1］李庆印,王丽华. ICU 专科护士资格认证培训教程［M］. 2 版. 北京：人民军医出版社,2011.

［2］赵继军. 疼痛护理学［M］. 2 版. 北京：人民军医出版社,2010.

［3］李秀华,李庆印,陈永强. 重症专科护理［M］. 北京：人民卫生出版社,2018.

［4］李乐之,路潜. 外科护理学［M］. 北京：人民卫生出版社,2017.

第十二章
骨科护理门诊运作与管理

随着医学模式的转变、人们健康意识的提高及优质护理服务的逐步深入,护理学科正在向多元化、专科化发展。为推进"临床一站式"护理模式,满足患者出院后的护理需求,结合骨科护理专业特色、护理技术力量和人力资源现状,开设骨科护理门诊,为患者提供从入院到出院连续、规范、优质的专业护理服务。

一、骨科护理门诊简介

为响应"以患者为中心"的医疗护理服务理念,加强专科护士队伍建设及服务能力的提升,为患者提供专业的全程延续护理,2005 年在国内开设首个骨科护理门诊,该护理门诊选设在骨科医疗诊疗区域内,设置独立的骨科护理门诊。由专业的骨科护理专家采用坐诊制为患者提供专业的护理服务。

二、骨科护理门诊服务范畴

骨科护理门诊服务主要包括为患者提供专科疾病健康教育、术后功能锻炼方法指导、术后伤口换药及拆线、轮椅或拐杖等辅助器具的正确使用、骨科患者居家护理技术指导、并发症观察和预防以及复诊就医预约服务等内容。

三、骨科护理门诊人员安排

骨科护理门诊由医院护理部和门诊办公室协同管理,由骨科主任和科护士长负责专业管理,出诊人员需具备从事骨科临床护理 10 年以上的主管护师或病区护士长资格,或具有专科护士证书的主管护师,保证骨科护理门诊的专科服务质量。骨科护理门诊开诊时间为每周一至周五出诊,采用专家坐诊制。必要时,可出诊为患者提供居家护理服务。

四、骨科护理门诊管理制度

(1)骨科护理门诊由医院护理部和门诊办公室行政管理,由骨科主任和科护士长负责专科业务管理。

(2)骨科护理门诊设施齐全,环境安静、整洁,患者预约有序等候,保护患者隐私,一人一诊室。

(3)出诊护理人员必须着装整洁,准时上岗,严格遵守医院各项规章制度,坚守岗位。

(4)热情接待来诊和咨询的患者或家属。关心就诊患者,耐心做好解释和宣教工作,为患者提供最优质的专业护理服务。

(5)加强物品和耗材管理,严格区分清洁区和污染区物品定点放置。无菌物品与非无菌物品应分开放置,每月按时清点物品及检查有效期。

（6）进行换药治疗时，严格执行无菌技术原则，避免交叉感染。使用一次性治疗巾，一人一更换。

（7）护理门诊下班前做好诊室环境清洁消毒处理，保持床单位和其他物品定位放置。

五、骨科护理门诊就诊流程

见图 12-1。

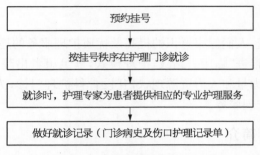

图 12-1 骨科护理门诊就诊流程

骨科护理门诊的设立，是医院创新服务载体的举措，在以人为本，深化骨科护理专业内涵，拓展延续护理服务方面迈出了坚实的一步，同时，骨科护理门诊也为临床护士搭建了一个施展才华的平台，极大地提高了专科护士的职业价值感和成就感。

（胡三莲）

2

第二篇　各　论

第十三章
骨折与脱位概论

第一节 骨 折 概 论

一、骨折的概论

（一）骨折的定义 骨折即骨或软骨的完整性或连续性发生完全性或不完全性中断。

（二）骨折的病因

1. **直接暴力** 暴力直接作用于局部骨骼使受伤部位发生骨折，多为横行骨折或粉碎性骨折，常伴有不同程度的软组织损伤。

2. **间接暴力** 骨折发生于远离暴力作用的部位，暴力通过传导、杠杆、旋转和肌肉收缩等方式，使受力点以外的骨骼部位发生骨折，突然跪倒时，股四头肌猛烈收缩，可导致髌骨骨折。

3. **疲劳性骨折** 长期、反复和轻微的直接或间接外力可致肢体某一特定部位骨折。疲劳性骨折常见的部位是第Ⅱ、Ⅲ跖骨颈或腓骨下 1/3 处。这种骨折的特点是在骨组织出现疲劳裂纹，但无移位。

（三）骨折的分类

1. **根据骨折处皮肤、筋膜或骨膜的完整性分类**

（1）闭合性骨折：骨折处皮肤或黏膜完整，骨折端不与外界相通。

（2）开放性骨折：骨折处皮肤、筋膜或骨膜破裂，骨折端直接或间接与外界相通。

2. **根据骨折的程度和形态分类**

（1）不完全骨折：骨的完整性和连续性部分中断，按其形态又可分为裂缝骨折和青枝骨折。

（2）完全骨折：骨的完整性和连续性全部中断，按照骨折线的方向及形态可分为横形骨折、斜行骨折、螺旋形骨折、粉碎性骨折、压缩骨折等。

3. **根据骨折端的稳定程度分类**

（1）稳定性骨折：在生理外力作用下，骨折端不易移位或复位后不易再发生移位的骨折，如裂缝骨折、青枝骨折、横形骨折、压缩骨折和嵌插骨折等。

（2）不稳定性骨折：在生理外力作用下，骨折端易移位或复位后易再移位的骨折，如斜行骨折、螺旋形骨折和粉碎性骨折等。

（四）骨折的临床表现

1. **全身表现**

（1）发热：骨折后体温一般正常。股骨骨折、骨盆骨折等的出血量较大，血肿吸收时可出现吸收热，但一般不超过 38℃，开放性骨折体温过高时，可考虑感染的可能。

（2）休克：多由出血所致，特别是骨盆骨折、股骨骨折和多发性骨折等，严重时出血量可超过 2 000 mL。严重的开放性骨折或并发重要内脏器官损伤时可导致休克甚至死亡。

2. 一般表现

（1）疼痛和压痛：骨折和合并伤处疼痛，移动患肢时疼痛加剧，伴明显压痛。由骨长轴远端向近端叩击和冲击时可诱发骨折部位的疼痛，为纵向叩击痛。

（2）肿胀和瘀斑：骨折处血管破裂出血形成血肿，软组织损伤导致水肿，这些都可使患肢严重肿胀，甚至出现张力性水疱和皮下瘀斑。由于血红蛋白的分解，皮肤可呈紫色、青色或黄色。

（3）功能障碍：局部肿胀和疼痛使患肢活动受限。完全骨折时受伤肢体活动功能可完全丧失。

3. 特有体征

（1）畸形：骨折段移位可使患肢外形改变，多表现为缩短、成角或旋转畸形。

（2）反常活动：正常情况下，肢体非关节部位出现类似关节部位的活动。

（3）骨擦音或骨擦感：两骨折端相互摩擦时，可产生骨擦音或骨擦感。

4. 治疗原则和辅助诊断

（1）治疗原则：复位、固定和功能锻炼。

（2）辅助检查：实验室检查包括血常规、尿常规、血钙及血磷；影像学检查包括首选 X 线检查、CT 和 MRI。

（五）骨折的并发症

1. 早期并发症

（1）休克：严重创伤、骨折引起大出血或重要脏器损伤可致休克。

（2）脂肪栓塞：成人多见，多发生于粗大的骨干骨折。由于骨折部位的骨髓组织被破坏，血肿张力过大，脂肪滴经破裂的静脉窦进入血液循环，引起肺、脑、肾等部位的脂肪栓塞。通常发生在骨折后 48 小时内，典型表现有进行性呼吸困难、发绀、低氧血症可致烦躁不安、嗜睡，甚至昏迷和死亡。

（3）重要内脏器官损伤：骨折可导致肺、肝、脾、膀胱、尿道、直肠等损伤，如骨盆骨折可导致膀胱破裂。

（4）重要周围组织损伤：骨折可导致重要血管、周围神经和脊髓等损伤，如脊柱骨折和脱位伴发脊髓损伤。

（5）骨筋膜室综合征：因骨折的血肿和组织水肿使室内内容物体积增加，或包扎过紧、局部压迫使室内容积减小。当压力达到一定程度，供应肌肉血液的小动脉关闭，可形成"缺血—水肿—缺血"的恶性循环，好发于前臂掌侧和小腿。

2. 晚期并发症

（1）坠积性肺炎：主要发生于因骨折长期卧床不起者，以老人、体弱和伴有慢性病者多见，有时甚至危及生命。

（2）压力性损伤：骨突处受压时，局部血液循环障碍易形成压力性损伤。常见部位有骶骨部、足跟部等。

（3）下肢深静脉血栓：多见于骨盆骨折或下肢骨折患者。由于下肢长时间制动，静脉血流回流缓慢，以及创伤导致的血液高凝状态等，容易导致下肢深静脉血栓形成。

（4）感染：开放性骨折时，由于骨折断端与外界相通而存在感染的风险，严重者可能发生化脓性骨髓炎。

（5）损伤性骨化：又称骨化性肌炎。关节扭伤、脱位或关节附近骨折时，骨膜剥离形成骨膜下血肿，若血肿较大或处理不当使血肿扩大，血肿机化并在关节附近的软组织内广泛骨化，严重影响关节活动功能，多见于肘关节周围损伤。

（6）创伤性关节炎：关节内骨折后若未能准确复位，骨折愈合后关节面不平整，长期磨损易引起活动时关节疼痛。多见于膝关节、踝关节等负重关节。

（7）关节僵硬：最常见。由患肢长时间固定导致静脉和淋巴回流不畅，关节周围组织发生纤维粘连并伴有关节囊和周围肌肉挛缩所致。

（8）急性骨萎缩：是损伤所致关节附近的痛性骨质疏松，又称反射性交感神经性骨营养不良，好发于手、足骨折后，典型症状是疼痛和血管舒缩紊乱。

（9）缺血性骨坏死：骨折使某一断端的血液供应被破坏，导致该骨折段缺血坏死，常发生在腕舟状骨骨折后近侧骨折段或股骨颈骨折后股骨头部位。

（10）缺血性肌挛缩：是骨折最严重的并发症之一，是骨筋膜室综合征处理不当的严重后果。常见原因是骨折处理不当，特别是外固定过紧。一旦发生则难以治疗，可造成典型的爪形手或爪形足。

（六）骨折愈合过程

1. 血肿炎症机化期　骨折导致骨髓腔、骨膜下和周围组织血管破裂出血。伤后6～8小时，血肿形成，周围会出现炎症反应和渗出，增生肉芽组织，纤维结缔组织，最后转化为纤维结缔组织连接骨折两端，需要2周完成。

2. 原始骨痂形成期　填充于骨折断端间和髓腔内的纤维组织转化为软骨，钙化为软骨内成骨，形成环形和髓内骨痂，即为连接骨痂。连接骨痂与内、外骨痂相连，形成桥梁骨痂，标志着原始骨痂形成。这些骨痂不断地钙化加强，当达到足以抵抗肌肉收缩及剪切力和旋转力时，则骨折达到临床愈合，一般需12～24周。

3. 骨痂改造塑形期　原始骨痂中新生骨小梁逐渐增粗，随着骨折端的坏死骨经破骨和成骨细胞的侵入，爬行替代并完成，清除死骨和形成新骨的过程。原始骨痂被板层骨替代，形成坚强的骨性连接，此过程需1～2年。最终，髓腔重新贯通，骨折处恢复正常的骨结构，在组织学和放射学上不留痕迹。

（七）骨折愈合标准

1. 临床愈合

（1）局部无压痛及纵向叩击痛。

（2）局部无反常活动。

（3）X线检查显示骨折处有连续性骨痂通过，骨折线已模糊。

（4）外固定解除后，肢体能承受以下要求者：上肢向前平伸持重1kg达1分钟；下肢不扶拐行在平地上连续行走3分钟，并不少于30步。

（5）连续观察2周，骨折不变形者。

2. 影响愈合的因素

（1）全身因素：如年龄、健康状况。

（2）局部因素：如骨折类型、骨折部位的血液供应、软组织损伤程度、软组织嵌入以及感染等。

（3）治疗方法：如反复多次手法复位、治疗操作不当、骨折固定不牢固、过早和不恰当的功能锻炼等。

第二节 脱 位 概 论

一、脱位的概论

（一）脱位的定义   也称脱臼，是指由于直接或间接暴力作用于关节，或关节有病理性改变，使骨与骨之间相对关节面失去正常的对合关系。关节脱位多见于青壮年和儿童；四肢大关节中以肩关节和肘关节脱位最为常见，髋关节次之，膝、腕关节脱位则少见。

（二）脱位的原因

1. **外因**   关节脱位多由外伤暴力所致，以间接暴力所致多见，如挤压、扭转、冲撞等均可造成关节的骨端超出正常范围。

2. **内因**   与年龄、性别、职业、体质有着密切的关系，儿童因关节韧带发育尚不健全，常发生先天性髋脱位。

3. **其他**   关节先天性发育不良，体质虚弱，关节囊周围韧带松弛者；关节感染、结核导致关节破坏而引起关节脱位等。

（三）脱位的分类

1. **按脱位的原因分类**

（1）创伤性脱位：由外来暴力间接作用于正常关节引起的脱位，是导致脱位最常见的原因，多发生于青壮年。

（2）病理改变：关节结构发生病变，骨端遭到破坏，不能维持关节面正常的对合关系，如关节结核或类风湿关节炎所致的脱位。

（3）先天性关节发育不良：胚胎发育异常导致关节先天性发育不良，出生后即发生脱位且逐渐加重，如由于髋臼和股骨头先天性发育不良。

（4）习惯性脱位：创伤性脱位后，关节囊及韧带松弛或在骨附着处被撕脱，使关节不稳定，轻微外力即可导致再次脱位。如习惯性肩关节脱位、习惯性颞下颌关节脱位。

2. **按脱位程度分类**

（1）全脱位：关节面对合关系完全丧失。

（2）半脱位：关节面对合关系部分丧失。

3. **按远侧骨端的移位方向分类**   前脱位、后脱位、侧方脱位和中央脱位等。

4. **按脱位时间分类**

（1）新鲜脱位：脱位时间未超过2周。

（2）陈旧性脱位：脱位时间超过2周。

5. **按脱位后关节腔是否与外界相通分类**

（1）闭合性脱位：局部皮肤完好，脱位处关节腔不与外界相通。

（2）开放性脱位：脱位处关节腔与外界相通。

（四）脱位的临床表现及诊断

1. **一般症状**

（1）疼痛和压痛：多发生在局部及其附近，疼痛剧烈。

（2）肿胀：损伤后引起组织水肿和出血，关节附近较早出现肿胀。

（3）功能障碍：关节面的相对位置破裂，患者疼痛及周围肌肉组织的反射性痉挛引起。

2. 特有体征

（1）畸形：关节脱位后肢体出现旋转、内收或外展、外观变长或缩短等畸形，与健侧不对称。关节的正常骨性标志发生改变，如肩关节脱位后的"方肩"畸形。

（2）关节盂空虚：脱位后触到空虚的关节盂，移位的骨端可在邻近异常位置触及；但肿胀严重时难以触及。

（3）弹性固定：关节脱位后，关节囊周围韧带及肌肉的牵拉，使脱位的骨端保持在异常的位置上，被动活动感到弹性阻力。

3. 临床诊治　可通过受伤史和临床表现进行判断，首选 X 线片，CT，MRI 进行辅助诊断，对确定脱位的方向、程度、有无合并骨折、有无骨化性肌炎或缺血性骨坏死等有重要作用。治疗的基本原则为：复位、固定和功能锻炼。① 复位：以手法复位为主，最好脱位后 3 周内进行，关节脱位复位成功的标志是被动活动恢复正常、骨性标志恢复、X 线检查提示已复位。② 固定：即将复位后的关节固定于适当位置，以修复损伤的关节囊、韧带、肌肉等软组织。固定的时间视脱位情况而定，一般为 2～3 周。③ 功能锻炼：鼓励早期活动，在固定期间经常进行关节周围肌肉的收缩练习和患肢其他关节的主动或被动活动，防止肌肉萎缩及关节僵硬。功能锻炼过程中切忌粗暴的被动活动，以免加重损伤。

（五）脱位的并发症

1. 早期并发症　全身合并复合伤、休克等，局部合并骨折和神经血管损伤。

2. 晚期并发症　多在脱位复位后出现的症状，如关节僵硬、骨缺血性坏死、骨化性肌炎、创伤性关节炎等。

（胡三莲）

参考文献

李乐之,路潜. 外科护理学[M]. 6 版. 北京：人民卫生出版社,2017.

第十四章
上肢骨折患者的护理

第一节　上肢骨折一般护理

一、非手术治疗护理

（一）饮食护理　无基础疾病的患者给予高热量、高蛋白质、高维生素、易消化的饮食，有基础疾病的患者遵医嘱给予相应的饮食。

（二）肢体护理

1. 患肢肿胀程度

（1）患肢抬高是减轻肢体肿胀的一种简单而有效的方法。骨折部位应高于心脏水平，以利于骨折肢体血液及淋巴液的回流。

（2）冷敷可以使微血管收缩，通透性降低，减少损伤血管的出血及渗出，减轻肿胀。

（3）严重的肢体肿胀，应该警惕骨筋膜室综合征的发生，及时通知医生做好相应的处理。

（4）弹力绷带加压包扎可以通过压迫止血的方式，限制组织的继续肿胀，减少静脉血栓的形成。包扎后观察患肢有无疼痛、麻木感，有无出现皮肤苍白、变凉、颜色改变等，触摸足背动脉搏动情况。若患肢肿胀明显，可根据要求适当调整弹性绷带松紧度。

处理运动损伤及创伤常用 PRICE 原则，可以有效减轻肿胀和疼痛，避免进一步的损伤：保护（protect，P）、休息（rest，R）、冰敷（ice，I）、加压包扎（compression，C）、抬高患肢（elevation，E）。

2. 患肢血液循环

（1）严密观察患肢远端和近端的动脉搏动，判断动脉是否受损、血供是否充足。

（2）严密观察肢端甲床的充盈时间。

（3）严密观察患肢远端情况，有无剧烈疼痛、肿胀麻木感，有无皮温降低、皮肤花斑及感觉丧失，如出现以上情况则说明肢端血液循环障碍，立即通知医生进行相应的处理。

3. 药物治疗　遵医嘱使用改善血液循环和消肿药物，做好用药观察。

二、手术治疗护理

（一）术前护理

1. 一般护理　患者术前完善相关检查，排除手术禁忌，确保手术安全，做好全面系统的术前护理评估。

2. 病情观察　有基础疾病者，积极治疗原发病。如高血压患者控制血压，糖尿病患者控制血糖等。观察患肢末端血运、温度、肿胀及足背动脉搏动、足趾活动情况,发现问题及时处理。

3. 心理护理　患者骨折后易产生恐惧、焦虑、忧郁等不良情绪。医护人员应该鼓励患者,取得患者的信任,给患者及家属介绍疾病相关知识,做好术前宣教工作,使其树立战胜疾病的信心,以积极的心态配合手术。

(二) 术后护理

1. 病情观察　术后密切监测患者体温、脉搏、呼吸、血压、疼痛等生命体征,必要时使用心电监护,及时发现病情变化,确保患者手术后安全。

2. 体位护理

(1) 仰卧位:术后给予患者去枕仰卧位,患肢抬高 20～30 cm,以利淋巴和静脉回流,减轻肿胀。

(2) 半卧位:用三角巾将患肢悬吊于胸前,不低于心脏水平。

(3) 站立位:离床活动时一般采用三角巾或肩肘带保护,勿下垂或随步行而甩动,以免造成复位的骨折再移位。

3. 导管护理　妥善固定各类引流管,如负压引流管、导尿管等。保持引流管通畅,评估引流液的色、质、量等,发现异常及时报告医生并进行处理。

4. 切口护理　密切观察切口渗血情况,切口周围有无红、肿、热、痛等感染征象。若有渗血、渗液或敷料被污染,及时更换,保持敷料清洁干燥。

5. 疼痛护理　为患者创造安静舒适的环境,引导患者,分散其注意力。护理人员进行各项护理时,动作应轻柔,必要时作好解释工作。评估患者疼痛程度,使用恰当的止痛药。剧烈疼痛者可选用镇痛泵,并指导患者正确使用。详见第三章骨科患者的疼痛护理。

6. 饮食护理　术后根据麻醉方式给予相应的饮食指导。普通患者术后摄入高蛋白、高热量、高维生素、易消化饮食。术后卧床,肠蠕动减慢易发生便秘,可增加粗纤维食物,新鲜蔬果(韭菜、芹菜、香蕉)等,禁辛辣。合并有糖尿病、肾功能不全、心脏病等各种合并症者,结合疾病进行饮食指导。

三、常见并发症

(一) 畸形愈合和不愈合　观察患者肢体活动情况,如严重畸形可通过手术复位。

(二) 僵硬　指导患者尽早进行术后康复训练。

(三) 感染

(1) 保持切口处清洁干燥,定期更换敷料,加强基础护理,勤更换床单位及病衣裤。

(2) 正确评估创面大小、颜色、有无潜行及窦道、有无异味等,必要时做伤口培养。

(3) 观察患者生命体征的变化。

(4) 遵医嘱合理使用抗生素,局部使用银离子敷料控制感染,及时根据细菌培养及药敏结果选用敏感抗生素。

(四) 神经损伤　给予患者夹板固定,注意受压部位皮肤血运情况;每日被动活动腕及手指各关节,防止屈曲挛缩;遵医嘱给予神经营养类药物。

(五) 血管损伤　正确评估创面出血部位、出血量及血凝块性质;监测生命体征及神志变化,观察患者有无休克早期症状;采用压迫止血法;配合医师做好抢救准备。

四、功能锻炼

(一) 抓握拳练习　患侧手握紧拳头,再完全张开。一握一张为 1 组,每组 30 个,每次 3 组,每日 3 次。

(二) 主动对指、对掌练习　用大拇指末端指节依次与其余四指末端指节相接触。每组 10 个,每次 3 组,每日 3 次。

(三) 肘关节主动屈、伸练习　患侧手主动屈曲肘关节至活动度终末位置,再主动伸直至活动度终末位置。每组 10 个,每次 3 组,每日 3 次。

(四) 肩关节辅助活动　仰卧位,健手辅助患肩前屈、外展、内收、内旋、外旋,每组 10 个,每次 1～2 组,每日 1 次。站立位,躯干前倾后健手辅助患肩前屈、后伸、外展、内收及画圈,每组 10 个,每次 1～2 组,每日 1 次。

(五) 耸肩练习　站立位,双侧肩部同时抬起,维持 5～10 秒,再缓慢放下。每组 10 个,每次 2 组,每日 3 次。

(六) 上臂肌群等长收缩练习

(1) 伸肘肌群坐位下,屈肘 90°,前臂旋后位。将前臂置于桌面上(或健侧手上),用力伸肘,动作保持 5～10 秒,放松 10 秒。每组 10 个,每次 2 组,每日 3 次。

(2) 屈肘肌群,坐位下,屈肘 90°,前臂旋后位。将前臂置于桌面下(或健侧手下),用力伸肘,动作保持 5～10 秒,放松 10 秒。每组 10 个,每次 2 组,每日 3 次。

五、出院指导

(1) 坚持功能锻炼,循序渐进、劳逸结合、主动训练为主。

(2) 保持心情开朗,积极参与康复护理。

(3) 遵医嘱按时服药,不随意加药或减药。

(4) 保持切口处干燥、清洁,定期换药,10～14 天来院拆线,出现异常不适及时就诊。

(5) 定期到骨科护理门诊复诊,了解疾病的进一步康复、护理知识,便于更好地恢复健康。门诊随访,术后 1 个月、3 个月、6 个月、12 个月摄片复查骨折愈合情况。

(潘 艳)

第二节　肩胛骨、锁骨骨折

肩胛骨骨折占骨折的 0.4%～1%。好发年龄为 25～40 岁,男性患者居多。肩胛骨骨折常伴有严重多发伤,在急救时容易被忽视,常常造成早期漏诊及误诊。

锁骨骨折是较为常见的骨损伤之一,锁骨骨折占所有骨折的 2.6%～5%,占肩部骨折的 35%,其中以锁骨中 1/3 骨折占绝大多数,约为总数的 66%。

一、概述

(一) 解剖结构　肩胛骨为三角形扁骨,位于胸廓背面脊柱的两侧。有三角、三缘和两面。内上角位于骨的内上方,平对第二肋。外上角位于骨的外上方,较厚,其外侧面有一梨形光滑的关节面,叫作关节盂。下角位于骨的下端,与第七肋或第七肋间隙同高。内侧缘朝向脊柱,又名脊柱缘。外侧缘较肥厚,对向腋窝,又名腋缘。上缘薄锐,其外侧端有一切迹,称为肩胛切迹。切迹外有一向上前外方的骨突,形如鸟嘴,叫作喙突。肩胛骨的前面为大而浅的肩胛下窝。背面有一从内侧向外上方斜行并逐渐隆起的骨嵴,称为肩胛冈,将背面分为上小下大的两个窝,分别叫作冈上窝和冈下窝。肩胛冈的外侧端高耸,叫作肩峰,其内侧缘关节面与锁骨肩峰端构成肩锁关节(图 14-1)。

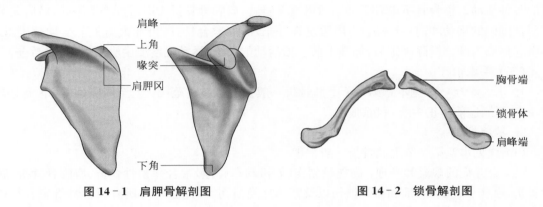

图 14-1　肩胛骨解剖图　　　　　　　图 14-2　锁骨解剖图

锁骨呈"S"形,细长管状骨,外侧端向后弯曲,呈凹型,内侧向前凸,它将上肢和躯干相连。其外 1/3 截面呈扁平状,内 1/3 近似三棱柱形,中 1/3 是其移形部位,直径最小,是锁骨的力学薄弱点。当轴向负荷作用于弯曲的锁骨时,锁骨中 1/3 就成了最常见的骨折部位(图 14-2)。

(二) 病因　肩胛骨骨折常为高能量创伤所致,包括车祸和高处坠落伤。大多数患者会发生联合损伤。锁骨骨折多为摔倒时肩部着地,锁骨外端遭受直接撞击而导致,而非摔倒时手部前伸产生的传导应力。患者多有跌倒、高处坠落或交通事故等外伤史。

(三) 骨折分类　根据 AO 分型,肩胛骨骨折可分为:A 型肩胛骨体部骨折;B 型肩胛骨突起部骨折;C 型肩胛颈骨折;D 型累及关节面骨折;E 型肩胛骨和同侧锁骨骨折。

Allman 把锁骨骨折分为 3 型。Ⅰ型:锁骨中 1/3 骨折;Ⅱ型:锁骨外侧 1/3 骨折;Ⅲ型:锁骨内侧 1/3 骨折。

(四) 临床表现　肩胛骨骨折患者肩部肿胀,伴有明显的疼痛,部分患者可有皮下瘀斑。肩关节活动范围明显受限,上举、外展等障碍。被动运动和主动运动可诱发肩背部疼痛。多数患者常合并胸部、颅脑、腹部和四肢损伤。

锁骨骨折患者锁骨处局部疼痛、肿胀、畸形,骨折部位可触及反常活动。

(五) 评估与诊断　可疑肩胛骨骨折患者均需拍 X 线片肩胛骨前后位和肩胛骨侧位,有时需要加拍腋位片。螺旋 CT 三维图像可清晰显示出骨折线的部位、粉碎程度、成角情况和移位情况。

锁骨可以通过体格检查来触及其全长,通过体检可以容易地发现血肿、畸形、骨折断端刺破皮肤或反常活动。影像学检查包括前后位摄片和向尾侧倾斜 30°摄片,三维 CT 重建可以更好地显示骨折情况。不管是什么原因造成的损伤,评估锁骨损伤还需要检查双侧上肢的神经和血管情况。

(六) 治疗

1. 保守治疗　以悬吊制动或者"8"字绷带固定 4~6 周。当疼痛减轻后逐渐进行关节锻炼。

2. **手术治疗**　目前锁骨使用钛质弹性髓内针效果良好,肩关节功能显著改善。对于粉碎性骨折,还是以接骨板固定为佳。

二、护理

（一）**保守治疗**　患者将维持昂首挺胸姿势,2 周内受伤的一侧上肢托扶于胸前,避免肩关节的各种活动。锁骨骨折患者于 2 周后可垂下胳膊,肩胛骨骨折 4 周后可垂下胳膊,做肩关节有限范围内的摆动和前后运动。4 周后复查并拍片,如愈合良好,可加大肩关节摆动范围,以不引起疼痛为准。拆除固定后,加强上肢上抬活动的训练,运动幅度要由小至大,循序渐进。

（二）**手术治疗**

1. **术前护理**　详见本章第一节上肢骨折一般护理。备皮范围:上至同侧颈部,下至上臂下 1/3,两侧过前后正中线,剃除腋毛。

2. **术后护理**

（1）详见本章第一节上肢骨折一般护理。

（2）合并症的观察和处理:高能量创伤(如机动车碰撞)常合并锁骨骨折、肩胛骨骨折、肋骨骨折,血胸、气胸等胸部和血管损伤以及臂丛神经损伤,因此必须对所有锁骨骨折患者行神经血管和肺部检查寻找其他损伤。

（3）功能锻炼:① 早期:做好手部及腕部的各种活动,如握拳训练等,每日 3 次,每次 50～100 组。② 中期:伤口肿胀消退后,可进行上肢的小幅度摆动及肘关节训练,在肩关节制动的情况下,做肘关节的屈伸训练每日 3 次,每次 10～20 组。③ 后期:练习挺胸,双手叉腰训练,保持挺胸提肩姿势 5～10 秒。④ 解除肩部外固定后,开始练习肩关节的外展训练 10～20 次及后伸活动 10～20 次。可行患肢外旋和爬墙训练至达到正常运动恢复为止。

（潘　艳）

第三节　肱骨近端骨折

肱骨近端骨折是成人常见的上肢骨折,在临床上占所有骨折的 4%～10%,占所有的肱骨骨折将近一半。女性发病率高于男性,比例约为 3∶1。多见于老年人,大约 3/4 的肱骨近端骨折发生于 60 岁以上的患者,其发生与骨质疏松有关。

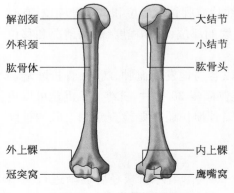

解剖颈　　　　　　大结节
外科颈　　　　　　小结节
肱骨体　　　　　　肱骨头
外上髁　　　　　　内上髁
冠突窝　　　　　　鹰嘴窝

图 14-3　肱骨解剖图

一、概述

（一）**解剖结构**　肱骨近端以骺线为基础,将肱骨近端分为肱骨头、大结节、小结节和肱骨干四部分(图 14-3)。

（二）**病因**　肱骨近端骨折通常继发于低能量损伤,如摔倒。大多数的老年肱骨近端骨折无移位或轻微移位,保守治疗是首选。年轻人的肱骨近端骨折多数继发于高能量损伤,如车祸伤、癫痫发作和电击伤。

（三）**骨折分类**　AO 分类:A 型骨折关节外骨折,一处(外科颈)骨折;B 型骨折关节外骨折,两处骨折;C 型骨折关节内(解剖颈)骨折(图 14-4)。

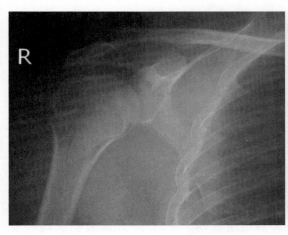
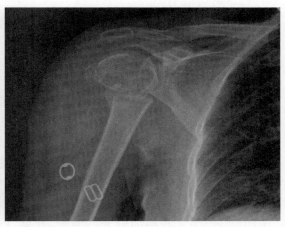

图 14-4 AO 分类

（四）**临床表现** 临床表现主要有局部疼痛、肿胀、压痛、畸形，骨擦音，骨折部位可触及反常活动等。

（五）**评估与诊断** 可疑骨折患者均需拍 X 线片，拍片范围包括肩关节的正侧位及腋位片。对于复杂的肱骨近端骨折可选用 CT 平扫＋三维重建。

（六）**治疗**

1. 保守治疗 一般采用悬垂石膏等方法。

2. 手术治疗

（1）闭合复位经皮螺纹针固定（图 14-5）。

（2）切开复位内固定。

（3）肱骨头置换术（图 14-6）。

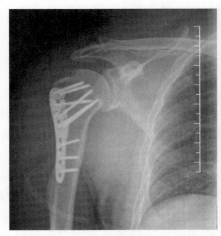
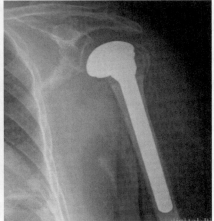

图 14-5 闭合复位经皮螺纹针固定　　　图 14-6 肱骨头置换术

二、护理

（一）**保守治疗** 详见第八章第一节石膏固定技术。

（二）手术治疗

1. 术前护理　详见本章第一节上肢骨折一般护理。备皮范围：上至患侧颈部，下至前臂上 1/3，剃除腋毛。

2. 术后护理

（1）详见本章第一节上肢骨折一般护理。

（2）体位护理：平卧时，软枕抬高患肢，患肢屈肘 90 度放在胸前高于心脏水平。

（3）常见并发症：详见本章第一节上肢骨折一般护理。

（4）特殊并发症：① 肱骨头缺血坏死：总发生率近 35%，注意观察患者疼痛情况，指端血运及肢体活动度。② 腋神经损伤：如有神经损伤可进行早期复位。

（5）功能锻炼：① 早期：术后 2 周内护具保护，可在耐受范围内进行肩关节的小范围的被动活动，局部可以冷敷，并行腕部活动，每日 2～3 次，每次 15 分钟。② 中期：术后 2～4 周内护具保护，逐步增加肩关节前举、外旋、内旋的被动活动。术后 4～8 周被动活动恢复关节至正常范围，肩袖肌等长练习。③ 后期：术后 8～12 周内护具保护，被动肩关节囊牵拉训练，肩关节的上举，内外旋活动。术后 12 周以后，开始肩关节的抗阻力训练，肩关节协调性训练。

（潘　艳）

第四节　肱骨干骨折

　　肱骨干骨折一般指肱骨外科颈以下 1～2 cm 至肱骨髁上 2 cm 段内的骨折。大多数肱骨干骨折通过非手术治疗可获得较好疗效。随着内固定技术、器材的进步，手术治疗在很大程度上能够避免保守治疗存在的固定时间较长、肩肘关节僵硬、易出现肩手综合征、畸形愈合出现功能障碍等问题。近年来，肱骨干骨折手术治疗方法有了较大改进，主要体现在骨折固定原则、方法及器材的演变，即由原来的解剖复位、坚强固定转向如今的注重微创、保护骨折局部血运的间接复位、弹性或生物学固定。

一、概述

（一）**解剖结构**　肱骨干近端部分呈圆柱形，远端 1/3 呈三棱柱形，可分为三缘：前缘、内侧缘、外侧缘；三面：前外面、前内面和后面。肱骨干骨折后，可因附着于骨干远近骨折段肌肉的牵拉作用而使骨折段产生不同形式的移位，肱骨干骨折发生移位的主要力量来源于胸大肌和三角肌。

（二）**病因**　肱骨干骨折可由间接或直接暴力造成。暴力直接作用于肱骨干，是造成肱骨干骨折的最常见原因，这类骨折常表现为开放性骨折，而且骨折多为横断骨折或粉碎性骨折，肱骨上、中 1/3 更为常见。发生在中、下 1/3 处，骨折类型常为斜行或螺旋形。

（三）**骨折分类**　AO 及骨创伤学会根据损伤的位置及骨折特点来定义分型。A 型为简单骨折，B 型为粉碎性骨，C 型为复杂骨折（图 14-7）。

（四）**临床表现**　上臂局部疼痛、肿胀、压痛、畸形，骨擦音，骨折部位可触及反常活动等。

（五）**评估与诊断**　可疑骨折患者均需拍 X 线片，拍片范围包括肱骨全长的正侧位及邻近

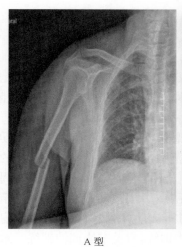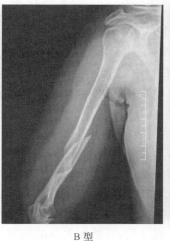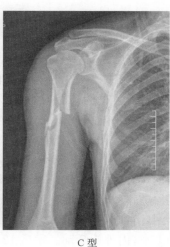

A 型　　　　　　　　　　B 型　　　　　　　　　　C 型

图 14 - 7　肱骨干骨折的分类

肩肘关节,累及关节内的损伤应加检查 CT。

(六) 治疗

1. 保守治疗　一般采用悬垂石膏、功能支具、夹板及牵引等方法。

2. 手术治疗

(1) 接骨板固定(图 14 - 8)。

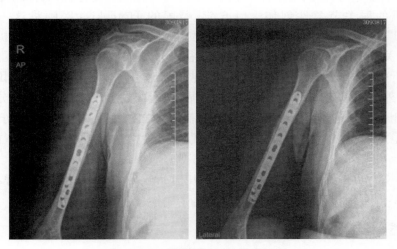

图 14 - 8　肱骨干骨折接骨板固定

(2) 髓内钉固定。

(3) 外固定支架固定。

二、护理

(一) 保守治疗　详见第八章第一节石膏固定技术。

(二) 手术治疗

1. 术前护理　详见本章第一节上肢骨折一般护理。备皮范围:上至患侧颈部,下至前臂下 1/3,剃除腋毛。

2. 术后护理

（1）详见本章第一节上肢骨折一般护理。

（2）常见并发症：详见本章第一节上肢骨折一般护理。

（3）特殊并发症：桡神经损伤，观察患者是否有垂腕现象，肱骨干骨折后桡神经麻痹是长骨骨折后最常见的神经损伤，95%的患者可自愈。继发性桡神经麻痹或开放性骨折伴神经损伤需要早期手术探查。

（4）功能锻炼：① 早期：术后上肢用三角巾或肩肘吊带悬吊保护。日间肩肘关节主动活动每日 3～5 组，每组 50～60 次。2 周内护具保护，可在耐受范围内进行肩关节的小范围的被动活动，局部可以冷敷，并行腕部活动，每日 2～3 次，每次 15 分钟。② 中期：术后 2～4 周内护具保护，逐步增加肩关节前举、外旋、内旋的被动活动。术后 4～8 周被动活动恢复关节至正常范围，肩袖肌等长练习。③ 后期：术后 8～12 周内护具保护，被动肩关节囊牵拉训练，肩关节的上举，内外旋活动。术后 12 周以后，开始肩关节的抗阻力训练，肩关节协调性训练。术后 1 个月内不可提举重物。

（潘　艳）

第五节　前臂骨折

　　肘关节三联征是指肘关节脱位、合并桡骨小头与尺骨冠状突骨折，又称恐怖三联征，属于一类较为严重的肘关节急性创伤。1996 年，美国的 Hotchkiss 医师将这一创伤命名为"terrible triad"，意指此种创伤虽然在临床上发生率较低，但其独特的创伤机制使得治疗较为困难，肘关节稳定结构难以恢复，结果往往会较糟糕。由于该种创伤发生率较低，至今尚未有流行病学的总结以及大量报道，为建立临床治疗规范造成了很大困难。由于肘关节脱位，内外侧副韧带均遭到不同程度的损伤，冠突骨折和桡骨头骨折分别造成肘关节前方和外侧骨性结构破坏，因此，肘关节的初级和次级稳定结构受到损伤，会导致肘关节急慢性不稳定、异位骨化、肘关节僵硬等，造成患者肘关节功能的丧失，往往会严重影响日常生活。

　　尺桡骨干双骨折多见于青少年。桡骨干的单骨折较为少见，因有尺骨支持。尺骨干单骨折也极为少见，因有桡骨支持，移位不明显。

一、概述

（一）解剖结构

1. 桡骨　上端膨大称桡骨头，头下方略细称桡骨颈，桡骨头完全位于关节囊内。颈的内下侧有突起的桡骨粗隆，是肱二头肌的止点。桡骨体呈三棱柱形，内侧缘为薄锐的骨间缘（又称骨间峰），与尺骨的骨间缘相对。外侧面中点的粗糙面为旋前圆肌粗隆。下端前凹后凸，外侧向下突出，称茎突。下端内面有关节面，称尺切迹，与尺骨头相关节。

2. 尺骨　上端粗大，前面有一半圆形深凹，称滑车切迹，切迹后上方的突起为鹰嘴，鹰嘴突是肱三头肌的止点，前下方的突起为冠突。冠突外侧面有桡切迹。冠突下方的粗糙隆起，称尺骨粗隆。尺骨体上段粗，下段细。下端为尺骨头，其前、外、后有环状关节面与桡骨的尺切迹相关节，下面光滑，借三角形的关节盘与腕骨分隔。头后内侧的锥状突起，称尺骨茎突(图 14-9)。

（二）病因 机动车事故、摔伤、直接创伤、枪击伤和运动伤是导致本病的主要原因，高发年龄为 5～14 岁和 65 岁以上。

（三）骨折分类

1. 肘关节三联征 是指肘关节脱位、合并桡骨小头与尺骨冠突骨折，又称恐怖三联征，属于一类较为严重的肘关节急性创伤。

2. 孟氏骨折 是指尺骨上 1/3 骨折合并桡骨小头脱位。

3. 盖氏骨折 是指桡骨干下 1/3 骨折，合并尺骨小头脱位。

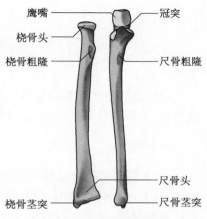

图 14-9 尺桡骨解剖图

（四）临床表现 肘关节及前臂局部疼痛，肿胀，活动受限，局部压痛、畸形，骨折部位可触及反常活动。

（五）评估与诊断 可疑骨折患者均需拍 X 线片，尤其是在急诊复位后拍摄的 X 线片，可对肘关节三联征作出正确的诊断。尺桡骨骨折拍片范围包括尺桡骨的正侧位及邻近肘、腕关节，累及关节内的损伤应检查 CT。

（六）治疗

（1）保守治疗：复位后可采取上肢管型石膏或小夹板固定 8～12 周，再用三角巾固定患肢。

（2）手术治疗。

二、护理

（一）保守治疗 使用石膏或夹板固定期间，注意维持好复位的位置，可在尺桡骨间使用分骨垫和固定垫，但应注意松紧度，避免压迫引起皮肤坏死、肌坏死，或引起骨筋膜室综合征。详见第八章第一节石膏固定技术。

（二）手术治疗

1. 术前护理 详见本章第一节上肢骨折一般护理。

2. 术后护理

（1）详见本章第一节上肢骨折一般护理。

（2）常见并发症：详见本章第一节上肢骨折一般护理。

（3）功能锻炼：① 早期：术后以石膏或支具保护复位后即可开始主动活动手指和肩关节：用力握拳、张手运动，肩关节主动运动前臂肌肉等长收缩练习，禁止患肢前臂旋转活动。② 中期：术后 3～4 周可去除支具进行肘关节的主动屈伸活动，每日 3 次，每次 50～100 组。肘关节屈曲的过程中，五指紧握，同步做腕关节的屈曲，使前臂屈曲的同时，拳头也向健步靠拢。伸展肘关节时则逐渐将腕关节伸直，肘部完全伸直时使拳头向后方伸展。③ 后期：术后 6 周，可开始前臂旋转功能锻炼，功能恢复要以正常一侧手臂作对照。手臂逐步增加力量，增加关节屈伸的强度和肌肉力量训练。6～8 周可练习提举物品，逐渐加大负荷。

（范峥莹）

第六节　桡骨远端骨折

桡骨远端骨折是指距桡骨远端关节面 3 cm 以内的骨折。这个部位是松质骨和密质骨的交界处,为解剖薄弱处,一旦遭受外力,容易骨折,常见于有骨质疏松的中老年女性。

一、概述

(一)解剖结构　桡骨下端具有掌、背、桡、尺四个面,掌侧光滑凹陷,有旋前方肌附着;背侧突起,有四个骨性腱沟,内有伸肌腱;桡侧面延长成茎突,有肱桡肌附着及外拇长展肌腱和拇短伸肌腱腱鞘;尺侧面构成下尺桡关节,为前臂旋转的枢纽。

(二)病因

1. 低能量损伤　老年患者合并骨质疏松、摔伤等。

2. 高能量损伤　年轻患者的骨折继发于高能量损伤,如交通事故和运动损伤等。

(三)骨折分类

1. AO 分型　A 型关节外骨折,B 型部分关节内骨折,C 型完全关节内骨折三型骨折。

2. 根据受伤机制的不同分类　可发生伸直型骨折和屈曲型骨折。伸直型骨折(Colles 骨折)多因跌倒后手掌着地,骨折远端向背侧和桡侧移位。屈曲型骨折(Smith 骨折)常由于跌倒后手背着地,骨折远端向掌侧和桡侧移位,也称为反 Colles 骨折。

(四)临床表现　腕部疼痛、肿胀、局部压痛,可呈现明显畸形。伸直型骨折从侧面看腕关节呈"银叉"畸形,从正面看呈"枪刺样"畸形。屈曲型骨折者腕部出现下垂畸形。

(五)评估与诊断　X 线检查是评估该骨折的首要步骤,三维 CT 可以明确骨折块的移位方向、角度,明确关节面的塌陷程度,发现隐蔽的腕骨骨折,从而提高诊断的准确率。

(六)治疗

1. 保守治疗　复位后可采取前臂管型石膏或小夹板固定。

2. 手术治疗

(1) 切开复位钢板螺钉内固定(图 14 - 10)。

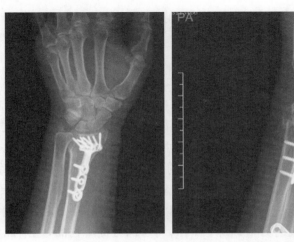

图 14 - 10　桡骨远端骨折切开复位钢板螺钉内固定

（2）经皮克氏针固定。

（3）桥接或非桥接外支架固定。

二、护理

（一）保守治疗

详见第八章第一节石膏固定技术。

（二）手术治疗

1. 术前护理 详见本章第一节上肢骨折一般护理。

2. 术后护理

（1）详见本章第一节上肢骨折一般护理。

（2）常见并发症：详见本章第一节上肢骨折一般护理。

（3）特殊并发症：① 骨筋膜室综合征，评估患者疼痛的情况，观察患者运动和感觉功能，触摸患者桡动脉，观察患者的皮温及颜色。② 急性腕管综合征，拇指或示指屈曲无力或不能屈曲是急性腕管综合征最重要的表现，一旦发生且症状有加重，应立即行腕管紧急减压。

（4）功能锻炼：① 早期：术后当日或次日行肩部悬吊位摆动练习。术后 2～3 日做肩肘关节主动运动，手指活动练习，逐日增加动作幅度及强度。② 中期：术后 2～3 周做手握拳腕屈肌收缩练习。术后 3 周，增加屈指、对指、对掌的抗阻力练习。术后 4 周开始腕部的屈伸练习，逐步增加前臂的旋前、旋后练习。③ 后期：6～8 周可练习提举物品，逐渐加大负荷。

（范峥莹）

第七节　手掌指骨骨折

掌骨、指骨骨折在手部骨折中最为常见，多为暴力所致，可于手指各个部位导致不同类型骨折，伤后肿胀、疼痛较明显。

一、概述

（一）解剖结构 掌骨共 5 块，为小型长骨，由桡侧向尺侧依次为第 1～5 掌骨。指骨中拇指为 2 节，其余各指均有 3 节，由近向远侧依次为第 1 指骨（近节指骨）、第 2 指骨（中节指骨）和第 3 指骨（末节指骨）。指骨是小型长骨，属于附肢骨（图 14 - 11）。

（二）病因 多由直接暴力如打击或挤压伤所致，可以单一或多个掌、指骨骨折，以横断和粉碎性骨折多见。因扭转和间接暴力可发生斜行或螺旋形骨折。

（三）骨折分类

1. 掌骨骨折 ① 螺旋形骨折；② 短斜行骨折；③ 多节段骨折；④ 部分关节内骨折；⑤ 完全关节内骨折。

2. 指骨骨折 近节指骨、中节指骨、末节骨折。

（四）临床表现 伤后局部肿胀、压痛，拇指对掌、外展动作受限。掌指关节及指间关节仍可活动。

（五）评估与诊断 X 线检查是评估该骨折的重要步骤。

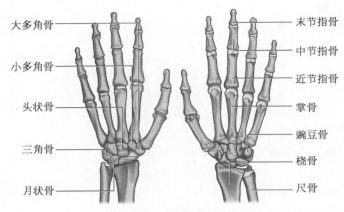

大多角骨

小多角骨

头状骨

三角骨

月状骨

末节指骨

中节指骨

近节指骨

掌骨

豌豆骨

桡骨

尺骨

图 14 - 11   掌骨解剖图

(六）治疗

1. 保守治疗   石膏固定或铝夹板固定。

2. 手术治疗

（1）外固定支架。

（2）克氏针内固定。

（3）微型钢板、螺丝钉内固定（图 14 - 12）。

（4）Herbert 螺丝钉内固定。

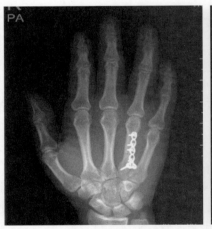
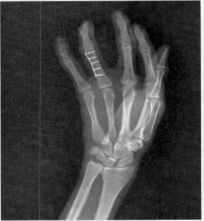

图 14 - 12   掌骨骨折微型钢板、螺丝钉内固定

二、护理

(一）保守治疗   详见第八章第一节石膏固定技术。

(二）手术治疗

1. 术前护理   详见本章第一节上肢骨折一般护理。

2. 术后护理

（1）详见本章第一节上肢骨折一般护理。

（2）常见并发症：详见本章第一节上肢骨折一般护理。

（3）功能锻炼。① 早期：术后给予患者手指的被动屈伸活动，每日 100～200 次。未骨折的手指不可固定，早期主动屈伸活动。② 中期：术后 2 周做手握拳曲腕肌静立收缩练习。术后 3 周，增加屈指、对指、对掌的抗阻力练习。术后 4 周开始腕部的屈伸练习，逐步增加前臂的旋前、旋后练习。③ 后期：6～8 周可练习提举物品，逐渐加大负荷。

（范峥莹）

参考文献

［1］巴克利. 骨折治疗的 AO 原则［M］. 危杰，刘璠，吴新宝，等主译. 上海：上海科学技术出版社，2019.

［2］Allman F L. Fractures and ligamentous injuries of the clavicle and its articulation［J］. J Bone Joint Surg Am，1967，49(4)：774 - 784.

［3］Court-Brown C M，Garg A，McQueen M M. The epidemiology of proximal humeral fractures［J］. Acta Orthop Scand，2001,72(4)：365 - 371.

［4］Ekholm R，Adami J，Tidermark J，et al. Fractures of the shaft of the humerus：an epidemiological study of 401 fractures［J］. J Bone Joint Surg Br，2006,88(11)：1469 - 1473.

［5］Korompilias A V，Lykissas M G，Kostas-Agnantis I P，et al. Approach to radial nerve palsy caused by humerus shaft fracture：is primary exploration necessary［J］. Injury，2013,44(3)：323 - 326.

第十五章
下肢骨折患者的护理

第一节　下肢骨折一般护理

一、非手术治疗护理

（一）饮食护理　无基础疾病的患者给予高热量、高蛋白质、高维生素、易消化饮食，有基础疾病的患者遵医嘱给予相应的饮食。

（二）肢体护理　详见第十四章第一节上肢骨折一般护理。

（三）石膏固定护理　详见第八章第一节石膏固定技术。

（四）牵引护理　详见第八章第二节骨牵引技术。

二、手术治疗护理

（一）术前护理

1. 一般护理　患者术前完善相关检查，排除手术禁忌，确保手术安全，做好全面系统的术前护理评估。

2. 病情观察　有基础疾病者，积极治疗原发病。如高血压患者控制血压，糖尿病患者控制血糖等。观察患肢末端血运、温度、肿胀及足背动脉搏动、足趾活动情况，发现问题及时处理。

3. 心理护理　患者骨折后易产生恐惧、焦虑、忧郁等不良情绪。医护人员应该鼓励患者，取得患者的信任，给患者及其家属介绍疾病相关知识，做好术前宣教工作，使其树立战胜疾病的信心，以积极的心态配合手术。

（二）术后护理

1. 病情观察　术后密切监测患者生命体征，必要时使用心电监护，及时发现病情变化，确保患者手术后安全。

2. 体位护理　患肢功能位抬高，有利于静脉血液、淋巴回流，可减轻肿胀。

3. 导管护理　妥善固定各类引流管，如负压引流管、导尿管等。保持引流管通畅，评估引流液的色、质、量等，发现异常及时报告医生。

4. 切口护理　密切观察切口渗血情况，切口周围有无红、肿、热、痛等感染征象。若有渗血、渗液或敷料被污染，及时更换，保持敷料清洁干燥。

5. 疼痛护理　为患者创造安静舒适的环境，引导患者，分散其注意力。护理人员进行各项护理时，动作应轻柔，必要时做好解释工作。评估患者的疼痛程度，使用恰当的止痛药。剧烈疼痛者可选用镇痛泵，指导患者正确使用。详见第三章骨科患者的疼痛护理。

6. 饮食护理 术后根据麻醉方式给予相应的饮食指导。普通患者术后摄入高蛋白、高热量、高维生素、易消化饮食。术后卧床,肠蠕动减慢易发生便秘,可增加粗纤维食物,新鲜蔬果(韭菜、芹菜、香蕉)等,禁辛辣。合并有糖尿病、肾功能不全、心脏病等各种合并症者,结合疾病进行饮食指导。

三、常见并发症

(一)伤口出血

1. 常见原因 术中止血不完善、创面渗血未完全控制、原先痉挛的小动脉断端舒张、结扎线脱落、凝血功能障碍等。

2. 护理措施

(1)术后严密观察生命体征、手术切口,若敷料被血液渗湿,应通知医师,打开敷料检查切口以明确出血状况和原因。

(2)注意观察引流液的色、质、量。评估有无低血容量性休克的早期表现,如烦躁、心率增快、尿量减少等。

(3)观察患肢的血运状况,如出现肢端发冷、苍白,则提示小动脉破裂或结扎止血不彻底,通知医师,开通静脉通路,必要时再次手术探查。

(二)切口感染

1. 临床表现 患者表现为畏寒、发热、乏力;切口表现为充血、肿胀、疼痛或触痛、皮温升高;切口处有脓性渗出物;切口渗出物细菌培养出微生物;实验室血象检查白细胞计数增多。

2. 观察要点 观察患者有无发热,切口有无红、肿、热、痛、脓性渗出物。

3. 护理措施

(1)术中严格遵守无菌技术原则。

(2)换药时保持无菌操作,保持伤口清洁、敷料干燥。

(3)加强营养支持,增加患者抗感染的能力。

(4)遵医嘱合理使用抗生素。

(5)如发生切口感染,早期局部理疗,使用有效抗生素;化脓性切口需拆除部分缝线,敞开伤口,引流脓液,定期更换敷料。必要时行清创手术。

(三)肺部感染 肺部感染主要发生于因骨折长期卧床不起的患者,以老年、体弱和伴有慢性病者多见。

1. 临床表现 畏寒、发热,咳嗽、咳痰,呼吸道症状加重,出现脓性痰或血痰,伴或不伴胸痛。严重者有呼吸困难、发绀。

2. 观察要点 根据症状、体征、实验室检查及胸部CT检查等确定肺炎诊断。观察生命体征,观察咳嗽、咳痰情况,观察痰液的色、质、量。

3. 护理措施

(1)给予吸氧,改善缺氧状况。

(2)为患者提供安静、舒适的病室环境,保持空气清新、洁净,注意通风。维持合适的室温(18~20℃)和湿度(50%~60%)。使患者保持舒适体位,根据骨折情况采取坐位或半坐位,有利于改善呼吸和咳嗽排痰。

(3)保证摄入足够热量、蛋白质和维生素,做好口腔护理。鼓励多饮水,每日液体摄入量在 2 000～3 000 mL,保证足够的入量有利于稀释痰液。

（4）监测生命体征,观察患者病情变化。如患者高热,可以采用温水擦浴、冰袋、冰帽等物理降温措施。患者大汗时,及时协助擦拭和更换衣服。必要时遵医嘱使用退热药。

（5）指导患者有效咳嗽,痰液黏稠不易咳出者可进行雾化治疗,还可通过叩击胸部促进痰液排出。

（6）遵医嘱给予抗生素、止咳、祛痰药物,观察药物的疗效和不良反应。

（四）泌尿系统感染

1. 临床表现　尿频、尿急、尿痛、伴或不伴排尿困难。

2. 常见原因　骨折后长期留置导尿等。

3. 护理措施　训练床上排尿;术后进行膀胱功能锻炼,尽快拔除尿管;鼓励患者多饮水,保持尿量在 1 500 mL/d 以上;观察尿液色、质、量,及时送检;根据尿培养和药物敏感试验结果选用有效抗生素控制感染。

（五）便秘

1. 常见原因　下肢骨折后长期卧床,造成肠蠕动减弱。

2. 护理措施　鼓励患者术后尽早开始功能锻炼,在床上进行运动;鼓励患者多饮水;指导患者多吃高纤维的食物,如新鲜的蔬菜、水果等;指导患者进行腹部顺时针按摩,增加肠蠕动;遵医嘱服用通便药物或使用开塞露。

（六）压力性损伤

1. 常见原因　下肢骨折患者术后切口疼痛不敢翻身活动;术后长期卧床,局部皮肤长期受压,常见于脊柱凸起处、臀部特别是臀裂处、脚后跟、内外踝等处;术后营养不良;患肢肿胀等。

2. 护理措施　积极采取预防措施,定时翻身,每 2 小时翻身 1 次;保持床单位整洁,病衣裤整洁干燥;协助并鼓励患者主动运动和被动运动,促进肢体肿胀吸收;增加营养摄入;如发生压力性损伤,则根据分期进行相应的对症处理。

（七）下肢静脉血栓

1. 常见原因　下肢骨折后长期卧床,制动引起下腔及髂静脉回流受阻、血流缓慢;手术后导致血管壁和血管内膜损伤;凝血功能障碍等。

2. 观察要点　观察肢体的肿胀疼痛以及皮肤温度等情况。

3. 护理措施

（1）基础预防:① 加强患者健康教育;② 抬高患肢 20～30 cm,膝关节屈曲 15°,不要在腘窝处垫枕,以免影响小腿深静脉回流;③ 鼓励患者术后早期功能锻炼,卧床期间进行下肢的主动和被动运动;④ 改善生活方式:多饮水(2 000～3 000 mL),保证有效循环血量;⑤ 减少血管内膜损伤,有创操作动作轻柔精细。

（2）机械预防:措施包括间歇充气加压装置、梯度压力弹力袜、足底静脉泵等。

（3）药物预防:根据患者 VTE 风险分级、病因、体重、肾功能状况选择药物,并做好用药观察。

（八）骨筋膜室综合征　好发于前臂和小腿。早期以局部症状和体征为主。肌肉缺血较久,已发生广泛坏死时,才出现全身症状,如体温升高、脉率增快、血压下降,白细胞计数增多,红细胞沉降率加快,尿中出现肌球蛋白等。

1. 临床表现

（1）创伤后肢体持续性剧烈疼痛，且进行性加剧，为本综合征最早期的症状。是骨筋膜室内神经受压和缺血的重要表现，神经组织对缺血最敏感，感觉纤维出现症状最早，必须对此予以足够重视，及时诊断和处理。至晚期，当缺血严重，神经功能丧失后，感觉即消失，即无疼痛。

（2）足趾呈屈曲状态，肌力减弱。被动伸趾时，可引起剧烈疼痛，为肌肉缺血的早期表现。

（3）患肢表面皮肤略红，温度稍高，肿胀，有严重压痛，触诊可感到张力增高。

（4）远侧脉搏和毛细血管充盈时间正常。但应特别注意，骨筋膜室内组织压上升到一定程度：前臂 8.66 kPa(65 mmHg)、小腿 7.33 kPa(55 mmHg)，就能使供给肌肉血运的小动脉关闭，但此压力远远低于患者的收缩血压，因此还不足以影响肢体主要动脉的血流。此时，远侧动脉搏动虽然存在，指、趾毛细血管充盈时间仍属正常，但肌肉已发生缺血，所以肢体远侧动脉搏动存在并不是安全的指标，应结合其他临床表现进行观察分析，协助诊断。

2. 观察要点

（1）早期观察"5P"征：由疼痛(pain)转为无痛；苍白(pallor)或发绀、大理石花纹等；感觉异常(paresthesia)；麻痹(paralysis)；无脉(pulselessness)。

（2）观察尿的颜色及量：当发现尿闭或肌红蛋白尿时，按照急性肾衰竭处理。

3. 护理措施

（1）一旦怀疑或确诊时，立即松开所有外固定物，将肢体放平，禁止抬高患肢，严禁按摩和热敷，以免加重组织缺血，做好手术前准备。

（2）患肢行切开减压术，保持创面无菌，观察创面渗液，保证患者足够的补液量，复查患者电解质的变化，做好营养支持。

（九）骨不连、骨折再移位、内固定断裂

（1）影响骨折愈合的因素：全身因素如年龄、营养和代谢因素、健康状况；局部因素如骨折的类型和数量、骨折部位的血供、软组织损伤程度、软组织嵌入和感染等；治疗方法如反复多次的手法复位、骨折固定不牢固、过早和不恰当的功能锻炼等。

（2）骨折再移位和内固定断裂主要由骨折固定不牢固、过早和不恰当的功能锻炼、过早下床负重等导致。

（十）关节活动度受限、关节僵硬、肌肉萎缩 患肢长时间固定或者术后功能锻炼不及时或者不规范，导致静脉和淋巴回流不畅，关节周围组织中浆液纤维性渗出和纤维蛋白沉积，发生纤维粘连并伴有关节囊和周围肌肉萎缩，致使关节活动障碍。

（十一）创伤后关节炎 关节内骨折后若未能准确复位，骨折愈合后关节面不平整，长期磨损易引起活动时关节疼痛。多见于膝关节、踝关节等负重关节。

四、功能锻炼

目的是增加局部血液循环、消除肿胀，加速周围软组织损伤的修复，防止下肢静脉血栓、肌肉萎缩、关节僵硬、神经肌肉粘连等并发症。

（1）以下功能锻炼适用于所有下肢骨折患者，如有特殊情况，请遵医嘱。

1）股四头肌静止收缩运动：绷紧大腿肌肉，尽量伸直膝关节，每次保持 5 秒，每日 3～4 次，每次 20 组（图 15-1）。

2）踝泵运动：屈伸踝关节，每日 3～4 次，每次 20 组（图 15-2）。旋转踝关节，每日 3～4 次，每次 20 组（图 15-3）。

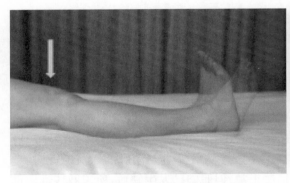

图 15 - 1 股四头肌静止收缩运动

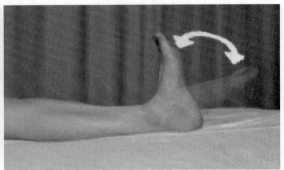

图 15 - 2 屈伸踝关节

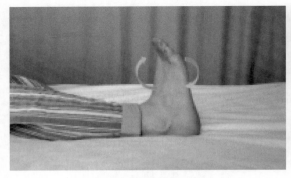

图 15 - 3 旋转踝关节

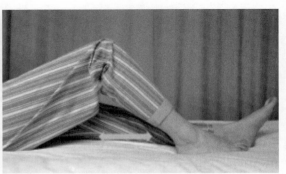

图 15 - 4 屈膝运动

3）屈膝运动：足贴于床面，滑动屈膝，后跟向臀部靠拢，注意不可过度屈髋，由被动运动到主动运动过渡，每日 3～4 次，每次 20 组（图 15 - 4）。

（2）髋关节周围骨折

1）在锻炼股四头肌和踝泵运动的基础上，保持患肢外展中立位，不能外旋或内收（图 15 - 5）。

2）臀肌等长收缩：平卧位，绷紧臀部肌肉，每次保持 5 秒。

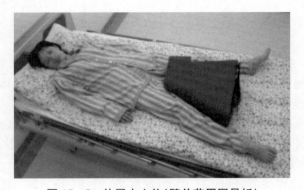

图 15 - 5 外展中立位（髋关节周围骨折）

3）髋关节、膝关节屈伸运动：平卧位，缓慢弯曲膝关节持续 10 秒，再缓慢放松，每日 3～4 次，每次 20 组，注意不可过度屈髋（图 15-4）。

（3）膝关节周围骨折

1）术后在锻炼股四头肌、踝泵运动的基础上，适当增加直腿抬高和膝关节屈曲运动。

2）直腿抬高：取仰卧位，将腿伸直，绷紧大腿肌肉，脚尖尽量朝向自己，用力向上抬，离床面 15 cm 左右，停顿 5 秒，然后再缓慢放下。每天 3～4 次，每次 20 组（图 15-6）。

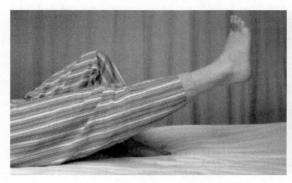
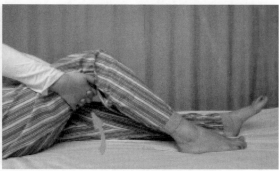

图 15-6　直腿抬高运动　　　　　图 15-7　膝关节屈伸运动

3）膝关节屈伸运动：取仰卧位或坐位，双手抱住患侧大腿，缓慢弯曲膝关节持续 10 秒，缓慢放松，每日 3～4 次，每次 20 组（图 15-7）。

（4）踝关节周围骨折

1）直腿抬高。

2）足趾运动：足趾关节屈曲背伸运动，每日 3～4 次，每次 20 组（图 15-8）。

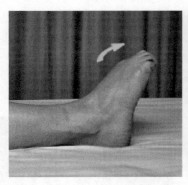
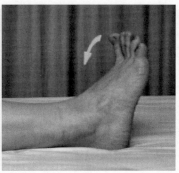

图 15-8　足趾运动

（5）髋关节周围骨折患者，术后 2 天可床上坐起；1 周后，可坐轮椅下床活动；3～4 周后扶双拐下地，但患肢不负重；3 个月后可稍负重行走；6 个月后可完全负重行走。人工股骨头置换术或全髋关节置换术后的患者其功能锻炼方法详见第十九章人工关节置换患者的护理。下肢其余部位骨折下床和负重时间，请遵医嘱。

五、出院指导

（1）保持患肢正确体位。

（2）增加含钙丰富的食物或适当补充钙剂，防止骨质疏松，促进骨折愈合。

（3）继续功能锻炼并逐渐负重运动。有需要的患者可选择下级医院进一步治疗，或选择康复科门诊就诊。

（4）术后切口2天或3天换药，保持切口周围清洁、干燥，如有红、肿、热、痛等现象，及时就医。术后2周切口愈合良好时可拆线。

（5）术后6周、3个月、6个月、1年门诊复查了解骨折愈合情况。如遇不适，及时就医。

（侯卫华）

第二节 股骨颈骨折

股骨颈骨折指由股骨头下至股骨颈基底部之间的骨折，各种年龄段均可能发生，常见于老年人，女性多于男性。损伤原因是摔倒时扭转伤肢，暴力沿股骨传导至股骨颈，导致股骨颈断裂。中老年人由于骨质疏松、股骨颈脆弱、髋关节周围肌群退变、反应迟钝等因素，不能有效抵消髋部有害外力，如走路滑倒、跌倒坠床、下肢突然扭转或外伤等都可发生骨折。老年人骨折愈合能力较差，故发生骨折不愈合、股骨头坏死的概率较高。

一、概述

（一）解剖结构 见图15-9。

股骨头的血液供给有三个来源：① 股骨头圆韧带内的小凹动脉，只供应股骨头少量血液，主要局限于股骨头的凹窝处。② 股骨干滋养动脉升支，对股骨颈血液供给很少。③ 旋股内、外侧动脉的分支是主要血液供给来源，在股骨颈基底部组成一个动脉环，旋股内侧动脉损伤是导致股骨头缺血性坏死的主要因素。股骨颈骨折，必须尽早解剖复位，良好的固定，才有可能从股骨颈基部重建骨内血液循环，使股骨头颈连接，恢复股骨头内血液供给，减少创伤后股骨头缺血性坏死的发生。

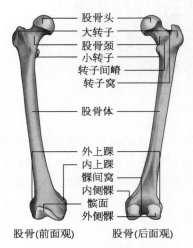

图15-9 股骨解剖图

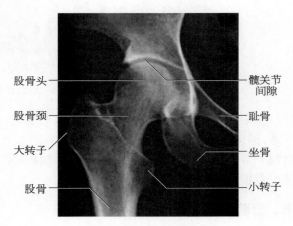

图15-10 髋关节正位

（二）病因及骨折分型

1. **病因**　最常发生在老年和骨质疏松患者的低能力损伤中，如跌倒。老年人的股骨颈骨折几乎全由间接暴力引起，主要为外旋暴力，如平地跌倒、下肢突然扭转等皆可引起骨折。骨质正常的青壮年，多发生于高能量损伤，由强大的直接暴力致伤，如车辆撞击或高处坠落造成骨折，甚至同时有多发性损伤（图 15 - 10）。

2. **分型**　按骨折的部位，股骨颈骨折分为：① 头下型骨折；② 经股骨颈骨折；③ 基底型骨折。其中头下型骨折对旋股内、外侧动脉的分支损伤最重，影响股骨头血液供应最大，骨折不愈合和股骨头坏死率高，基底型骨折对旋股内、外侧动脉血液供应影响较小，骨折相对容易愈合（图 15 - 11）。

Garden 分型：Ⅰ型，不完全骨折，骨折线没有通过股骨颈全部，仍有部分骨质连续，骨折无移位，此型骨折容易愈合。Ⅱ型：完全骨折无移位，股骨颈虽然完全断裂，但骨折对位良好，若为头下骨折，仍有愈合可能，但头坏死变形常有发生，若为经颈及基底型，则骨折愈合容易，头坏死率较低。Ⅲ型：股骨颈完全骨折，部分移位，多见远端向上移位或远端的下角嵌顿在近端断面，形成股骨头外展并内旋，颈干角变小。Ⅳ型：骨折端完全移位，骨折端充分外旋并上移，两骨折端完全分离，此型关节囊、滑膜严重损伤，其中血管也易损伤，股骨头坏死概率较高，Garden 分型对于评估预后较为合理。

3. **临床表现**　老年人多有明显外伤史，有时外伤较轻，随后出现行走不能。典型表现为患肢呈外展、外旋、缩短畸形，活动障碍，患髋压痛，纵向叩击痛，大转子突出明显。对于嵌插型骨折，有时仍然能够行走，但常会表现出外旋畸形。

4. **诊断与治疗原则**

（1）诊断：X 线检查髋部正侧位可明确骨折的部位类型和移位情况。如常规 X 线不能确诊，可行 CT、MRI 检查，或者等 1 周后 X 线复查。临床上为避免有股骨颈骨折漏诊的患者，凡怀疑股骨颈骨折的，虽 X 线片上暂时未见骨折线，仍应按嵌插骨折处理，1 周后再拍片复查。

（2）治疗原则：① 非手术治疗。不完全骨折及稳定的嵌插型骨折即 Garden Ⅰ、Ⅱ型骨折，可采用皮肤牵引或骨牵引，患者可穿防旋鞋保持患肢于外展中立位 6～8 周。但由于患者多为老年人，为避免长期卧床所引起的各种并发症，也可考虑做闭合复位内固定。② 手术治疗。首选闭合复位空心螺纹钉内固定，如闭合复位后复位不理想者可行切开复位内固定，对于年龄较大者应该考虑行人工股骨头置换或全髋关节置换术。

二、护理

（一）保守治疗

1. **搬运**　尽量避免搬运或移动患者。搬运时将髋关节与患肢整个平托起，防止关节脱位或骨折断端移位造成新的损伤。

2. **体位**　卧床期间保持患肢外展中立位，即平卧时两腿分开，腿间放枕头，脚尖向上或穿丁字鞋。不可侧位，不可使患肢内收，坐起时不能交叉盘腿，以免发生骨折移位。

3. **功能锻炼**　指导患肢股四头肌等长收缩、踝关节和足趾屈伸、旋转运动，以防下肢深静脉血栓形成、肌肉萎缩和关节僵硬。在锻炼患肢的同时，指导患者进行双上肢及健侧下肢全范围关节活动和功能锻炼。在病情允许的情况下，遵医嘱指导患者借助吊架和床栏更换体位、坐起、移动以及使用助行器、拐杖的方法。

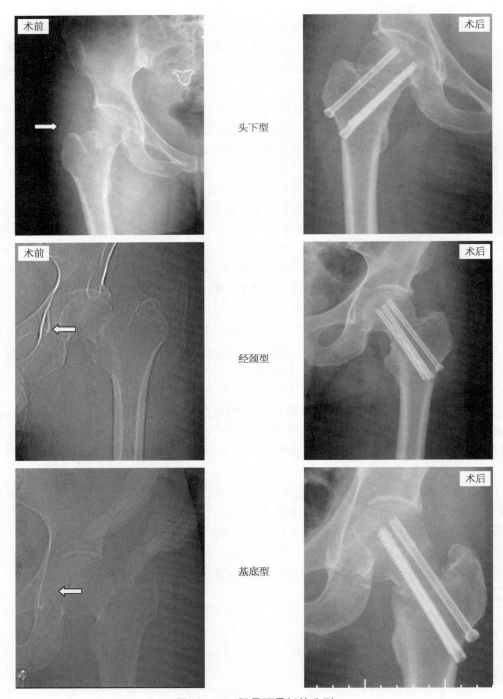

图 15-11   股骨颈骨折的分型

（二）手术治疗

1. 术前护理　详见本章第一节下肢骨折一般护理。

2. 术后护理

（1）一般护理：做好生命体征监测、引流管护理、术后并发症的护理等（详见本章第一节下肢骨折一般护理)。

(2) 体位和活动：① 内固定术后：卧床期间患肢不内收，坐起时不交叉盘腿。若骨折恢复良好，术后早期即可遵医嘱床上坐起和扶双拐下床活动，逐渐增加负重量。X 线检查证实骨折完全愈合后可弃拐负重行走。② 人工关节置换术后：术后一般采取外展中立位。在患者麻醉清醒后即可开始肌力训练，包括踝关节背伸和跖屈，以及股四头肌和髋部肌肉的收缩舒张运动，之后逐渐开始髋关节外展、膝关节和髋关节屈伸、抬臀、直腿抬高等运动。1 周后，在医护人员的指导下，开始使用助行器、拐杖等做行走练习。详见第十九章第一节髋关节置换。

3. 特殊并发症

(1) 股骨头缺血坏死的预防：保守治疗和内固定术后患者，需经 X 线检查证实骨折愈合后方可弃拐负重行走。

(2) 脱位：详见第十九章第一节髋关节置换。

（侯卫华）

第三节　股骨转子间骨折

股骨转子骨折包括股骨转子间和转子下骨折。股骨转子间骨折是指由股骨颈基底部至小转子水平以上的骨折，股骨粗隆下骨折包括小转子下 5 cm 以内的骨折，有时与转子间骨折同时发生。股骨转子骨折是老年人常见损伤，常因跌倒使大转子直接触地致伤而造成骨折。转子部骨质松脆，故常见粉碎性骨折，但转子部血运丰富，骨折后较少不愈合，但易发生髋内翻(图 15 - 12)。

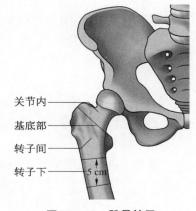

关节内
基底部
转子间
转子下
5 cm

图 15 - 12　股骨转子

一、概述

(一) 病因及骨折分型

1. 病因

(1) 老年人骨质疏松，肢体不灵活，当下肢突然扭转，跌倒或使大转子直接触地致伤后可引起骨折。

(2) 青年人的高能量创伤也可导致发生此类骨折。

(3) 病理性改变时，即使很轻微的外力，也可能导致病理性骨折。

2. 分型

(1) Evans 分型：① 顺转子间骨折，骨折线的走行方向与转子间平行，称为稳定型。② 逆转子间骨折，为骨折线与转子间线方向相反，即骨折线由大转子下方向内上达小转子的上方，称为不稳定型。有时骨折线难以分辨走向，呈粉碎性骨折，其稳定性亦差。

(2) AO 分型：① Ⅰ 型骨折：只有一条骨折线并累及内层皮质。② Ⅱ 型骨折：有不止一条骨折线并累及内层皮质。③ Ⅲ 型骨折：骨折线呈横行或反斜行，骨折线累及外侧皮质并延伸至臀肌转子以下。

(二) 临床表现

1. 症状　外伤后局部疼痛、肿胀、压痛和功能障碍均较明显，有时髋外侧可见皮下瘀斑，患者不能站立或行走。

2. 体征　大转子部肿胀、压痛,患肢有短缩,外旋畸形。被动轴向旋转患肢可导致疼痛。

(三)诊断与治疗原则

1. 诊断　X线检查骨盆平片和患侧髋部侧位片。当怀疑有股骨颈骨折或合并其他骨折时,可以行矢状位和冠状位CT扫描。当平片检查有隐匿性骨折时,可行MRI检查。

2. 治疗原则

(1) 保守治疗。对无移位的稳定型骨折可行胫骨结节牵引,控制外旋,牵引6~8周,定期X线复查,观察愈合情况。由于患者多为老年人,在牵引期间要预防长期卧床所引起的各种并发症。

(2) 手术治疗。首选闭合复位DHS动力髋螺钉内固定,其次Gamma钉和股骨近端髓内钉。还有一种新型的内固定系统,即股骨近端抗旋髓内钉(PFNA)。

二、护理

(一)保守治疗　稳定型骨折用胫骨结节骨牵引6~8周,不稳定型骨折采用股骨髁上牵引8~10周。保持有效牵引、预防牵引并发症。详见第八章第二节骨牵引技术。

(二)手术治疗　详见本章第一节下肢骨折一般护理。

(三)特殊并发症

(1) 近端内固定失效:股骨近端骨折块内翻,拉力螺钉自股骨头内切出,发生率为4%~20%,通常发生在术后4个月内。

(2) 骨不连:发生率为1%~2%。

(3) 骨折再移位。

(侯卫华)

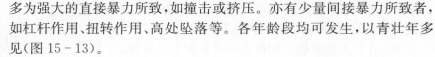

第四节　股骨干骨折

股骨干骨折是指小转子下方5 cm至股骨远端关节面上方6~8 cm的范围内发生的骨折。多为强大的直接暴力所致,如撞击或挤压。亦有少量间接暴力所致者,如杠杆作用、扭转作用、高处坠落等。各年龄段均可发生,以青壮年多见(图15-13)。

一、概述

(一)病因及骨折分型

1. 病因　股骨干骨折多为强大的直接暴力所致,如撞击或挤压。亦有少量间接暴力所致者,如杠杆作用、扭转作用、高处坠落等。前者多引起横断或粉碎性骨折,后者多引起斜行或螺旋形骨折。儿童的股骨干骨折为不全或青枝骨折;成人股骨干骨折后,内出血可达500~1 000 mL,甚至出血多者可能出现休克。如挤压伤所致股骨干骨折,有可能引起挤压综合征。

2. 分型　股骨干上1/3骨折,骨折近端因受髂腰肌,臀中、小肌及外旋肌的作用,而产生屈曲、外展及外旋移位;骨折远端则后上、内移

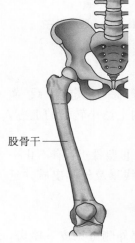

股骨干 ——

图15-13　股骨干

位。股骨干中 1/3 骨折,骨折端移位无一定规律性,视暴力方向而异,如骨折端尚有接触而无重叠时,由于内收肌的作用,骨折向外成角。股骨干下 1/3 骨折,由于膝后方关节囊及腓肠肌的牵拉,骨折远端多向后倾斜,有压迫或损伤腘动脉、腘静脉和胫神经、腓总神经的危险,而骨折近端内收向前移位(图 15-14)。

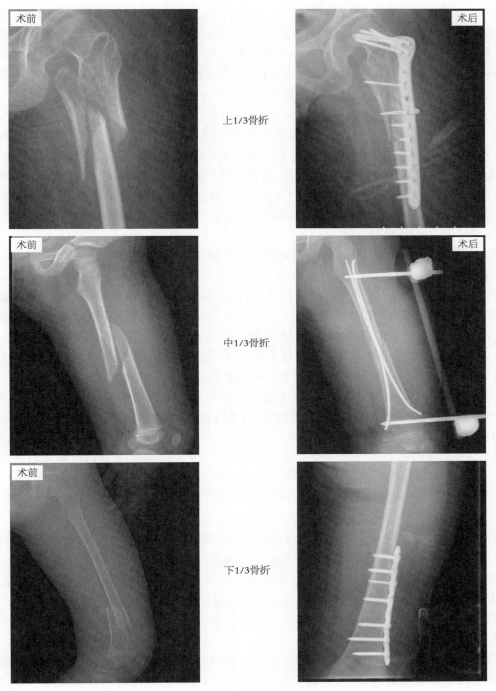

上1/3骨折

中1/3骨折

下1/3骨折

图 15-14　股骨干骨折的分型

（二）临床表现

1. 全身表现　股骨干骨折多由严重的外伤引起,出血量可达 1 000～1 500 mL。如系开放性或粉碎性骨折,出血量可能更大,患者可伴有血压下降、面色苍白等出血性休克的表现;如合并其他部位脏器的损伤,休克的表现可能更明显。因此,对于此类情况,应首先测量血压并严密动态观察,注意末梢血液循环。

2. 局部表现　可具有骨折的共性症状,包括疼痛、局部肿胀、成角畸形、异常活动、肢体短缩、功能障碍及纵向叩击痛或骨擦音。除此而外,应根据肢体的外部畸形情况初步判断骨折的部位,特别是下肢远端外旋位时,注意勿与转子间骨折等髋部损伤的表现相混淆,有时可能是两种损伤同时存在。如合并有神经、血管损伤,足背动脉可无搏动或搏动轻微,伤肢有循环异常的表现,可有浅感觉异常或远端被支配肌肉肌力异常。

（三）诊断与治疗原则

1. 诊断　外伤史,大腿局部肿胀变形均严重,下肢短缩,搬动时有明显异常活动和骨擦音。应常规测定血压、脉搏和呼吸,确定有无休克或其他全身并发症及重要脏器复合伤;同时要仔细检查足趾的颜色、温度和伸屈活动,以判定是否有主要血管和(或)神经损伤。少数患者可合并股骨颈骨折或髋关节脱位,在体检时不要遗漏。拍 X 线片要拍摄髋关节、股骨和膝关节正、侧位片可明确骨折的部位、类型和移位的特点,常规行 CT 检查以决定手术方案。怀疑隐形骨折时做冠状位 MRI。

2. 治疗原则　以手术治疗为主,需遵循的治疗原则是:恢复肢体长度、消除旋转畸形、力争解剖复位、保存骨折血供、及时功能锻炼。

（1）保守治疗:由于保守治疗需长期卧床,并发症多,目前已逐渐少用。牵引更多的是作为常规的术前准备或其他治疗前使用。3 岁以下的儿童股骨干骨折采用垂直悬吊皮牵引。成人股骨上及中 1/3 骨折,选用胫骨结节牵引;股骨下 1/3 骨折,选用胫骨结节或股骨髁上牵引。

（2）手术治疗:单纯股骨骨折患者在手术前应行骨牵引、控制疼痛、预防深静脉血栓。

1）外固定支架,适用于严重的开放性骨折或已经合并有感染的患者。

2）闭合复位交锁髓内针固定,适用于股骨上及中 1/3 的横、短斜行骨折,有蝶形骨片或轻度粉碎性骨折;多发骨折。术前可先行骨牵引以维持股骨的力线和长度,根据全身情况在伤后 3～10 天内手术。

3）钢板螺丝钉固定对股骨干骨折采用解剖复位,骨折块间加压及钢板螺丝钉固定治疗方法。

二、护理

（一）急救护理　股骨干骨折多由强大的暴力所致,如高处坠落、车祸、重物打击等,骨折的同时常伴有严重的软组织损伤、大量出血、内脏损伤等,有时甚至可危及生命。故应详细了解病史,进行必要的检查,密切观察生命体征和意识状况,注意有无颅脑、内脏损伤的发生,观察有无休克体征的发生,发现异常情况及时通知医师并做相应的处理。

（二）保守治疗

1. 患儿悬吊牵引的护理

（1）患儿悬吊牵引时,应监测双足的血液循环有无异常,防止并发症的发生。悬吊时如牵引带易向上移动压迫腘窝处血管,严重可致小腿缺血性挛缩;如牵引带易向下移动压迫足踝易使皮肤破损,甚至发生压力性损伤。故应加强牵引肢体的观察,定时检查足背动脉搏动情况,观察足趾的颜色和温度变化,注意听取患儿和家属的主诉,遇无故哭闹的患儿更应仔细检查。

(2)悬吊牵引时,患儿臀部必须离开床面,以维持反牵引力,牵引重量为3~4 kg。

2. 成人骨牵引的护理 一般需持续牵引8~10周,床旁X线拍片证实有骨愈合,可在维持牵引条件下活动髋、膝关节,做肌肉等长收缩训练,防止肌萎缩、粘连、关节僵硬。在X线证实有牢固的骨愈合后,才能取消牵引,进行较大范围的功能锻炼。详见第八章第二节骨牵引技术。

(三)手术治疗 详见本章第一节下肢骨折一般护理。

(四)术后特殊并发症

1. 神经损伤 观察有无胫神经、腓总神经损伤的相应症状,一旦出现,及时记录并通知医生处理。

2. 脂肪栓塞综合征 因外伤、骨折等严重损伤将脂肪释放到循环中,导致肺部和全身症状的临床综合征。

(1)临床表现:患者会出现意识障碍、皮肤瘀斑、进行性低氧血症,呼吸窘迫为特征的综合征。胸部X线可出现暴风雪样改变。

(2)病情观察:① 肺功能的监测:密切观察患者的呼吸频率、节律和深度,口唇和四肢末端有无发绀;② 观察患者判断力和定向力、意识及瞳孔变化;③ 监测体温变化;④ 观察皮肤出血点的范围、程度。

(3)呼吸支持:保持呼吸道通畅,持续高浓度面罩给氧气,必要时做好呼吸机支持治疗的护理。

(4)脏器保护:加强对重要脏器的保护,纠正缺氧和酸中毒,防止各种并发症。

(5)减少脂肪进入血流:保持患肢的正确体位,尽量减少搬动患者,进行各项操作时动作要轻柔。

(6)输液速度管理:脂肪栓塞患者由于缺氧时间较长,脑、肺有不同程度的缺氧水肿表现,因此要严格控制输液速度,40~60滴/min。

(7)做好用药的观察和心理护理。

3. 大腿骨筋膜室综合征 与闭合性股骨干骨折或多发性损伤相关,一旦出现临床症状应及时处理,尽早行筋膜切开术。

(侯卫华)

第五节 髌 骨 骨 折

髌骨骨折属于关节内骨折,常由暴力损伤所致,占全身骨折的1%左右,多见于青壮年患者。早期对于髌骨骨折的治疗存在石膏固定保守治疗以及手术治疗疗效的争议,随着手术技术的发展,如今手术治疗已经成为主流,手术方法主要有在张力带原则指导下的各种内固定方法、髌骨部分切除术、髌骨全切术等。

一、概述

(一)解剖结构 髌骨是人体最大的籽骨,位于膝关节伸膝装置内,呈扁平的卵圆形结构。

其前方没有关节面,后方大部分面积为关节面覆盖。近端为基底,股直肌和股中间肌止于髌骨基底部;远端的尖部没有关节面覆盖,称为髌骨下极,髌腱起于髌骨下极,止于胫骨结节。股内侧肌和股外侧肌止于髌骨的两侧。髌骨关节面拥有人体最厚的软骨层,可达 5 mm,容易发生髌骨软化和退行性髌股关节炎。

(二)骨折分类

1. 根据骨折线的方向和骨折机制分型

(1)横行骨折:包括斜行骨折,约占髌骨骨折的 2/3,为膝关节屈曲位时股四头肌强烈收缩所致(图 15 - 15)。

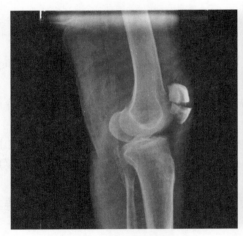

图 15 - 15 横行骨折

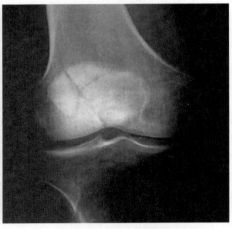

图 15 - 16 粉碎性骨折

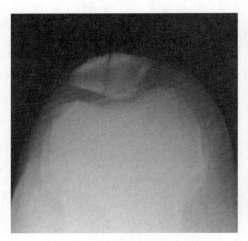

图 15 - 17 纵行骨折

(2)粉碎性骨折:约占所有髌骨骨折的 1/3,主要为直接暴力所致(图 15 - 16)。

(3)纵行骨折:临床上较少见,骨折线多在外侧,当屈膝位同时有外翻动作时,髌骨被拉向外侧,在股骨外髁上形成支点而造成纵行骨折(图 15 - 17)。

(4)撕脱骨折:较少见,多在髌骨下极,不涉及关节面。

2. 根据骨折是否移位分型

(1)无移位型:骨折端无移位,可有纵行、横行、斜行、边缘星状及粉碎等多种形态的骨折线出现。

(2)移位型:以髌骨中 1/3 骨折为多见,骨折端分离,骨折远端可向前下方翻转。

(三)临床表现 疼痛、功能障碍,不能主动伸膝及负重。髌前肿胀明显,有皮下淤血,严重者皮肤可出现水疱,膝关节呈半屈状态。移位明显的骨折,可触及骨折线间的间隙。

(四)诊断 X 线前后位片、侧位片有助于明确骨折的准确部位、类型和移位情况,当膝关节屈曲 45°时,髌骨 30°切线位片可帮助识别骨软骨碎片并评估髌骨纵行骨折(图 15 - 18)。如果怀疑纵向或软骨骨折时,30°切线位片即可辅助诊断。

（五）治疗原则　尽可能保留髌骨，做到解剖复位，保持关节面的平整，修复股四头肌肌腱的扩张部。

1. 保守治疗　适用于无移位型骨折或轻度移位型骨折，关节面不平整（分离小于 3～4 mm，关节面不平小于 2 mm），伸膝装置完整者。可采用长腿托或者管形石膏固定患膝于伸膝位 4～6 周。在此期间，需加强股四头肌收缩练习，去除石膏后需加强膝关节伸屈活动。

2. 手术治疗　适用于移位型髌骨骨折（移位大于 2～3 mm）、关节面不平整、合并伸肌支持带撕裂的骨折和开放性骨折。

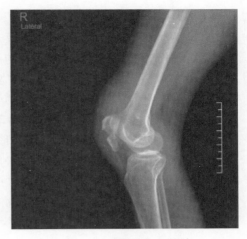

图 15‑18　髌骨骨折 X 线片

（1）环形缝扎：用丝线或钢丝做环形缝扎，适用于有分离的横行骨折。

（2）张力带缝合：一般用 2 枚克氏针纵行穿过骨折面，用钢丝环绕 4 个外露针端，扎紧。适用于有分离的横行骨折。

（3）髌骨部分或全部切除：对髌骨下极小骨折片，可予切除，将髌韧带缝合固定在髌骨残端。严重粉碎性骨折缝合保留髌骨困难者，行髌骨全切除术（图 15‑19）。

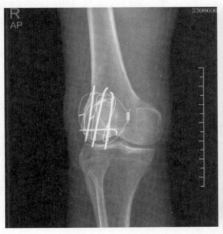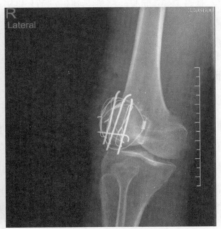

图 15‑19　髌骨骨折术后 X 线片

二、护理

（一）保守治疗　长腿石膏托或管型石膏固定。详见第八章第一节石膏固定技术。

（二）手术治疗

1. 术前护理　在受伤早期 24 小时内，将膝关节固定于伸膝位或者轻度屈膝位，患肢抬高，足尖朝上，予持续冰袋冷敷，可有助于控制出血，从而有效地减轻水肿与疼痛。严禁肢体外旋，避免腘窝部及腓骨小头处受压。

2. 术后护理　详见本章第一节下肢骨折一般护理。

3. 特殊并发症

(1) 活动度受限：如果没有进行及时的功能锻炼,会造成活动度受限。

(2) 创伤后关节炎：髌骨软骨面的严重损伤、关节面不平整的继发性损伤以及髌股关节受力的改变,都将导致创伤性关节炎的发生。

(3) 内固定钢丝断裂：结合患者的骨质、骨折和内固定情况正确制订功能锻炼的方法和频次,指导患者正确功能锻炼和日常活动。

4. 功能锻炼   术后早期即可进行股四头肌的等长收缩练习和踝泵运动。选择钢丝环扎、AO 钢丝张力带、可吸收钉固定,术后一般需辅以石膏托外固定 4～6 周,术后第 3～4 周,可每日定时取下石膏托,做主动屈膝和被动屈膝练习,练习后再将石膏托安上,可做患肢不着地的双腋杖三点式步行。选择记忆合金聚髌器固定者,除严重粉碎性骨折外,均可于术后 3～5 天下地行功能锻炼,对于减少术后并发症,尽早恢复膝关节功能有着重要的意义。

(董芳辉)

第六节 胫骨平台骨折

胫骨平台骨折是指胫骨近端的干骺端及关节面的骨折,是临床上常见的关节内骨折,多由坠落伤和车祸伤导致,系高能量损伤。胫骨平台是膝关节的重要负荷结构,一旦发生骨折,常伴有韧带及半月板的损伤,将影响膝关节的功能和稳定性。因此,临床上胫骨平台骨折治疗的关键是获得一个稳定、对位良好、活动正常且无痛的膝关节,从而最大限度地减少膝关节创伤性骨关节炎等其他并发症的发生。

一、概述

(一) 解剖结构   胫骨平台的两个关节面中,内侧平台更大,并且呈凹形;外侧平台稍小而凸起,同时比内侧平台稍高。内侧平台比外侧平台更坚实,因此,骨折更容易发生于外侧髁,可伴有关节面的压缩和粉碎。内侧平台常常是整块骨折,而且总会与其他严重的损伤和骨折脱位同时存在。这些骨折通常伴有更严重的软组织损伤。胫骨结节和 Gerdy 结节位于髁以下,分别作为髌腱和髂胫束的止点。腓骨头为外侧副韧带和股二头肌腱的附着点,同时为胫骨外侧平台提供了支撑。半月板的功能主要是作为胫骨和股骨之间的缓冲带,因此它显得尤为重要。

(二) 骨折分型

(1) Schatzker 分型仍然是目前应用广泛的胫骨平台骨折分型(图 15 - 20),分为 6 种类

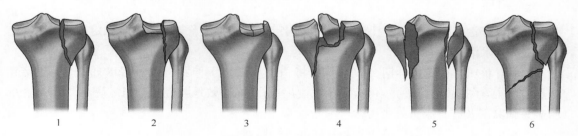

1   2   3   4   5   6

图 15 - 20 Schatzker 分型

型：Ⅰ型为外侧平台的劈裂骨折；Ⅱ型为外侧平台的劈裂合并塌陷骨折；Ⅲ型为单纯的塌陷骨折；Ⅳ型为内侧平台骨折；Ⅴ型为外侧平台合并内侧平台骨折，但是干骺端仍然和胫骨干相连；Ⅵ型为胫骨平台粉碎性骨折，干骺端已经和胫骨干分离。

（2）国内也有学者提出了基于 CT 的胫骨平台骨折的三柱分型（图 15 - 21）：取胫骨平台俯面观，A 点为胫骨结节，O 点为胫骨棘连线中点，C 点为腓骨头前缘，B 点为胫骨平台内侧嵴。胫骨平台被 OA、OC、OB 三条线分割为三个部分，分别定义为外侧柱、内侧柱及后侧柱，将累及皮质破裂定义为柱骨折，累计两柱及两柱以上的骨折定义为复杂骨折。

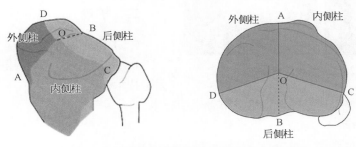

图 15 - 21　基于 CT 的胫骨平台骨折的三柱分型

（三）临床表现

（1）膝关节肿胀疼痛，活动障碍，不敢站立和行走。

（2）患肢膝关节内有积血、肿胀，严重者可合并半月板及关节韧带损伤，易造成膝关节功能障碍，并伴有膝内翻或外翻畸形。

（四）诊断　X 线片是准确评估骨折类型和严重性的重要方法，包括前后位、侧位和内外斜位。CT 扫描及三维重建可以判断骨折的移位和关节面塌陷情况，尤其是位于后侧胫骨平台的骨折（图 15 - 22）。MRI 可发现隐匿性骨折以及对软组织的损伤和评估，如半月板和交叉韧带损伤。

体格检查在胫骨平台骨折的诊断中也有着至关重要的作用，无论骨折是闭合的还是开放的，体格检查都是判断局部软组织损伤最精确的方法。检查应重点注意软组织的评估：是否存在潜在开放性骨折、水疱的产生、骨筋膜室高压的危险性及肢体重要血管神经损伤的可能性。

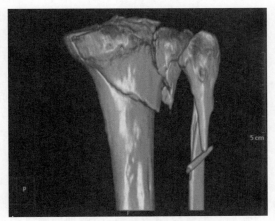

图 15 - 22　胫骨平台骨折 X 线片

（五）治疗原则　胫骨平台骨折的治疗原则为：保存关节的活动性、关节的稳定性、关节面的连续性和下肢轴向力线、减轻关节疼痛，以及防止术后创伤性关节炎。

1. 保守治疗　适用于低能量损伤所致的外侧平台骨折；无移位或轻度移位的 Schatzker Ⅰ型骨折或压缩少于或等于 1 cm 的 Schatzker Ⅱ型骨折或Ⅲ型骨折。保守治疗的方法有闭合复位、骨牵引或石膏固定。

2. 手术治疗　胫骨平台骨折的关节面塌陷超过 2 mm，侧向移位超过 5 mm；合并有膝关节韧带损伤及有膝内翻或膝外翻超过 5°时应采取手术治疗。在皮肤软组织损伤严重（图

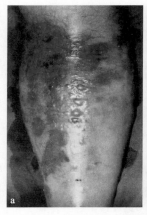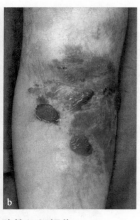

图 15-23 皮肤软组织损伤

15-23a)的胫骨平台骨折中,需要进行分期处理,若直接行切开复位固定手术,可能造成皮肤、软组织坏死、感染等严重并发症。临床上通常采用清创后进行急诊一期行闭合复位,外固定支架固定术,等待水疱消退后,通常为 10~14 天,出现"皮纹征"后(图 15-23b),方可进行最终的切开复位内固定手术。

二、护理

(一) 保守治疗

1. 石膏护理 详见第八章第一节石膏固定技术。

2. 骨牵引护理 详见第八章第二节骨牵引技术。

(二) 手术治疗

1. 术前症状护理

(1) 肿胀:在受伤早期 24 小时内,将膝关节固定于伸膝位或者轻度屈膝位,患肢抬高,足尖朝上,予持续冰袋冷敷,可有助于控制出血,从而有效地减轻水肿与疼痛。严禁肢体外旋,避免腘窝部及腓骨小头处受压。

(2) 骨筋膜室综合征:骨筋膜室是骨、骨间膜、肌间隔及深筋膜形成的密闭腔隙。四肢骨折时,骨折部位骨筋膜室内压力增高,导致肌肉和神经因急性缺血、缺氧而产生的一系列早期综合征,即为骨筋膜室综合征。骨筋膜室综合征好发于前臂掌侧和小腿。应密切观察石膏固定肢体的末梢血液循环,评估"5P"征:疼痛(pain)、苍白(pallor)、感觉异常(paresthesia)、麻痹(paralysis)及脉搏消失(pulselessness)。一旦出现肢体血液循环受阻或神经受压的征象,立即放平肢体,通知医师全层剪开固定的石膏,严重者拆除,甚至行切开减压术。

2. 术后护理 详见本章第一节下肢骨折一般护理。

3. 并发症护理 ① 膝关节僵硬:过长时间的膝关节制动通常会导致伸屈的活动障碍。因此,术后尽早进行功能锻炼。② 下肢静脉血栓,详见本章第一节下肢骨折一般护理中下肢静脉血栓的护理。

4. 功能锻炼 ① 早期:术后即可进行。锻炼方法包括:踝泵运动,股四头肌、腘绳肌收缩等长收缩练习,直腿抬高练习,侧腿抬高练习,伸膝练习。② 中期:术后 7~10 天伤口水肿消除后。继续早期功能锻炼,增加屈膝练习,从屈膝 30°开始,4 周内达到 120°。③ 后期:因胫骨平台骨及复位固定情况不同,具体下地及负重行走情况根据伤情酌情处理。一般情况下,术后 3 个月拍片视愈合情况可由双拐变成单拐,部分负重行走;术后 6 个月拍片愈合后可弃拐行走。

(董芳辉)

第七节 胫腓骨骨折

胫腓骨骨折是长骨骨折中最常见的类型,约占全身骨折的 13.7%,各年龄段均可发病,以

10 岁以下儿童及青壮年多见。胫骨干单骨折最多,胫腓骨干双骨折次之,腓骨干单骨折最少。胫骨是连接股骨下方的支承体重的主要骨骼,腓骨是附连小腿肌肉的重要骨骼,承担 1/6 的承重(图 15-24)。胫骨干上 1/3 横断面呈三角形,下 1/3 呈四方形,中下 1/3 交界处最细,易发生骨折。胫骨上 1/3 骨折移位,易压迫腘动脉,造成小腿下段严重缺血。胫骨中 1/3 骨折瘀血可关闭小腿的骨筋膜室,增加室内压力造成缺血性肌挛缩。胫骨中下 1/3 骨折使滋养动脉断裂,易引起骨折延迟愈合。

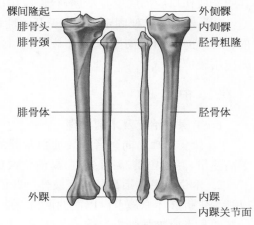

图 15-24 胫腓骨解剖图

一、概述

(一)病因

1. **应力损伤** 应力长期持续在某一正常骨骼上,可造成受力处的骨骼发生疲劳骨折。

2. **低能损伤** 常见于扭动暴力,当暴力以旋转形式作用于胫骨时,形成螺旋形骨折,因外力大小不同造成不同的粉碎性骨折,但软组织损伤较轻。

3. **高能量损伤** 多见于直接暴力和挤压伤,当外力大且集中作用于较小范围时,如重物直接砸于小腿上而形成的损伤。这种高能量暴力常导致肢体软组织破坏严重、神经血管损伤、粉碎性骨折、骨缺损、功能丧失,严重者可导致截肢。

(二)胫腓骨骨折分类

1. **胫骨骨折分为三种类型**

(1)单纯骨折:包括斜行骨折、横形骨折及螺旋形骨折。

(2)蝶形骨折:由扭转应力造成的蝶形骨折块较长。

(3)粉碎性骨折:可形成粉碎性或多段性骨折。

2. **腓骨骨折分类**

(1)单纯腓骨骨折:由直接暴力所致。在外力作用部位骨折呈横形或粉碎性。因有完整的胫骨作为支柱,骨折很少移位。腓骨头下骨折时,可损伤腓总神经。

(2)应力性骨折:多次重复的较小暴力作用于骨折部位,使骨小梁不断发生断裂,最终导致骨折。

(三)临床表现
局部疼痛、肿胀,可出现反常活动和畸形。可伴有腓总神经或腘神经损伤,胫前、胫后动脉损伤,胫前区和腓肠肌区张力增加,开放性骨折可见骨折端外露。

(四)治疗

1. **保守治疗**

(1)手法复位:适用于低能量,移位小,稳定型横断骨折或短斜行骨折。皮肤条件允许可通过闭合手法复位后用小夹板、石膏或支具等进行外固定治疗。

(2)跟骨牵引:对于累及关节的严重粉碎性骨折或合并皮肤挫伤不宜手术时,可行跟骨牵引,辅以手法复位,牵引 4 周,去除牵引后用小夹板、石膏或支具等外固定继续固定至骨折愈合。

2. **手术治疗**

(1)切开复位内固定:适用于不稳定型和开放性胫骨骨折,最常用的内固定是髓内钉。

其中开放伤口应彻底反复清创,合理应用抗生素。

(2) 外固定支架固定:适用于开放性骨折,尤其是皮肤、软组织损伤严重,伤口污染,骨缺损、粉碎性骨折的固定。有利于观察伤口,维持肢体正常的长度,不影响膝、踝关节活动等,临床应用较广。

二、护理

(一) 保守治疗及术前护理

1. 饮食护理　向患者宣教加强营养的重要性,注意食物的色、香、味,增加食欲。术前给予高热量、高蛋白质、高维生素、易消化饮食。

2. 体位　患肢抬高是减轻肢体肿胀的一种简单有效的方法。骨折部位应高于心脏水平,以利于骨折肢体血液及淋巴液的回流,在一定程度上,可以减少张力性水疱发生的机会。肢体肿胀明显者应加强骨折远端关节的活动以及肌肉的等长收缩运动,促进血液的回流。

3. 石膏固定的护理　详见第八章第一节石膏固定技术。

4. 小夹板固定的护理　随时查看小夹板的松紧度及肢体有无麻木、疼痛等。严防局部压疮、肢体坏死等严重并发症。

5. 牵引的护理　详见第八章第二节骨牵引技术。

6. 冰敷法　局部可冷敷,降低毛细血管通透性,减少渗出,使损伤破裂的小血管及时凝固止血,减轻肿胀。可将冰袋用干毛巾包裹置于局部冷敷,每天 3 次,每次 30 分钟,冰敷时注意询问患者感受,预防冻伤,观察患者的肢体末梢血运,甲床有无苍白、发绀等。

7. 弹力绷带加压法　弹力绷带加压包扎可以通过压迫止血的方式,限制组织的继续肿胀,减少静脉血栓的形成。治疗后对患者的患肢疼痛、麻木感进行观察,同时观察患者有无出现皮肤苍白、变凉、颜色改变等,触摸足背动脉搏动情况。若肿胀明显,可根据患者要求适当调整弹力绷带的松紧度。

8. 并发症的观察和护理

(1) 骨筋膜室综合征:重点观察"5P"征,即疼痛、感觉异常、麻痹、无脉、苍白。

(2) 神经损伤:患者若出现小腿前外侧伸肌麻痹,出现足背屈、外翻功能障碍,呈足下垂畸形;伸踇、伸趾功能丧失,呈屈曲状态;小腿前外侧和足背前、内侧感觉障碍,则提示有腓总神经损伤。

(3) 关节僵硬:功能锻炼是恢复患肢功能的重要措施。

9. 药物治疗　主要为改善血液循环和消肿药物,如 20% 甘露醇、利尿剂。

10. 骨折后张力性水疱的处理　如果骨折后张力性水疱较小(直径<1 cm 或<2 cm)时,建议采用保守疗法,促进水疱自行吸收。对直径>2 cm 的水疱,脱碘后用无菌注射器抽吸水疱内液,不剪除疱皮。

(二) 术后护理

1. 一般护理　详见本章第一节下肢骨折一般护理。

2. 外固定支架的护理　详见第八章第三节外固定支架术。

3. 骨筋膜室综合征　尽早发现,及时报告医生处理,详见本章第一节下肢骨折一般护理。

4. 功能锻炼　术后早期功能锻炼的目的主要是保持肌肉的张力和减轻局部肿胀,防止出现关节僵硬和肌肉萎缩。术后置患肢于舒适的位置,保持外展中立位,抬高患肢 20°～30° 以利于血液回流及肢体消肿,术后 6 小时即可开始进行踝关节背伸跖屈锻炼。术后第一天指导患者在床上做患肢不负重活动,进行膝关节、踝关节以及足的小关节主动伸屈锻炼,髋关节的内收外展练习,股四头肌的等长收缩,利用牵引床以进行上臂活动锻炼,训练臂力,以便下地时用拐。对于术前牵引或石膏固定时间较长,关节有一定程度僵硬的患者,应采取 CPM 机辅助锻炼,再逐渐过渡到关节的主动功能锻炼。逐渐增加锻炼强度和活动范围,增加膝与踝的主动运动。术后 2 周继续加强原来的功能锻炼并鼓励患者从床边扶床,拄双拐患肢不负重活动向部分负重活动逐步过渡。可用双拐开始扶助行走,从足趾着地开始负重,逐渐增加负重最后完全负重。

5. 健康教育

(1) 提醒患者石膏固定后要经常活动足趾,检查其背伸和跖屈情况,以判断腓总神经是否受压。让患者了解神经受压只需 1 小时即可造成麻痹,但及时解除压迫即可恢复,压迫 6～12 小时就可造成永久性的神经损害。

(2) 防跌倒:扶拐下床活动患侧肢体全足底着地,防止摔倒。加强患肢膝、踝关节屈伸锻炼,如有踝关节功能障碍可行踝部旋转、斜坡练步等;踝关节僵硬者,可行踝关节的下蹲背伸和站立屈膝背伸等。

(3) 复诊:出院后定期复查 X 线片以了解骨折愈合情况。

(张国风　施牡丹)

第八节　踝关节骨折

踝关节又称距小腿关节,或是距上关节。由胫骨下关节面和胫、腓骨的内外踝关节面与距骨滑车构成(图 15-25)。关节囊的前后壁薄而松弛,距骨滑车的关节面在形状上前宽后窄。内、外踝在高度上不一致,内踝高于外踝。内侧韧带位于踝关节内侧强韧的三角韧带,起自胫骨内踝,呈扇形向下止于距骨、跟骨、足舟骨的内侧,限制足过度外翻。外侧韧带有距腓前韧带、跟腓韧带、距腓后韧带,均较为薄弱,有防止小腿移位和限制足过度内翻的功能。踝关节骨折较为多见,无论在日常生活中或运动场上均易发生。踝部骨折加上踝部韧带损伤,占全身损伤的 4%～5%。

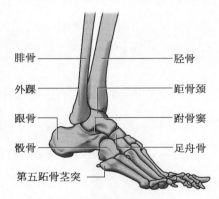

图 15-25　踝关节解剖图

一、概述

(一)病因　踝关节骨折多由间接暴力引起,如外翻、内翻或外旋等。根据暴力作用的大小、方向和受伤时足的位置而产生不同类型和程度的骨折。踝关节是负重关节,骨折均为关节内骨折,若对位不好,将形成创伤性踝关节炎,伤踝僵硬疼痛、行走困难、痛苦甚大。再者,此类损伤多为骨与韧带的合并伤,应对骨折和韧带损伤同样重视和处理。

(二)踝关节骨折分类

1. 根据骨折形态分类　稳定型骨折、不稳定型骨折。

2. 根据骨折波及范围分类　单踝骨折、双踝骨折、三踝骨折。

3. 根据骨折发生的原因分类　内翻骨折、外翻骨折、外旋骨折、垂直压缩骨折。

（三）临床表现　踝部剧烈疼痛、畸形,继而出现肿胀和皮下瘀血等。患者不能行走,严重时足部出现循环障碍。检查可见踝关节畸形,内踝或外踝有明显压痛,可有骨擦音。

（四）治疗

1. 保守治疗　适用于没有移位的骨折。可采用石膏或支具固定4~6周。

2. 手术治疗　适用于移位骨折。治疗的目的是恢复正常的解剖结构并在骨折愈合过程中维持骨折的复位,尽可能早地开始功能活动,恢复踝关节功能。骨折复位后,内踝多使用螺钉或张力带钢丝固定,外踝多使用钢板、螺钉固定。

二、护理

（一）保守治疗及术前护理　详见本章第七节胫腓骨骨折。

（二）术后护理

1. 一般护理　详见本章第一节下肢骨折一般护理。

2. 功能锻炼　踝关节骨折后引发的充血、水肿很容易导致局部软组织疼痛、瘀血或肿胀。严重者还可能引起关节僵硬,因而复位后早期指导功能锻炼尤为重要。根据患者个体情况制订康复计划,采取循序渐进与被动、主动相结合的原则,骨折愈合后,加强小腿三头肌力量训练如提踵,进行平衡训练如翘板练习,屈伸练习如斜坡和深蹲练习等。

3. 并发症护理　由于跟骨附近肌肉组织较少,皮肤血运不佳,术后极易出现皮肤坏死、切口裂开、感染等并发症。术后严密观察伤口敷料渗出情况,观察患肢远端血运、感觉、运动情况,发现敷料渗出较多,及时汇报医生更换敷料。加强营养支持,促进骨折愈合与软组织修复。

4. 健康教育　详见本章第七节胫腓骨骨折。

（张国凤　施牡丹）

第九节　足　部　骨　折

每只足有26块骨(不包括籽骨),由韧带、关节联结成为一个整体;在足底,由骨和关节形成了内纵弓、外纵弓和前面的横弓,这是维持身体平衡的重要结构(图15-26)。足弓还具有弹性,吸收振荡、负重,完成行走、跑、跳等动作。足部骨折是指发生于足部距骨、跟骨、跖骨及趾骨部位的骨折。足部骨折破坏了这一结构,引起功能障碍,因此,足部骨折的治疗目的是尽可能恢复正常的解剖关系和生理功能。

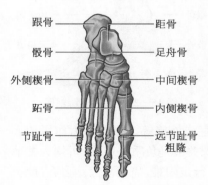

图15-26　足部解剖图

跟骨　距骨
骰骨　足舟骨
外侧楔骨　中间楔骨
跖骨　内侧楔骨
节趾骨　远节趾骨粗隆

一、跟骨骨折

跟骨骨折多为高能量损伤,如高处坠落,是足部着地后足跟遭受撞击或者车祸所致。跟骨骨折为跗骨骨折中最常见者,约占全部跗骨骨折的60%,多由高处跌下,足部着地,足跟遭受垂直撞击所致。

（一）病因

1. 跟骨结节纵形骨折　多为高处跌下时,足跟外翻位结节底部着地,结节的内侧隆起部受剪切外力所致。很少移位，一般不需处理。

2. 跟骨结节水平（鸟嘴形）骨折　为跟腱撕脱骨折的一种。如撕脱骨块小，不致影响跟腱功能。如骨折片超过结节的1/3，且有旋转及严重倾斜，或向上牵拉严重者，可手术复位，螺丝钉固定。

3. 跟骨载距突骨折　为足内翻位时，载距突受到距骨内下方冲击而引起，极少见。一般移位不多，如有移位，可用拇指将其推归原位，用短腿石膏固定4～6周。

4. 跟骨前端骨折　较少见。损伤机制为前足强烈内收加上跖屈。应拍X线斜位片，以排除跟骨前上突撕裂骨折，短腿石膏固定4～6周即可。

5. 接近跟距关节的骨折　为跟骨体的骨折，损伤机制亦为高处跌下跟骨着地，或足跟受到从下面向上的反冲击力量而引起。骨折线为斜行。从X线片正面看，骨折线由内后斜向前外，但不通过跟距关节面。因跟骨为骨松质，因此轴线位观，跟骨体两侧增宽；侧位像，跟骨体后一半连同跟骨结节向后上移位，使跟骨腹部向足心凸出成摇椅状。

（二）跟骨骨折分类

1. 不波及跟距关节的跟骨骨折

（1）跟骨结节纵行骨折。

（2）跟骨结节水平骨折。

（3）跟骨载距突骨折。

（4）跟骨前端骨折。

2. 波及跟距关节的骨折

（1）外侧跟距关节塌陷骨折。

（2）全部跟距关节塌陷骨折。

（三）临床表现　跟骨骨折时除足跟疼痛、肿胀、功能障碍外，可出现瘀血斑，多见于跟骨内侧及足底。严重者足跟部横径增宽，足弓变平，足部变长。从高处坠下时，若冲击力量大，足跟部先着地，脊柱前屈，引起脊椎压缩性骨折或脱位，甚至冲击力沿脊柱上传，引起颅底骨折和颅脑损伤，所以诊断跟骨骨折时，应常规询问和检查脊柱和颅脑的情况。

（四）治疗

1. 非手术治疗

（1）无移位型跟骨骨折包括骨折线通向关节者，用小腿石膏托制动4～6周，待临床愈合后即拆除石膏，用弹力绷带包扎，促进肿胀消退。同时需要进行功能锻炼。下地行走不宜过早，一般在伤后12周以后下地行走。

（2）有移位的骨折如跟骨纵行裂开，跟骨结节撕脱骨折和跟骨载距突骨折等。可在麻醉下行手法复位，然后用小腿石膏固定于功能位4～6周，后结节骨折需固定于跖屈位。

（3）60岁以上老年人的严重压缩粉碎性骨折采用功能疗法。即休息3～5天后用弹力绷带包扎局部，再进行功能锻炼，同时辅以理疗按摩等。

2. 手术治疗

（1）跟骨舌状骨折、跟骨体横行骨折波及关节并有移位者可在麻醉下用骨圆针撬拨复位，再用小腿石膏固定于轻度跖屈位4～6周。

（2）有移位的跟骨横行骨折、舌状骨折和跟骨后结节骨折应行切开复位，加压螺丝钉内固定。术后石膏固定于功能位4～6周。

（3）有人主张青壮年的跟骨压缩骨折甚至粉碎性骨折早期即行切开复位并植骨，以恢复跟骨的大体形态及足纵弓。视情况用或不用内固定,术后用小腿石膏固定 6~8 周。

(4) 有人主张跟骨严重粉碎性骨折早期行关节融合术,包括跟距、跟骰关节。但多数人主张先行功能疗法,以促进水肿消退,预防肌腱、关节粘连。待后期出现并发症时,再行足三关节融合术。

(五) 非手术治疗及术前护理　详见本章第七节胫腓骨骨折患者的护理。

(六) 术后护理

1. 术后常规护理　详见本章第七节胫腓骨骨折患者的护理。

2. 康复锻炼　术后早期功能锻炼的目的主要是保持肌肉的张力和减轻局部肿胀,防止出现关节僵硬和肌肉萎缩。术后置患肢于舒适的位置,保持外展中立位,抬高患肢 20°~30°以利于血液回流及肢体消肿,术后 6 小时即可开始进行踝关节背伸跖屈锻炼。术后第一天指导患者在床上做患肢不负重活动,进行膝关节、踝关节和足的小关节主动伸屈锻炼,髋关节的内收外展练习,股四头肌的等长收缩,利用牵引床以进行上臂活动锻炼,训练臂力,以便下地时用拐。逐渐增加锻炼强度和活动范围,增加膝与踝的主动运动。术后 2 周继续加强原来的功能锻炼并鼓励患者从床边扶床,挂双拐患肢不负重活动向部分负重活动逐步过渡。可用双拐开始扶助行走,从足趾着地开始负重,逐渐增加负重最后完全负重。

3. 健康教育　提醒患者石膏固定后要经常活动足趾,检查其背伸和跖屈的情况,以判断腓总神经是否受压。让患者了解神经受压只需 1 小时即可造成麻痹,但及时解除压迫即可恢复,压迫 6~12。

二、跖骨骨折

跖骨骨折是常见骨折,多因重物打击足背、碾压及足内翻扭伤引起。跖骨干骨折因相邻跖骨的支持,一般移位不大。跖骨颈骨折后,跖骨头易跖屈并向跖侧移位,如在此畸形位愈合,则将影响负重,应整复固定。第 2、3 跖骨颈部易发生应力骨折(疲劳骨折)。第 5 跖骨基部骨折是足突然内翻,腓骨短肌猛烈收缩撕脱造成,很少移位。

(一) 病因　直接暴力,撞击、扭伤及传导而来的间接外力均可致伤。

(二) 跖骨骨折分类　① 跖骨干骨折。② 跖骨颈骨折。③ 第 5 跖骨基底骨折。④ 应力性骨折。

(三) 临床表现　跖骨骨折时局部肿胀、压痛,跖骨颈疲劳骨折最初为前足痛,劳累后加剧,休息后减轻,2~3 周后在局部可摸到骨隆凸。由于没有明显的暴力外伤史,易被误诊。

(四) 治疗

1. 无移位的跖骨骨折　伤后或复位后患肢以小腿石膏或短靴石膏固定 4~6 周。

2. 有移位的跖骨骨折

(1) 跖骨干骨折:轻度移位无须手术,严重错位影响足弓者则需切开复位,钢针固定,不用仅手法复位。

(2) 第 5 跖骨基底骨折:畸形愈合患者需行跖骨头切除术。

(3) 跖骨颈骨折:手法复位无效者,需行钢针内固定术。

(4) 应力性骨折:症状较轻者可行弹力绷带固定及适当休息 3~4 周,骨折线明显者则需石膏固定。

(五) 保守治疗及术前护理　详见本章第七节胫腓骨骨折患者的护理。

（六）术后护理

1. 一般护理   详见本章第一节下肢骨折一般护理。

2. 功能锻炼   详见本章第七节胫腓骨骨折术后功能锻炼。

3. 健康教育   详见本章第七节胫腓骨骨折术后健康教育。

三、趾骨骨折

趾骨分为近节、中节及远节趾骨。趾骨之间为关节囊及韧带连接，是除踝关节以外活动度最大的部位，又由于位于足的前端，因此也是最容易受伤的部位。

（一）病因   ① 重物砸伤。② 踢碰硬物多为横断或斜行骨折。

（二）趾骨骨折分类   ① 移位性趾骨骨折。② 多发性骨折。③ 趾籽骨骨折。

（三）临床表现   趾骨部位肿胀、疼痛明显。

（四）治疗   无移位的趾骨骨折不需特别治疗，休息 2～3 周即可行走。有移位的单个趾骨骨折，行手法复位，将邻趾与伤趾用胶布一起固定，可早期行走。多数趾骨骨折在复位后，用超过足趾远端的石膏托板固定 2～3 周即可进行功能训练。在趾骨和跖骨骨折的治疗中，特别注意纠正扭转畸形及跖侧成角畸形，避免足趾因轴线改变而出现功能障碍。

（五）术后护理

1. 体位   详见本章第七节胫腓骨骨折。

2. 冰敷法   详见本章第七节胫腓骨骨折。

3. 开放性损伤   局部采用对症处理，药物外敷。

四、距骨骨折

距骨分为头部、颈部及体部；头部与舟骨构成距舟关节，后方为较窄的距骨颈；距骨体位于后方不仅体积最大，上方以滑车状与胫骨下端构成踝关节，此处为力量传导最为集中的部位，易引起损伤。距骨无肌肉附着，全部骨质几乎为软骨关节面所包围，血供有限易发生缺血性坏死。

（一）病因   多由高处坠地，足跟着地，暴力沿胫骨向下，反作用力从足跟向上，足前部强力背屈，使胫骨下端前缘插入距骨的颈、体之间，造成距骨体或距骨颈骨折，后者较多。如足强力内翻或外翻，可使距骨发生骨折脱位。

（二）距骨损伤分类

1. 距骨骨折   ① 距骨后突骨折。② 距骨体骨折。③ 距骨头骨折。④ 距骨颈骨折。

2. 距骨脱位   ① 胫距关节暂时性脱位。② 距骨下脱位。③ 距骨全脱位。

（三）临床表现   距骨骨折是以局部肿胀、疼痛、皮下瘀斑、不能站立行走等为主要表现，功能障碍明显。距骨体完全脱出者，踝关节内后部肿胀严重，局部有明显凸起，可在内踝后部触到骨性凸起，局部皮色可出现苍白、缺血或发绀。

（四）治疗

1. 无移位的距骨骨折   应以石膏靴固定 6～8 周，在骨折未坚实愈合前，尽量不负重。

2. 有移位的距骨骨折

（1）手法复位后石膏靴固定 6～8 周。尽量不要过早负重。

（2）如手法复位失败，可以采用跟骨牵引 3～4 周，再行手法复位。然后改用石膏靴严格固定 10～12 周。但因距骨体粉碎或劈裂骨折时，上下关节软骨面多在损伤愈合后发生创伤性关节炎,效果不佳。

(3) 闭合复位失败,需手术切开复位内固定。

(五) 术后护理

1. 体位　详见本章第七节胫腓骨骨折。

2. 冰敷法　详见本章第七节胫腓骨骨折。

(张国风　施牡丹)

参考文献

[1] 娄湘红,杨晓霞. 实用骨科护理学[M]. 北京:科学出版社,2006.

[2] 陈峥嵘. 现代骨科学[M]. 上海:复旦大学出版社,2010.

[3] 张长青,施慧鹏. 骨科分类手册[M]. 北京:人民卫生出版社,2008.

[4] 吴在德,吴肇汉. 外科学[M]. 北京:人民卫生出版社,2004.

[5] 侯春林,曾炳芳. 骨科手术并发症病例分析与处理[M]. 北京:中国协和医科大学出版社,2009.

[6] 山姆·威塞尔. Wiesel 骨科手术学[M]. 张长青主译. 上海:上海科学技术出版社,2013.

[7] 高士濂. 实用解剖图谱下肢分册[M]. 上海:上海科学技术出版社,2012.

[8] 周阳,张玉梅,贺爱兰,等. 骨科专科护理[M]. 北京:化学工业出版社,2020.

[9] 李乐之,路潜. 外科护理学[M]. 6 版. 北京:人民卫生出版社,2017.

[10] 郑光峰,林先军. 创伤骨科救治护理[M]. 北京:人民军医出版社,2012:122-123.

[11] 罗从风,胡承方,高洪,等. 基于 CT 的胫骨平台骨折的三柱分型[J]. 中华创伤骨科杂志,2009,11(3):201-205.

[12] 巴克利. 骨折治疗的 AO 原则[M]. 危杰,刘璠,吴新宝,等主译. 上海:上海科学技术出版社,2019.

第十六章
躯干部骨折患者的护理

第一节　脊柱骨折合并脊髓损伤

　　脊柱骨折是骨科常见创伤,发生率在骨折中占 5‰～6‰,以胸腰段发生率最高,其次为颈椎、骶椎最少;由于脊柱骨折伤情复杂,损伤较重,常常伴脊髓及马尾神经损伤(图 16-1),严重者致残,甚至丧失生命。

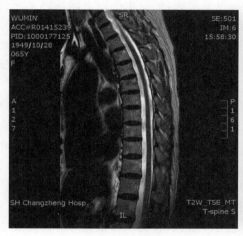
正常胸椎磁共振图

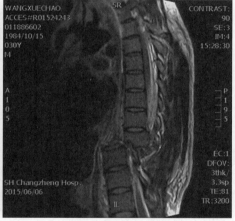
胸椎骨折磁共振图

图 16-1　正常胸椎与胸椎骨折磁共振

　　脊髓损伤由直接或间接外力导致,出现脊柱骨折脱位,以各种运动、感觉和括约肌功能障碍,肌张力异常及病理反射等为主要表现的最严重的脊柱骨折并发症。

一、概述

　　1. **脊柱骨折分类**　随着 CT 技术和病理机制的研究发展,出现了三柱分类学说。1983年,Denis 提出一种新的三柱分类概念,即将胸腰椎分为前、中、后三柱,前柱包括前纵韧带、椎体前 1/2、椎间盘的前部,中柱包括后纵韧带、椎体后 1/2、椎间盘的后部,后柱包括椎弓、黄韧带、椎间小关节和棘间韧带。脊柱的稳定性依赖中柱的完整性,当前柱遭受压缩暴力,产生椎体前方压缩者为稳定性,而爆裂骨折、韧带损伤及脊椎骨折脱位,因其为三柱均损伤,则属于不稳定性。

　　Denis 分类,即将胸腰段骨折分为压缩性骨折、爆裂性骨折、屈曲牵张型骨折、骨折脱位型四大类。

（1）压缩性骨折：主要涉及椎体前柱，中、后柱无损伤。椎体前方压缩骨折，压缩程度以椎体前缘的高度占后缘高度的比值进行计算。

（2）爆裂性骨折：骨折累及中柱，椎体后壁骨折，骨折可向两侧移位，导致两侧椎弓根间距增宽，严重的爆裂骨折可伴有后方椎板的骨折，爆裂的骨折块可突入椎管对神经结构形成压迫。

（3）屈曲牵张型（安全带损伤）：屈曲牵张型损伤最常见于车祸导致的安全带损伤，以前柱为支点，造成后柱和中柱的牵张型损伤，可累及单节段和双节段。

（4）骨折脱位型：骨折脱位是由压缩、牵张、旋转、剪切等暴力机制造成的三柱断裂，形成了椎体间的相对移动，即引起了脱位，此型极不稳定，常伴有神经结构的损伤，绝大多数患者需要手术治疗。

2. 脊髓损伤程度分类

（1）脊髓断裂：脊髓的连续性中断，可为完全性或不完全性，不完全性常伴有挫伤，又称挫裂伤。脊髓断裂后预后恶劣。

（2）脊髓休克：见于急性脊髓横贯性损害，脊髓损伤后，在受损平面以下，立即出现肢体的弛缓性瘫痪、肌张力低下或消失，各种反射均减退或消失，病变水平以下深浅感觉完全丧失，膀胱无张力，尿潴留，大便失禁，呈无张力性尿便失禁。

（3）脊髓震荡：与脑震荡相似，脊髓震荡是最轻微的脊髓损伤。脊髓遭受强烈震荡后立即发生松弛性瘫痪，损伤平面以下感觉、运动、反射及括约肌功能全部丧失。因在组织形态学上并无病理变化发生，只是暂时性功能抑制，在数分钟或数小时内即可完全恢复。

（4）脊髓挫伤与出血：脊髓挫伤与出血为脊髓的实质性破坏，外观虽完整，但脊髓内部可有出血、水肿、神经细胞破坏和神经传导纤维束的中断。脊髓挫伤的程度有很大的差别，轻者为少量的水肿和点状出血，重者则有成片挫伤、出血，可有脊髓软化及瘢痕的形成，因此，预后极不相同。

（5）脊髓受压：骨折移位，碎骨片与破碎的椎间盘挤入椎管内可直接压迫脊髓，而皱褶的黄韧带与急速形成的血肿亦可以压迫脊髓，产生一系列脊髓损伤的病理变化。及时去除压迫物后，脊髓的功能有望部分或全部恢复；如果压迫时间过久，脊髓因血液循环障碍而发生软化、萎缩或瘢痕形成，则瘫痪难以恢复。

二、护理

（一）术前护理

1. 心理护理　给予患者良好的身心照顾，尽量满足其生活需求，减轻其焦虑。

2. 体位　搬运时避免患者的脊柱屈曲和扭转，颈椎损伤翻身时保持头、颈、肩在一条直线上，胸腰椎损伤翻身时保持肩、腰、臀部在一条直线上，避免移动时再次损伤脊髓。

3. 呼吸训练　指导患者做上肢扩胸运动、深呼吸及有效咳嗽，指导患者吹气球或吹水泡，反复练习，增强患者的呼吸功能和肺活量，劝阻患者戒烟。

4. 饮食护理　指导患者进食高蛋白质，尤其是优质蛋白质的摄入，建议每天至少进食 2～3 枚鸡蛋等；多食蔬菜、水果。术前可咀嚼口香糖（木糖醇无糖），每间隔 3 小时咀嚼 1 次，每次咀嚼 10～15 分钟，每次 2 颗，可以缓解患者术前口渴、饥饿的不适反应。

5. 病情观察　严密观察生命体征、肢体活动及躯体麻痹平面的变化，如发现受伤平面以下感觉、运动、反射部分或完全消失，则有脊髓受伤的可能，应立即报告医师，给予紧急处理。

6. 疼痛护理　正确评估患者疼痛,根据其疼痛程度采取相应的护理措施。有效的止痛能够减轻患者的痛苦,提高其生活质量,增强其战胜疾病的信心。

（二）术后护理

1. 体位护理　患者术后回病房,需平稳搬动,颈椎手术需戴好颈托固定头部,保持头、颈、肩、腰、髋在同一平面;胸腰椎手术保持肩、腰、髋在同一平面,防止扭曲,患者完全清醒后头部即可垫枕头,颈椎手术者颈部需放置沙袋固定。

2. 病情观察

（1）每小时巡视一次,每小时测血压、脉搏、呼吸,有条件者行心电监护。

（2）观察四肢或双下肢运动、感觉,与术前进行比较,发现异常及时报告。

（3）重视患者主诉,颈椎术后注意有无憋气、胸闷、呼吸急促,颈部有无增粗,警惕喉头水肿或颈深部血肿甚至窒息的发生,四肢的感觉和运动功能发现异常及时报告医师;胸腰椎术后观察双下肢的感觉和运动功能,发现双下肢感觉、运动有异常,及时报告医师。

（4）注意观察伤口有无渗血及血肿形成,如渗血多时及时更换敷料。

3. 引流管护理　保持引流通畅,防止受压、扭曲、反折,注意观察引流液的量、色、质。

4. 饮食护理　指导患者进食高蛋白质,尤其是优质蛋白质的摄入,进食高热量、高维生素、易消化饮食,以促进其康复。

5. 疼痛护理　术后麻醉作用消失后,感觉开始恢复,切口疼痛逐渐加剧,此时要针对患者手术的情况做出相应解释、劝慰,必要时遵医嘱给予镇痛剂。

（三）并发症护理

1. 肺部感染　全麻、手术、疼痛等原因易引发肺部并发症,应引起重视。按时翻身叩背,鼓励患者咳嗽、深呼吸,痰液黏稠不易咳出时,可给予雾化吸入,必要时吸痰,保持呼吸道通畅。

2. 应激性溃疡　由于手术创伤大,患者在应激状态下胃肠道黏膜缺血、防御机制削弱,容易诱发应激性溃疡的发生。表现为上腹部疼痛、腹胀、嗳气,突发呕血和便血,重者可出现失血性休克;亦可发生胃穿孔,出现腹膜刺激征。应给予建立静脉通道,补充血容量;留置胃管,观察胃液及大便的性状、量;遵医嘱给予止血抗酸治疗等。

3. 脊髓神经损伤　多发生于术后 24 小时内,密切观察四肢感觉、运动情况,如发现感觉、运动功能较术前减弱或出现障碍,应及时报告医师。

4. 腹胀　外伤可引起肠蠕动减慢,肠道内残存大便产气;脊柱手术需全身麻醉,且手术俯卧位、时间较长、创伤大、出血较多等因素易引起腹胀。预防措施:患者咀嚼木糖醇无糖口香糖,每次 1~2 颗,每次 10~15 分钟,间隔 2~3 小时咀嚼 1 次。创伤引起急性腹胀,立即进行肛管排气,甘油灌肠剂灌肠;如效果欠佳,禁食、水,行胃肠减压。

5. 压力性损伤　术后平卧 6 小时后,应每 2 小时翻身一次,以解决患者的不适,预防皮肤压力性损伤。预防措施:给予患者液体或水胶体敷料预防。

6. 静脉血栓栓塞症　脊柱损伤患者由于长期卧床导致静脉血流瘀滞,手术引起高凝状态,均增加静脉血栓形成的风险。应给予抬高双下肢,促进静脉回流。给予患者机械预防（间歇压力充气泵、压力梯度袜或足底泵）;遵医嘱给予药物预防。

（四）健康指导

1. 功能锻炼

（1）颈椎患者:双手握力练习(图 16-2)和手指屈伸练习(图 16-3)。方法:用力握拳和伸手指交替进行,双手握各种形状物体,如握力器、小皮球、矿泉水瓶等;揉转石球、核桃,练手指和拇指的屈伸、手指内收、外展及协调动作。

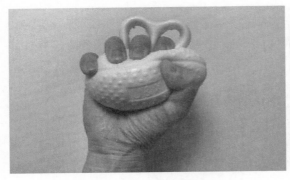

图 16-2 握力练习

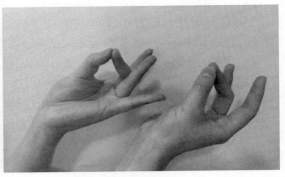

图 16-3 手指屈伸练习

(2)踝泵运动(图 16-4):屈伸踝关节,每天 3～4 次,每次 20 组。旋转踝关节,每天 3～4次,每次 20 组。

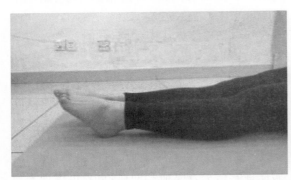

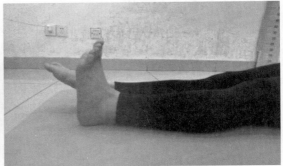

图 16-4 踝泵运动

(3)股四头肌等长收缩锻炼(图 16-5):绷紧大腿肌肉,尽量伸直膝关节,每次保持 5 秒钟,每天 3～4 次,每次 20 组。

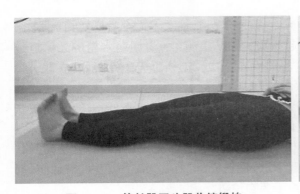

图 16-5 等长股四头肌收缩锻炼

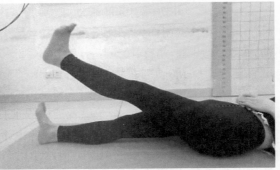

图 16-6 直腿抬高运动

(4)直腿抬高运动(图 16-6):患者取仰卧位,膝关节伸直,足背背伸,直腿上举,抬腿幅度适当并保持 5 秒后将腿缓慢放下,先单腿,后双腿交替。可从 40°开始,逐渐增大直到抬高>70°为止,每次 5～10 组,每天 5～6 次。开始时次数不能太多,以免因神经根水肿而增加疼痛。

(5) 收臀运动(图 16-7):向内收紧臀部肌肉,坚持 2～3 秒后放松,主要锻炼臀部肌肉。

(6) 膝关节伸屈运动:膝关节伸屈缓慢交替进行,主要锻炼膝关节活动。

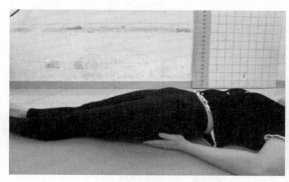

图 16-7　收臀运动

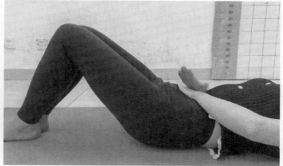

图 16-8　腹部按摩运动

(7) 腹部按摩运动(图 16-8):患者取仰卧位,双膝弯曲,腹部放松,患者双手重叠(左手在下,右手在上)置于患者右下腹部,以大鱼际肌和掌根着力,沿着升结肠、横结肠、降结肠、乙状结肠方向反复推展按摩,使腹部下陷 1 cm,幅度由小到大,直至产生肠蠕动。每天 2 次,早餐后和晚餐后 30 分钟进行,每次 10～15 分钟,主要帮助缓解便秘。

(8) 深呼吸训练

1) 缩唇呼吸运动(图 16-9):嘱患者由鼻深吸气直到无法吸入为止,稍屏息 1～2 秒,缩唇如吹口哨,由口缓慢呼出,吐气时完全排空。每天 6～8 次,每次 10 分钟,每做 5 次深呼吸后休息一下。

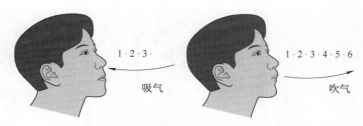

图 16-9　缩唇呼吸

2) 腹式呼吸:患者取仰卧位,两膝稍弯曲,以使腹肌松弛。患者一手放在胸骨柄部,以感觉胸部起伏,另一手放在腹部,以感觉腹部隆起程度,在呼气时用力向上向内推压,帮助腹肌收缩。由鼻子深吸气时腹部徐徐凸隆至不能再吸入气体,憋气约 2 秒,收紧腹部肌肉,然后缩唇慢呼气至腹部凹陷,呼气时间是吸气时间的 2 倍。

(9) 上肢划弧训练(图 16-10):患者进行肩关节的屈曲和外展运动。

2. 术后锻炼　手术后,患者卧床时间根据内固定器具的特性及术后脊柱稳定性而定,一般颈椎术后第 2 天即可下地,胸腰椎术后 2 周后可佩戴腰部支具下床活动(图 16-11),练习站立和行走,但起床需遵循"起床三部曲",即半卧位床上坐 3 分钟→床边坐 3 分钟→床边站立 3 分钟,无头晕不适才可以进行行走。第一次行走沿床边慢慢走数分钟即可,以不感觉疲劳为宜。行走时需有人陪伴,确保安全。行走时挺胸,时间不宜过长。忌做大幅度、高强度活动,防

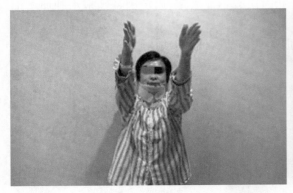
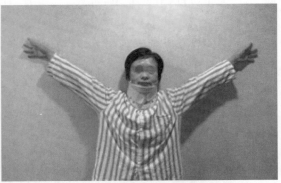

图 16‐10   上肢划弧训练

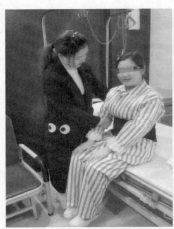
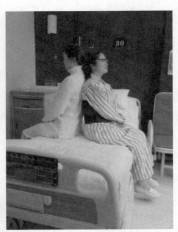

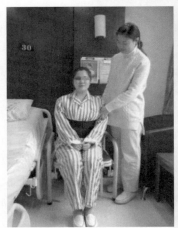
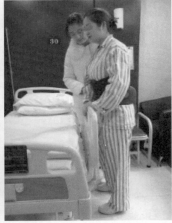
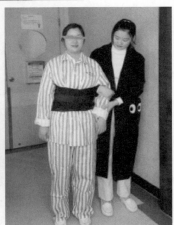

图 16‐11   佩戴腰部支具下床

止内固定松动和折断。骨质疏松者应适当延缓下床活动时间。

3. 饮食指导   给予健康饮食,进食高蛋白质、高维生素、补铁易消化饮食。多吃蔬菜水果、多喝水,多补充优质蛋白质食物(如家禽、鱼、虾、蛋类、豆制品),忌食用活血类(如人参、西洋参、桂圆、红枣)及辛辣刺激类食物,戒烟。

4. 出院指导　嘱患者出院后加强功能锻炼，避免剧烈活动，防止再次受伤，定时复查。

（戴晓洁　王润琦）

第二节　截　　瘫

截瘫是脊髓损伤所导致的一种严重的残疾，是指胸腰段脊髓损伤后，受伤平面以下的双侧肢体感觉、运动反射等消失和膀胱、肛门括约肌功能丧失的一种病症。

一、概述

（一）截瘫的分类

1. 完全性瘫痪　与脊髓完全性损伤相同，除损伤平面以下感觉、运动完全丧失，排尿排便功能障碍之外，骶段脊髓（第3、4骶椎）支配区感觉和运动功能完全丧失。在脊髓圆锥完全损伤，则仅为括约肌失控，骶区感觉和运动丧失。

2. 不完全性瘫痪　与脊髓不完全性损伤相同，脊髓损伤平面以下感觉或运动或括约肌功能不完全丧失，脊髓最低位即骶段脊髓支配区感觉和运动功能部分保留，包括骶段感觉、肛门黏膜和皮肤连接处的感觉以及肛门外括约肌的自主收缩部分保留。

（二）临床表现

1. 完全性瘫痪　表现为肌力、肌张力、反射的改变。

（1）肌力改变：主要表现为脊髓损伤平面以下肌力减退或消失，造成自主运动功能障碍。椎管内神经组织的损伤造成脊髓胸、腰或骶段的运动、感觉功能损害或丧失，截瘫不涉及上肢功能。

（2）肌张力改变：主要表现为脊髓损伤平面以下肌张力的增强或降低，影响运动功能。

（3）反射功能的改变：主要表现为脊髓损伤平面以下反射消失、减弱或亢进，出现病理反射。

2. 感觉障碍表现　主要表现为脊髓损伤平面以下感觉（痛温觉、触压觉及本体觉）的减退、消失或异常。

（1）不完全性损伤：感觉障碍不完全性丧失，病变范围和部位差异明显；损伤部位在前，表现为痛、温觉障碍；损伤部位在后，表现为触觉及本体觉障碍；损伤部位在一侧，表现为对侧浅感觉障碍、同侧触觉及深部感觉障碍。

（2）完全性损伤：损伤平面以上可有痛觉过敏，损伤平面以下感觉完全丧失，包括肛门周围的黏膜感觉的丧失。

3. 括约肌功能障碍　主要表现为膀胱括约肌和肛门括约肌功能障碍，如尿潴留、尿失禁和排便障碍。脊髓损伤早期膀胱无充盈感，呈无张力性神经源性膀胱，膀胱充盈过度时出现尿失禁。排便功能障碍是因结肠反射缺乏，肠蠕动减慢，导致排便困难，称神经源性大肠功能障碍。如排便反射破坏，发生大便失禁，称弛缓性大肠。

二、护理

（一）截瘫早期护理

1. 抗痉挛体位的摆放　正确摆放瘫痪肢体，保持好与卧床姿势相应的安静时抗痉挛体位,维持良好的血液循环。

2. 关节被动活动　指导家属对患者瘫痪肢体的关节每天按时进行被动运动,防止患者关节僵硬、畸形。

3. 预防压力性损伤　做到勤观察、勤翻身、保持床单位清洁、干燥、无皱折,避免局部潮湿等不良刺激。给予患者使用液体敷料或水胶体敷料预防。应每 2 小时翻身一次。

4. 大小便的处理　截瘫早期患者多采用留置导尿的方法,指导并教会患者进行膀胱功能训练(一般每 3～4 小时定期开放尿管),嘱患者做排尿动作,主动增加腹压或用手按压下腹部使尿液排出。保证每日饮水 3 000 mL,预防泌尿系统感染。便秘者可用开塞露、甘油灌肠剂等。

(二) 截瘫恢复期护理

1. 增加肌力、促进运动功能　为了让患者更好地应用轮椅、拐杖或助行器,要重视并加强患者的肩带肌训练、上肢支撑力训练及握力训练。

2. 日常生活活动训练　训练患者的日常生活能力,如床上活动、就餐、洗漱、更衣、排泄等。

3. 小便训练　病情稳定后可将留置尿管改为间断性导尿,制订具体的"饮水—排尿—导尿"计划。

4. 行走及轮椅训练　在康复师指导下协助患者从床转移至轮椅、从轮椅转移至厕所马桶等。使用轮椅时,每半小时利用上肢支撑躯干或倾斜躯干,以免坐骨结节处发生压力性损伤。伤后 3～5 个月,在保证患者安全的前提下,协助患者利用拐杖和助行器进行行走训练。

(三) 并发症护理

1. 关节挛缩　是关节周围的皮肤、肌肉、肌腱、神经血管等病变导致的运动障碍,表现为关节活动范围受限。伤后应早期对关节进行被动运动,将关节置于功能位,坚持关节活动,运动不要过快,避免诱发伸张反射;对于残存肌力的部位,要让患者自己主动运动,循序渐进地增大关节活动度。

2. 肺部感染　长期卧床导致肺部纤毛运动功能降低,分泌物黏附于支气管壁,不易排出,诱发肺部感染。表现为咳痰无力、分泌物量增多和黏稠度增加、肺活量下降等。应鼓励患者进行主动呼吸功能训练,如深呼吸、有效咳嗽,给予定时翻身、拍背、辅助排痰,遵医嘱早期合理使用抗生素,控制感染。

3. 静脉血栓栓塞症　截瘫患者由于长期卧床导致静脉血流瘀滞,血液流速减慢等增加静脉血栓形成的风险。抬高双下肢,促进静脉回流。避免高胆固醇饮食,给予富含纤维素饮食,多饮水,保持大便通畅,避免因排便困难造成腹内压增加,影响下肢静脉血液回流。另外,可有效利用被动或主动的功能锻炼以及机械预防(间歇压力充气泵、梯度压力弹力袜及足底泵)。

4. 压力性损伤　指局部皮肤长时间受压或受摩擦力与剪切力作用后,受力部位出现血液循环障碍而引起局部皮肤和皮下组织缺血、坏死。应以预防为先,定时翻身或变换体位,保持皮肤清洁,减轻骨突出部位受压,加强营养,纠正贫血及低蛋白血症。

5. 泌尿系统感染　是截瘫患者常见的并发症之一,因脊髓损伤后肾脏、输尿管功能正常,但是逼尿肌和括约肌失去神经支配而出现功能失调。表现为患者无法感觉到尿意,无法自主排尿。如处理不当会出现尿中较多沉渣且尿色变混,尿液出现明显异味、血尿;严重者会出现发热、寒战,尿常规白细胞增高。应保持排尿通畅,必要时给予留置尿管,嘱患者多饮水,出现感染症状应使用抗生素治疗。

6. 排便功能障碍　脊髓损伤后导致交感神经系统及结肠平滑肌、骨盆横纹肌的功能丧失,长期卧床,缺少活动,全身代谢降低,肠蠕动减慢而导致大便失禁、便秘、腹胀和不适。应保证患者充足的水分摄入,饮食给予高蛋白质、高纤维素、易消化食物,遵医嘱给予药物治疗如缓泻剂、粪便软化剂(开塞露、麻仁丸)等。

(四)健康指导

1. 康复功能训练

(1)翻身动作训练:利用上肢的反作用来加大上半身的旋转运动量,抓住床栏使上半身强力扭转(图16-12)。

(2)坐起动作训练:需要力量将接近水平的躯干训练到接近于坐位的姿势,起床后再训练返回水平位的姿势,逐渐减少倾斜的角度(图16-13)。

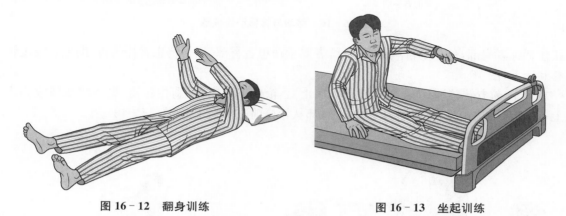

图16-12　翻身训练　　　　　　图16-13　坐起训练

(3)坐位平衡训练:在无靠背的情况下能保持坐位,利用背阔肌及残存的骶棘肌的作用,躯干从前倾位回到站立位,有效使用上肢肌力,可大旋转扶手轮(图16-14)。

(4)支撑动作训练:上肢要有充分的肌力,尤其是肩胛带周围的肌力。双手撑在两侧大转子的侧方,肘伸展,肩胛带下牵,抬起臀部。训练中要注意保护臀部皮肤,可在臀部下方垫软垫(图16-15)。

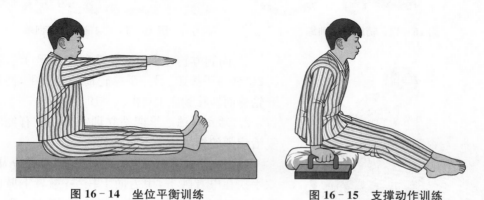

图16-14　坐位平衡训练　　　　　　图16-15　支撑动作训练

(5)移动与转移动作训练

1)坐位移动,在支撑状态下上抬臀部,向前、后、左、右移动(图16-16)。

2)轮椅与床间的转移,为使用轮椅创造条件,提高独立生活的能力。

3)辅助转移训练(由轮椅转移到床上):训练者面对患者,双膝抵住患者双膝;患者一手

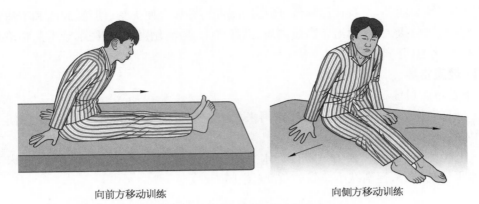

向前方移动训练　　　　　　　向侧方移动训练

图 16 - 16　移动与转移动作训练

扶住训练者肩部,另一手自然下垂;训练者双手扶患者臀部,用力将患者托起;帮助患者缓慢转移到床上(图 16 - 17)。

　　4)向前方转移训练(由轮椅转移到床上):轮椅正对床边,刹住轮椅;患者将双腿放到床上;患者双手扶轮椅扶手,用力支撑,将臀部从轮椅前方移到床上(图 16 - 18)。

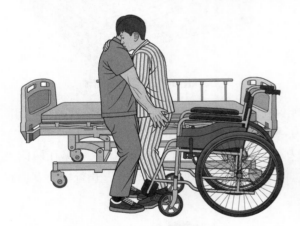

图 16 - 17　辅助转移训练

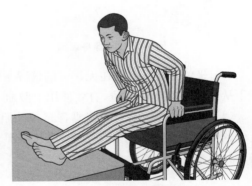

图 16 - 18　向前方转移训练

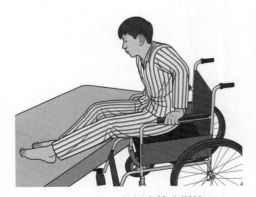

图 16 - 19　向侧方转移训练

　　5)向侧方转移训练:轮椅斜对床呈 45°,刹住轮椅;患者一手撑床,另一手撑轮椅外侧扶手,使臀部离开轮椅而转移到床上(图 16 - 19)。

　　2. 站立训练　早期站立训练必须在有经验的康复治疗师的指导协助下进行。

　　(1)站起训练:训练者面对患者,双腿分开站立,双手扶在患者腋下,用力向上托举;患者下肢佩戴矫形器,身体前倾,用力支撑双拐站起(图 16 - 20)。

　　(2)平行杠内站立训练:患者下肢佩戴矫形器,双手握持平行杠站立(家庭中可用栏杆等其他牢固的固定物代替);训练者一手扶住患者髋部,另一手扶住

患者胸部;患者挺胸站直,站立时间逐渐延长,每次站立 20~30 分钟(图 16 - 21)。

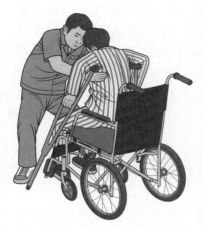

图 16-20 站起训练

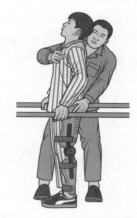

图 16-21 平行杠内站立训练

3. 呼吸功能训练 缩唇呼吸运动、腹式呼吸。

4. 膀胱功能训练 主要适用于患者的膀胱容量和顺应性能持续 3~4 小时不导尿,尿沉渣镜检白细胞(WBC/HPF)<10,体温无异常,无持续菌尿出现的患者。出现膀胱-输尿管反流、肾衰竭前期等症状是进行膀胱功能训练的禁忌证。

(1)定时排尿:留置导尿管每隔 2~3 小时开放尿管 1 次,每次开放时间为 3~5 分钟,入睡后可持续引流。

(2)盆底肌锻炼:患者取立位、坐位或卧位,先紧缩尿道及肛门附近的肌肉,有阻止尿液排出感,维持 5 秒,然后放松,休息 5 秒后再重复。每天至少练习 5 次,每次练习 10 组,训练时以不觉疲乏为宜。

(3)逼尿肌收缩诱发训练:协助患者排空膀胱后,用顺谱仪在膀胱区照射 15 分钟,在患者排尿后用手按摩膀胱区 10 分钟,然后快速灌注 5~10℃冷生理盐水 500 mL,再按摩 15 分钟,快速排出全部灌注盐水。两种方法交替使用。

(4)间歇导尿:膀胱内压低,逼尿肌不能收缩,膀胱内尿液潴留等都是间歇导尿的指征。当病情稳定并停止大量输液后即可开始。间歇导尿就是使膀胱习惯于有节律的充盈与排空、防止痉挛、避免膀胱容积过小。

5. 直肠功能训练 脊髓损伤,失去大脑的知觉控制,排便功能受到破坏,因而必须利用进食、时间控制及辅助技巧训练,建立习惯性排便。利用残余生理功能与认知行为控制排便习惯,是脊髓损伤后直肠功能训练的关键。

(1)在均衡饮食的基础上,增加纤维与水分的摄入,每天摄入液体 2 000~2 500 mL,增加粪便量及粪便含水量。

(2)配合饭后胃结肠蠕动反射原理,此反射通常在饭后 1 小时内发生,持续 15 分钟左右,早餐后蠕动最佳,此时为训练最佳时机,因此排便训练的时间安排在餐后为宜,训练时间相对固定。

(3)运动辅助:增加全身肌力及排便肌力,促进肠蠕动、促进粪便排出体外,如撑起、起坐弯腰、辅助站立等。

(4)排便训练:饭后 30 分钟坐于马桶或半卧于床上,以手掌心平放于腹部、微微施压,由腹部右下方开始,慢慢往上,然后转到左边,再向下顺着大肠走向做顺时针按摩 15 分钟。为了预防肛门过度刺激,训练时间安排为每 2～3 天训练一次,第 6 胸髓以上受伤者需注意自主神经反射异常症状,头痛、高血压、冒汗,必要时应停止腹部加压改小量灌肠。

6. 饮食指导　给予健康饮食,以高纤维、高蛋白质、低脂肪、低油、低胆固醇饮食为主。饮食摄入上应避免高热量食物,如油炸食物、肥肉、甜点、蛋糕或碳酸饮料等。

7. 定期随访　注意全身情况,尽早诊断和治疗,防止意外。

(戴晓洁　王润琦)

第三节　骨　盆　骨　折

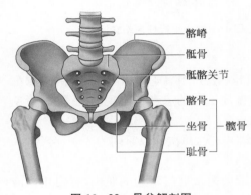

图 16 - 22　骨盆解剖图

骨盆由两侧髋骨和其前部耻坐骨支与骶骨组成,髋骨包括髋臼(图 16 - 22)。骨盆骨折大多是由直接暴力致骨盆挤压造成。常见的原因多为交通事故、塌方及战争时的火器伤。以局部疼痛、肿胀,会阴部、腹股沟部或腰部出现皮下瘀斑,下肢活动和翻身困难,患侧下肢有短缩畸形为主要表现,发生在包括骶骨、尾骨、髋骨、耻骨、坐骨等部位的骨折。50% 以上的骨盆骨折伴有直肠、膀胱、尿道损伤以及髂内、外动静脉损伤,造成大量内出血,出现创伤性失血性休克及盆腔器官的合并伤,若救治不及时,死亡率极高。

一、概述

(一) 骨盆骨折的分类

1. 压缩型　骨盆侧方受到撞击致伤,侧方的应力使骨盆向对侧挤压并变形。耻骨联合常向对侧移位,髂骨翼向内翻,伤侧骨盆向内压、内翻使骨盆环发生向对侧的扭转变形。

2. 分离型　系骨盆受到前后方向的砸击或两髋分开的暴力,骨盆环的变形使伤侧髂骨翼向外翻或扭转,使之与对侧半骨盆分开,故称分离型或开书型,髂骨外翻使髋关节处于外旋位。

3. 中间型　骨盆前后环发生骨折或脱位,但骨盆无扭转变形。

(二) 临床表现

1. 局部症状　患者有骨盆受挤压的外伤史,髋部疼痛、肿胀、活动受限及骨擦音。

2. 全身症状　除稳定性骨折外,骨盆骨折有并发损伤而出现的全身症状。患者可出现失血性休克、腹膜后血肿、腹腔内脏损伤、膀胱或后尿道损伤、直肠损伤、腰骶神经或坐骨神经损伤。

二、护理

(一) 术前护理

1. 心理护理　骨盆骨折多为意外事件,患者会产生一系列恐惧的心理反应。术前应正确引导和对待这些反应。在手术之前对病情进行认真考虑,对可能出现的情况仔细分析,采用恰当的告知方式,给予患者良好的身心照顾,尽量满足其生活需求,减轻焦虑程度。

2. 入院及术前护理　骨盆骨折多为撞击或暴力性挤压所致,易并发直肠、尿道、膀胱及髂内外动脉损伤导致大量出血,且因骨盆内血管丰富,易发生出血性休克。在患者入院及术前,护理人员应及时配合医师进行抗休克治疗,为患者建立两条以上静脉通路,对患者的生命体征、神志、瞳孔、皮肤色泽、尿量变化等进行密切观察,以对患者休克纠正情况进行综合判断,同时还应密切观察患者下肢感觉、直肠及肛门有无出血、腹部体征等。

3. 疼痛护理　正确评估患者疼痛,根据其疼痛程度采取相应的护理措施。疼痛作为第五大生命体征,在整个治疗过程中也是尤为重要的,掌握镇痛类药物的基本作用原理,做好超前镇痛、多模式镇痛,根据药物的半衰期定时用药,减少和消除患者疼痛。

4. 压力性损伤护理　骨盆骨折患者在围手术期间因卧床时间较长、活动受限、翻身困难及术后早期低蛋白血症等因素的影响,易出现压力性损伤,为防止患者出现各部位压力性损伤,应让患者使用气垫床并定时协助患者更换适当的体位进行局部减压,检查患者受压部位有无红肿,及时使用液体敷料、水胶敷料等物料保护皮肤,同时叮嘱患者多食易消化、高蛋白质、高维生素、适量脂肪、足量的糖类食物,对提高患者皮肤抵抗力有积极作用,可减少其皮肤压力性损伤的发生。

5. 术前准备

(1) 根据患者病情,完善相关检查。实验室检查如血常规、肝肾功能、备血等,影像学检查如 X 线、B 超、CT、MRI 等。

(2) 物品准备:氧气装置、心电监护仪等。

(3) 应于手术当天对患者进行会阴部备皮,在护理人员协助下使用氯己定(洗必泰)沐浴露进行床上擦浴。

(二) 术后护理

(1) 术后密切观察患者生命体征变化,给予持续吸氧和心电监护、血氧饱和度、血压监测。此外,应对患者肢体末梢血液循环情况,如皮肤温度、颜色、感觉和肿胀程度等情况进行观察记录,若发现异常情况,则应及时报告医师进行处理。

(2) 髋部骨折手术隐性失血量为 $500\sim1\,500$ mL,占总失血量的 70% 以上,观察伤口有无渗血、引流管出血量,注意全身其他部位出血;使用药物预防消化道应激性溃疡出血,减少医源性红细胞丢失。当伤口引流出血停止或出血明显减少(24 小时引流量少于 $50\sim100$ mL)时,引流管可拔除,引流管放置时间应低于 48 小时,以降低引流管逆行感染的风险。

(3) 注意观察术后伤口感染征象,多在术后 $3\sim7$ 天表现明显,如伤口疼痛或呈与脉搏跳动一致的搏动性疼痛,局部红、肿、压、痛,一旦形成脓肿,则局部出现波动感。

(4) 一般在术后 $10\sim14$ 天拆线,拆线过早可能会因为伤口愈合不牢固而发生伤口裂开、感染。给予营养支持:对于术后贫血患者,应持续进行营养支持,膳食结构以高蛋白质(鸡蛋、肉类)、高维生素饮食(水果、蔬菜)为主,必要时请营养科配置营养要素饮食;对于食欲欠佳患者,给予促胃肠动力药。

(三) 并发症护理

1. 失血性休克　由于骨盆内血管丰富,手术创面大,术中易失血多,术后也易出现活动性出血。患者可有烦躁不安、血压下降、脉搏细速、尿量 <30 mL/h;伴有口干、面色苍白、出冷汗等表现,当伤口引流大于 100 mL/h 连续 4 小时,提示伤口内有活动性出血。应及时汇报医师,严密观察意识、生命体征、血氧饱和度、皮肤色泽温度等变化以及时发现休克征象,注意观察伤口引流液的色、质、量,准确记录负压引流液的量,以及时发现有无活动性出血。

2. 急性呼吸窘迫综合征　由于骨盆多发性骨折、失血性休克等使肺微循环障碍,肺表面活性物质减少,肺泡通气与血流灌注比例失调导致急性呼吸衰竭。患者会出现肺水肿及低氧血症的临床表现。应积极治疗休克表现,纠正低氧血肿,纠正酸碱失衡。

3. 创伤后脂肪栓塞综合征　由于长骨(股骨、胫腓骨、肱骨)或骨盆骨折后骨髓中的脂肪组织被挤入撕裂的静脉内进入体循环形成脏器和组织的脂肪栓塞,患者会出现以意识障碍、皮肤瘀斑、进行性低氧血症、呼吸窘迫为特征的综合征。加强病情观察,尤其是意识、生命体征,及时纠正休克,预防感染,妥善固定骨折部位,减少或杜绝脂肪栓塞的发生。

4. 尿道膀胱损伤　骨盆骨折的患者有下尿路损伤的可能,双侧耻骨支骨折及耻骨联合分离时,尿道膜部损伤的发生率较高。患者术后会出现不同程度的会阴部麻木、小便功能障碍等症状。一旦出现小便功能障碍,及时给予留置导尿,观察患者尿液的色、质、量。

5. 神经损伤　因骨折导致骨盆不稳定、神经牵拉,或因血肿压迫损伤。患者出现肢体肌力减弱、足下垂、小腿后方及足外侧部感觉丧失,有时踝反射消失。加强患者有无神经损伤症状的观察,及早鼓励并指导患者做抗阻力肌肉锻炼,防止肌肉萎缩。

6. 静脉血栓栓塞症　骨盆骨折患者由创伤引起的下肢静脉内膜损伤,长期卧床导致的静脉血流瘀滞,手术引起的高凝状态,以上因素均可增加患者静脉血栓形成的风险。应抬高患者双下肢,促进静脉回流,使用梯度压力弹力袜。

(四)健康教育

1. 下肢肌肉等长收缩(图16-23)　即腿部肌肉进行绷紧—放松—绷紧—放松100次,第2天150次,第3天开始200次,持续进行60天。

2. 膝关节的屈伸活动(图16-24)　跟骨不离开床面。由被动活动逐渐过渡为主动活动,前入路的患者待出血停止,再进行屈膝屈髋。

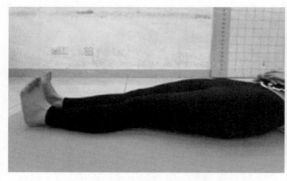 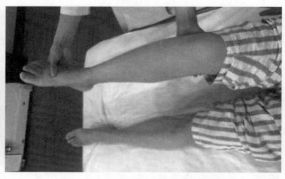

图16-23　下肢肌肉等长收缩　　　　　图16-24　膝关节的屈伸活动

3. 膝关节下压训练(图16-25)　后入路的患者待伤口停止渗血后开始训练,一般第2周开始进行膝关节下压训练。

4. 双侧脚踝力量性训练

(1)跖屈抗阻训练(图16-26):脚踝用力蹬手,手抵抗住不动,手的抵抗力随脚踝发力逐渐上升。

(2)背伸抗阻训练(图16-27):脚踝用力往上背伸,手抵抗住不动,手的抵抗力随脚踝发力逐渐上升。

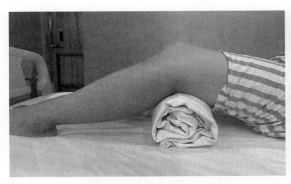

图 16-25　膝关节下压训练

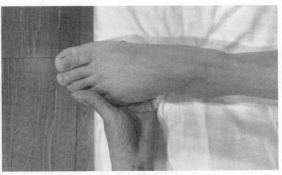

图 16-26　跖屈抗阻训练

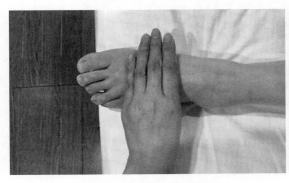

图 16-27　背伸抗阻训练

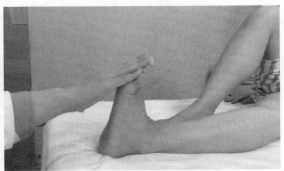

图 16-28　足趾背伸抗阻训练

5. 脚趾间肌灵活性和力量训练及足弓刺激　足趾背伸抗阻训练,足趾用力跖屈,手给予阻力(图 16-28);足趾跖屈抗阻训练,足趾用力背伸,手给予阻力(图 16-29);按压刺激足弓训练,足趾用力背伸,手给予阻力(图 16-30)。

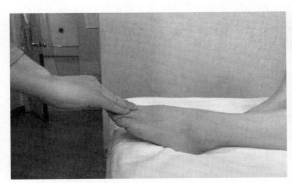

图 16-29　足趾跖屈抗阻训练

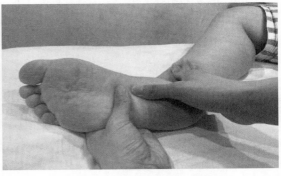

图 16-30　按压刺激足弓训练

6. 抗阻力内收和外展训练

(1) 外展抗阻训练(图 16-31):患者下肢用力外展、协助者用手抵抗,抵抗力随下肢外展的力量增大而增大。

(2) 内收抗阻训练(图 16-32):患者下肢用力内收、协助者用手抵抗,抵抗力随下肢内收的力量增大而增大。

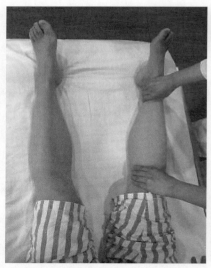 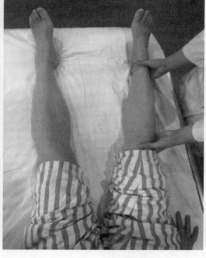

图 16‐31   外展抗阻训练   图 16‐32   内收抗阻训练

7. 出院指导   嘱患者出院后加强功能锻炼,避免剧烈活动,防止再次受伤,定时复查,术后 6 周门诊随访,复查 X 线显示骨折处愈合良好,可以承重后即可以下床站立,逐渐过渡到用步行器站立、行走,直至完全负重行走。

(姚　静)

参考文献

[1] 丁小萍,彭飞,胡三莲. 骨科疾病康复护理[M].上海:上海科学技术出版社,2021.

[2] 胥少汀,葛宝丰,徐印坎. 实用骨科学[M].北京:人民军医出版社,2015.

[3] 朱建英,叶文琴. 创伤骨科护理学[M].北京:科学出版社,2016.

[4] 田纪伟,常保国,汪学松. 当代脊柱外科疾病及手术应用[M].北京:科学技术文献出版社,2016.

[5] 杨亚娟,彭飞,于海英. 康复护理[M].上海:第二军医大学出版社,2016.

[6] 周健美. 骨科康复护理在脊柱脊髓损伤术后的应用研究[J].实用临床护理学电子杂志,2020,5(30):153.

[7] 李宝元.脊髓损伤患者术后骨科康复治疗效果探讨[J].临床医药文献电子杂志,2020,7(49):48,64.

[8] 田伟. 中国骨科大手术静脉血栓栓塞症预防指南[J].中华骨科杂志,2016,36(02):65‐71.

[9] 田伟,吴新宝,余斌,等. 骨科手术围手术期禁食禁饮管理指南[J].中华创伤骨科杂志,2019,21(10):829‐834.

[10] 赵玉沛,李宁,杨尹默,等. 中国加速康复外科围手术期管理专家共识(2016)[J].中华外科杂志,2016,54(06):413‐418.

[11] 彭风兰.脊髓损伤伴截瘫留置导尿管患者尿路感染的相关因素分析与护理对策[J].护理实践与研究,2020,17(02):99‐101.

[12] 王钢. 骨盆骨折的诊治现状与进展[J].中华创伤骨科杂志,2020,22(06):473‐474.

[13] 王丹.循证护理应用于骨盆骨折患者康复护理中价值评价[J].中国伤残医学,2020,28(1):55‐57.

[14] 杨晓红,丁俊琴,国春花.骨盆骨折合并术后膀胱破裂患者的护理[J].护士进修杂志,2020,35(09):80‐81.

第十七章
脱位患者的护理

第一节　肩关节脱位

肩关节脱位是指肩胛盂与肱骨头失去正常的解剖对合关系。肱骨头大,关节盂浅而小,关节囊松弛,其前下方组织薄弱,关节活动范围大,遭受外力机会多等。因此,肩关节脱位是临床上常见的关节脱位之一,且多发生于青壮年,男性多于女性。

一、概述

(一)解剖　肩关节骨骼由锁骨、肩胛骨、肱骨上端组成。锁骨内连于胸骨;肩胛骨由肌肉和其他软组织与胸壁连接。锁骨与胸骨间连接形成胸锁关节,与肩胛骨相连形成肩锁关节。肩胛骨与肱骨上端形成肩肱关节,与胸壁连接形成肩胛胸壁关节。各个骨骼由坚韧而富有弹性的韧带、关节囊、肌肉相互连接并由肌肉收缩活动进行肩部各种运动(图17-1)。

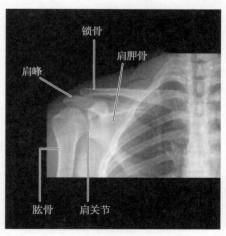

图 17-1　肩关节 X 线片

(二)病因及分型

1. **急性创伤性肩关节脱位**　急性创伤性肩关节脱位好发于青壮年,在全身关节脱位中占首位。根据脱位方向可分为:① 前脱位(95%～97%):盂下、喙突下、锁骨下、胸腔内。② 后脱位(2%～4%):较少见,多伴有关节盂后缘骨折,肱骨头前内方压缩性骨折。

2. **陈旧性肩关节脱位**　是指由各种原因导致闭合复位失败,损伤时间在 3 周以上的肩关节脱位。病理特点是关节囊及周围软组织已形成瘢痕,肩袖及周围肌肉发生不同程度的萎缩和挛缩,合并骨折者形成骨痂或畸形愈合,这些改变都将阻碍复位。

3. **复发性肩关节脱位**　复发性肩关节脱位多为前脱位,常见于青壮年。原因为首次外伤脱位后造成损伤,复位后未得到有效固定和休息,继而发生关节囊和韧带的病变、肩盂发育异常、肱骨头病变、肌腱断裂,需手术治疗。手术治疗的目的是修复关节囊、增强关节囊前壁,防止过分外展、外旋活动,稳定关节,避免再脱位。

(三)临床表现

1. 急性创伤性肩关节脱位

(1)肩部疼痛、肿胀、功能障碍。

(2)患肢轻度外展,肘关节屈曲,以健侧手托患侧前臂,头倾向患侧。

（3）外观呈方肩畸形。在腋下、喙突下或锁骨下可摸到肱骨头。

（4）搭肩试验（杜加斯征）阳性：患侧肘部紧贴胸壁时，其手掌不能搭到健侧肩部。

2．陈旧性肩关节脱位

（1）喙突或锁骨下能扪及脱位的肱骨头。

（2）患肢轻度外展，肩关节外展不超过90°。

（3）搭肩试验阳性。

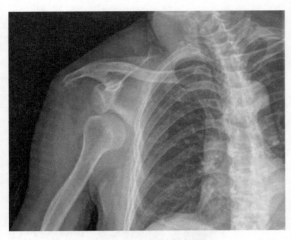

图 17 - 2   肩关节脱位

（四）诊断与治疗原则 X线检查可明确脱位类型和确定是否伴有骨折（图17 - 2）。

1．急性创伤性肩关节脱位

（1）手法复位：牵引复位法、足蹬法（Hippocrates法）、旋转复位法。

（2）手术复位：肩关节后脱位一般伴有肱骨头或肩盂的骨折，新鲜后方脱位手法复位不易成功，多采用手术复位。

2．陈旧性肩关节脱位 脱位在3个月内的青壮年患者，脱位的关节内有一定的活动范围。可试行手法复位，若手法复位失败，或脱位已超过3个月的青壮年患者，可行切开复位术，复位前先行患侧尺骨鹰嘴牵引1～2周，术后早期功能锻炼。如发现肱骨头关节面已严重破坏，则考虑做肩关节融合术或人工关节置换术。

二、护理

（一）手法复位

（1）向患者解释过程与方法，以解除患者紧张、焦虑的情绪，取得配合。

（2）复位后用支具将患肢悬挂于胸前，保持轻度外展、外旋位。肩关节处于轻度外旋位，关节囊后方的张力会变小，有利于关节囊的康复，减少再脱位发生率。需经常检查支具穿戴的松紧度，保持有效固定。

（3）观察末梢循环，观察皮肤的颜色、温度、感觉、活动等情况；如出现患肢青紫、高度肿胀、持续疼痛等，及时就诊。

（4）功能锻炼：① 即日起在胸前固定位做指、腕、肘等不受限关节的主动活动，进行肌肉的等长收缩训练，避免肌肉失用性萎缩及关节僵硬。② 解除固定后，应及早进行功能锻炼。具体方法：患者弯腰90°，患肢自然下垂；以肩为顶点做圆锥形环转，范围由小到大；指导患者做手指爬墙运动、滑车带臂上举、举手摸顶锻炼，促使肩关节功能的恢复。锻炼应循序渐进，同时适当限制肩关节的外展、外旋活动。

（二）手术复位

1．术前护理

（1）心理护理：对患者说明肩关节镜手术具有瘢痕小、创伤小、恢复快、痛苦小、安全等优势，使患者对所要进行的手术有充分的认识，消除顾虑和缓解紧张情绪。

（2）术前按常规做好各项准备及辅助检查，如血常规、凝血功能、肝肾功能、电解质及生命体征检测,老年患者需行血糖及心功能检查,了解有无代谢及心脏功能异常情况。

(3) 因肩关节手术需要采取全身麻醉,故根据麻醉要求做好术前常规宣教,要求患者在术前戒烟,练习深呼吸及有效咳嗽。

(4) 饮食指导:依据骨科手术围手术期禁食禁饮管理指南的推荐,对于不同类型的液体、食物建议禁食时间不同,例如,清饮料最短禁食 2 小时,牛奶、淀粉类固体食物最短禁食 6 小时,油炸、脂肪、肉类食物禁食应大于或等于 8 小时。术后一旦清醒即可进食清饮料,如无不良反应,1~2 小时后即可进行正常饮食。鼓励术后加强营养,提高机体抵抗力。评估患者有无慢性疾病,如心血管疾病、糖尿病等,做好相应的健康教育。

(5) 抬高患肢,保持关节功能位。

(6) 皮肤准备:范围(耳后至肘部,前至腋前线第 4 肋间,后至腋后线第 4 肋间,包括腋毛);保持指甲清洁。

(7) 术前半小时预防性使用抗生素。

2. 术后护理

(1) 病情观察:① 密切观察生命体征(体温、脉搏、呼吸、血压、血氧饱和度)。② 术后观察患者体温变化,尤其在术后 7 天内观察患者有无体温升高,以便及时发现有无感染征象。③ 密切观察伤口情况,有无红、肿、热、痛及渗液,保持伤口清洁干燥。④ 如有伤口引流,做好引流管的护理,保持有效吸引,记录引流液的色、质、量。⑤ 观察患肢末梢循环,末梢颜色、温度、感觉、活动及动脉搏动。⑥ 定时评估疼痛,指导患者听音乐,转移注意力,或用松弛疗法等方法缓解疼痛,必要时根据医嘱给予止痛药。

(2) 体位护理:术后卧位时患侧手臂下垫枕,使手臂保持稍前,注意观察肩部肿胀的面积,以利静脉回流,消除肿胀并减轻疼痛。亦可采用坐位或下床行走,患肢胸前悬吊并制动,屈肘 90°,颈腕吊带悬吊,肘与胸之间垫一枕垫,使肩关节保持轻度外展位。

(3) 并发症的观察及护理:① 臂丛神经损伤:因术中器械损伤、过度牵引等原因可引起,表现为上肢部分肌肉无力及皮肤感觉障碍。② 肩关节肿胀:手术创伤造成组织损伤、水肿,术后 24 小时内肿胀最明显,应警惕因过度肿胀造成的皮肤缺血、坏死。如颈部肿胀,应注意观察呼吸情况及有无气道受压、窒息症状。③ 感染:切口感染、肺部感染等。

(4) 功能锻炼:① 术后即按康复训练计划进行功能锻炼,指、腕主动屈伸,开始拳泵训练,用力握拳、伸掌。② 术后 1~3 周:肩周肌肉等长收缩;肘关节主动伸屈,此阶段旨在消除疼痛,减轻肌萎缩和炎症反应,避免肘关节出现失用性关节僵硬,上臂肌肉收缩的泵作用还能促进静脉回流,消除肩部肿胀。③ 术后 4~6 周:90°范围内被动前屈至主动前屈(被动前屈由护士指导患者家属进行,双手分别扶住患者的肘关节和手部,活动过程中注意动作轻柔缓慢,循序渐进;主动前屈由患者自行完成),动作应轻柔缓慢,循序渐进。90°范围内被动外展至主动外展;主动后伸。可教会患者家属帮助患者行被动锻炼,或者指导患者行爬墙练习,即肘部伸直,用手指沿着墙壁或门框尽量向上攀,维持 10 秒,3 次为一组,每天 3 组。④ 术后 7~12 周:主动前屈超过 90°;主动外展超过 90°;主动后伸;主动内收;逐步进行外旋活动。指导患者选择对肩关节有益的全身运动,如游泳、网球、跳绳等。

康复锻炼中出现疼痛是不可避免的,如果疼痛在练习停止半小时内减弱或消失,则不会对组织造成损伤,可以坚持锻炼。锻炼后根据疼痛程度可服用止痛药物并及时冰敷。肌力练习应贯穿康复计划的始终,每次应练习至肌肉有酸胀、疲劳感为宜,充分休息后再进行下一组。肌力的提高是保证关节稳定的关键因素,必须认真对待。关节肿胀会伴随整个练习过程,直至角度及肌力基本恢复正常时,肿胀才会逐渐消退。如果肿胀突然加重,应调整练习方案,减少活动量,严重时及时复诊。每次锻炼后即刻冰敷 30 分钟。如平时感到关节肿、痛、发热明显,可再冰敷,每天 2～3 次。

（三）健康教育

1. 出院指导　护士对患者进行伤口护理指导,患者于术后 2 周拆线。

2. 门诊随访　出院后第一个月为每 2 周复查一次,以后改为每个月复查一次,直至术后 6 个月。每次复查时,可根据具体情况,给予患者止痛药和冰袋,评估患者锻炼的情况,适当调整计划。

（1）饮食:做到营养摄入均衡,多摄入优质蛋白质、纤维素等,多吃奶、蛋、蔬菜和水果。

（2）恢复期:肩关节活动防止过快、过度用力,睡觉时不能常卧一侧或低枕耸肩侧卧,以免肩周围软组织因不良姿势受牵拉而劳损。日常生活中注意颈肩部保暖防寒,夏季防止肩部持续风吹或避免贪凉在阴凉处过久暴露肩部。长居寒湿之地或从事矿下工作者要采取劳动保护,防潮湿。平时加强营养,积极锻炼身体,增强体质,避免肩关节外伤。

第二节　肘关节脱位

肘关节脱位占全身大关节脱位的第二位,发生率仅次于肩关节脱位,多发于青少年,成人和儿童也时有发生,多由受到间接暴力伤害所致。新鲜脱位若能在早期确诊并进行正确有效的治疗,一般可以完全恢复。但由于肘关节脱位常伴随肘部其他结构损伤,如肱骨内上髁骨折、尺骨鹰嘴骨折和冠状突骨折,以及关节囊、韧带或血管神经束的损伤,故无论是诊断、鉴别还是治疗护理方面都具有挑战性。

一、概述

（一）解剖　正常肘关节由肱尺、肱桡和尺桡上关节组成。肘关节的前后壁薄而松弛,而两侧的纤维层增厚成桡侧副韧带和尺侧副韧带。关节纤维层的环形纤维形成一坚强的桡骨环状韧带,包绕桡骨小头（图 17－3）。

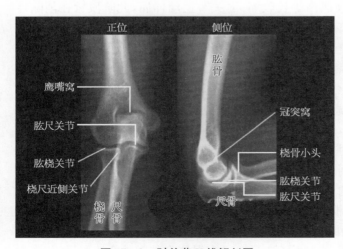

图 17－3　肘关节 X 线解剖图

（二）病因及分型　外伤是导致肘关节脱位的主要原因。根据脱位的方向,肘关节脱位可分为前脱位、后脱位、内侧脱位及外侧脱位。肘关节后部关节囊及韧带较薄弱,故临床多发生后脱位。当跌倒时肘关节处于半伸直位,手掌着地,暴力沿尺、桡骨向近端传导,尺骨鹰嘴处产生杠杆作用,前方关节囊撕裂,使尺、桡骨向肱骨后方脱出,发生肘关节后脱位。重度脱位可伴尺神经或正中神经牵拉伤。当肘关节处于屈曲位时,肘后方遭受暴力可使尺、桡骨向肱骨前方移位,发生肘关节前脱位。前脱位常合并鹰嘴骨折。当肘关节处于内翻或外翻位时遭受暴力，可发生尺侧或桡侧侧方脱位。肘关节脱位常会引起内外侧副韧带断裂，导致肘关节不稳定。

（三）临床表现

（1）肘部肿胀、疼痛、活动功能障碍。

（2）肘部明显畸形。关节弹性固定于120°～140°。

（3）肘后三角骨性标志关系改变（正常情况下，伸肘时尺骨鹰嘴和肱骨内、外上髁三点成一直线；屈肘时呈一等腰三角形）。

（四）诊断与治疗原则　根据导致肘关节脱位发生机制及X线正侧位片即可诊断（图17-4）。肘关节脱位后需及时复位，延迟复位可能继发肘部肿胀和关节活动受限，减少前臂血循环，导致Volkman肌挛缩。

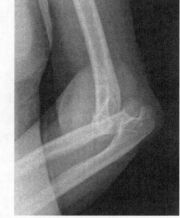

图17-4　肘关节脱位X线

1. **手法复位**　单纯性肘关节脱位的治疗原则为早期关节复位和早期活动。选择手法复位应排除血管和神经的损伤。如伤后时间甚短，肘部无明显肿胀，可在不使用麻醉的情况下用轻柔手法进行复位。如在伤后数小时就诊，局部肿胀，肌肉痉挛，宜用臂上麻醉。复位后用长臂石膏托将肘置于功能位固定3周，去除固定后开始练习主动伸屈活动，避免被动活动。对于关节内有大量积血者，应在无菌技术下穿刺抽除。常见的复位方法有以下几种。

（1）Parvin法：患者俯卧位，术者向下牵引腕部，当尺骨鹰嘴向下滑动时，同时抬高上臂。

（2）Meyn法：患者俯卧位，前臂悬于床旁，术者一手握住腕部向下牵引，另一只手引导尺骨鹰嘴复位。

（3）牵拉法：患者坐位或仰卧位，助手握上臂做持续对抗牵引，术者一手握腕部，在牵引下徐徐屈曲肘关节的同时，另一手压前臂上端于背侧，解脱嵌顿于鹰嘴窝的冠状突，减少磨损。在牵引下继续屈肘超过90°以后，可听到弹响声或摸到弹跳感，表示脱位整复。

（4）膝顶法：患者坐在有靠背的椅子上，术者立于伤侧，用同侧膝部顶住患侧肘窝，两手牵拉腕部，此时听到或感到弹响声，表示已复位。

（5）旋转法：患者坐位或仰卧在床边，术者立于伤侧，用同侧髋骨抵住患者肘窝，用对侧手握住腕部进行持续牵引，用同侧手拇指顶住患者尺骨鹰嘴突向前方推，其余四指握住肱骨下端向后方推，同时术者身体向健侧旋转，即可使肘关节复位。

2. **手术治疗**　肘关节脱位经闭合复位后无法维持或夹板固定后再次发生脱位提示脱位不稳定，需要手术治疗。常见的手术方法包括：① 手术重建肘关节韧带；② 切开复位；③ 关节成形术或关节置换术；④ 肘关节融合术；⑤ 肘关节镜手术（针对慢性肘关节疾病）。

二、护理

（一）手法复位

（1）保持有效固定，定期检查固定的松紧度。

1）新鲜脱位：① 肘关节后脱位：复位后用颈腕吊带或长臂石膏托在功能位置制动2～3周。② 肘关节前脱位：复位后将肘关节保持伸直位或过伸位，此时尺骨鹰嘴近端向远端挤压，放上加压垫，用小夹板或石膏托固定4周。③ 肘关节侧方脱位：伸肘位固定3周。

2）陈旧性关节脱位：复位前，应先拍 X 线片排除骨折、骨化性肌炎，明确脱位类型、程度、方向及骨质疏松等情况。行尺骨鹰嘴骨牵引，重量为 6～8 kg，时间约 1 周，手法复位成功后，将肘关节屈曲 90°以上，用石膏托或绷带固定 2 周，去除固定后，改用颈腕吊带悬吊 1 周。

（2）固定期间注意保持皮肤的完整性。

（3）进行心理护理及健康宣教。

（4）功能锻炼：肘关节损伤后极易产生关节僵硬、粘连，故复位成功后，应鼓励患者早期进行功能锻炼。固定期间可做肩、腕、指关节活动，去除固定后，逐渐开始肘关节主动运动，以屈肘为主，需避免肘关节的粗暴被动活动，以防发生骨化性肌炎。

（二）手术治疗

1. 术前护理

（1）心理护理：评估患者的文化水平和接受能力，了解患者的心理状态，对患者及其家属进行必要的相关知识指导，如手术目的、手术效果、术后吸收热、术后疼痛规律、术后功能锻炼的必要性等，以取得患者的理解与信任。

（2）饮食护理：依据全身麻醉的围手术期禁食禁饮管理指南推荐，对于不同类型的液体、食物建议禁食时间不同，例如，清饮料最短禁食 2 小时，牛奶、淀粉类固体食物最短禁食 6 小时，油炸、脂肪、肉类食物禁食大于或等于 8 小时及更长时间。

（3）术前准备：手术前一日保持皮肤清洁，剪除手足指（趾）甲，手术当日进行手术区域皮肤备皮，备皮范围为患侧肢体切口的上、下各 20 cm，保持手术区皮肤整洁，必要时刮除腋毛，做好手术标记；有义齿者取下义齿，患者身上的贵重物品交给家属保管；手术前做好抗生素过敏试验；按医嘱注射术前针或给口服药；术日晨监测生命体征，如有异常应报告医师。

（4）疼痛护理：因关节脱位引起局部组织损伤及神经受压，患者术前可能处于局部疼痛状态。评估患者疼痛的性质及程度，伤后 24 小时内，局部冷敷，有利于消肿止痛；伤后 24 小时后，局部热敷，减轻疼痛，并且避免继续加重疼痛的因素，或者使用镇痛药物。若移动时要托患肢，动作要轻柔。

（5）体位护理：抬高患肢，肘下垫枕，保持关节的功能位置。

（6）病情观察：观察患肢远端的血运，皮肤的颜色、温度、感觉、活动情况，如有异常及时通知医师。

2. 术后护理

（1）病情观察：① 观察患者意识状态。② 密切观察生命体征并做好记录，根据病情给予氧气吸入，同时注意保暖。③ 观察皮肤情况，患肢远端的血运，皮肤的颜色、温度、感觉、活动情况，观察有无固定性疼痛、发麻、发凉、颜色苍白或发绀。④ 保持伤口清洁干燥，观察伤口有无渗血渗液，如有异常及时通知医师处理，做好记录。

（2）疼痛护理：注意疼痛发生的时间、性质与活动的关系，遵医嘱使用止痛剂，提供安静环境，分散患者注意力并记录。

（3）体位护理：搬运时应注意扶持患肢，抬高患肢，保持关节的功能位置。

（4）石膏护理：向患者解释石膏固定的目的，指导患者配合护理。将未干的石膏暴露于空气中，必要时用烤灯烤干，石膏未干时，防止局部受压。搬运时用手掌托起石膏，勿使其变形或发生凹陷。保持石膏清洁、干燥，石膏边缘垫以棉花或海绵，防止边缘擦伤皮肤。对石膏内皮肤瘙痒的患者，禁用尖硬物件搔抓，避免皮肤破溃。对石膏边缘的皮肤经常进行按摩，防止压疮。

（5）功能锻炼：肘关节在固定期间伸掌握拳、手指屈伸等活动，在外固定保护下做肩关节、腕关节活动。术后 4～12 周,解除石膏固定后,逐步恢复肘关节锻炼,开始进行被动和主动的肘关节屈伸、旋转功能锻炼。功能锻炼时要坚持,活动幅度和力量要循序渐进,锻炼时应注意以主动锻炼为主,被动活动时动作应轻柔,以不引起剧烈疼痛为度,以免引起骨化性肌炎而加重肘关节僵硬。锻炼方法包括:① 伸展练习(即伸直肘关节):坐位,伸肘,拳心向上,将肘部支撑固定于桌面上,小臂及手悬于桌外,肌肉完全放松,使肘在自重或重物作用下缓慢下垂伸直(必要时可于手腕处加轻小重物为负荷,加大练习力度),至疼痛处应停止。待组织适应,疼痛消失后再加大角度,一般为每次 10～15 分钟,每天 1 次或 2 次。② 屈肘肌力(肱二头肌)练习:坐位或站立位,上臂保持一定的位置不使之移动,手握哑铃等重物,拳心向上,前臂向内弯曲(即弯曲肘关节),坚持至力竭放松为 1 次,每组 5～10 次,每天 2～4 组。③ 伸肘肌力(肱三头肌)练习:坐位,身体前倾,前臂紧贴于体侧向后伸直至与地面平行,屈肘手握哑铃等重物,抗哑铃等重物的阻力伸直肘关节,前臂始终贴于体侧,坚持至力竭放松 1 次,每组 5～10 次,每天 2～4 组。④ 旋转练习:用健侧手掌托稳患肘,做患肢前臂的旋前、旋后运动,每次 5～8 分钟,每天 2 次或 3 次。此外,还可行拧毛巾、拧螺钉、穿衣等训练。

第三节　创伤性髋关节脱位

　　髋关节脱位占全身四大关节脱位的第三位。髋关节是连接躯干和下肢的重要关节,也是全身负荷体重最多、受力最重的关节,同时还在走、跑、坐、蹲等大范围运动中起关键作用。由髋臼和股骨头紧密结合形成的髋臼关节,周围有坚强的韧带和强壮的肌群,因此,只有强大的暴力才会引起髋关节脱位,如车祸、坠落伤等。髋关节脱位的同时通常伴有其他脏器的损伤或骨盆损伤,易导致出血及休克,需尽快进行复位治疗。

一、概述

　　(一)解剖　髋关节是多轴性球窝状关节,由股骨的股骨头和髋骨的髋臼两部分组成。髋骨由髂骨、耻骨和坐骨共同构成,由髂股韧带、耻股韧带和坐股韧带支撑,使得关节囊更加稳固。两侧髋关节通过骨盆相互联结,而通过骶髂关节和腰骶关节连接脊柱。左、右髋骨在耻骨联合前方相互联结,而在骶髂关节后方与骶骨相互联结。髋关节的凹面,即髋臼,位于骨盆的外侧并朝向前下外方。周围有关节唇,使髋臼变深,以防脱位。关节囊是马蹄形的,外侧尤其厚实,因为此处传递主要的承重力量。股骨头是髋关节球臼结构中的凸出部分,相当于圆球的2/3,方向朝上、内、前(图 17 - 5)。

　　髋关节的关节面形态、关节囊和韧带的加强机制等,使得髋关节在功能活动中能灵活稳健地完成较大范围的动作。在加强关节囊稳定的三条韧带中,髂股韧带、耻股韧带位于前方,坐股韧带位于后方。髂股韧带起于髂前下棘,向下呈“人”字形,经关节囊前方止于转子间线。主要作用是加强前部关节囊,限制大腿过伸,限制髋关节外旋;耻股韧带加强关节囊的前下方,可限制髋的外展;坐股韧带加强后方关节囊,防止髋关节过度内收内旋。

　　(二)病因及分型　创伤性髋关节脱位包括前脱位、后脱位和中心脱位,超过 80% 为后脱位。

　　1. 髋关节后脱位　70% 以上的髋关节后脱位来源于交通事故(仪表盘损伤,dashboard injury),其他如高坠伤、运动伤。对于典型的仪表盘损伤,后脱位的损伤机制被归结为患者的

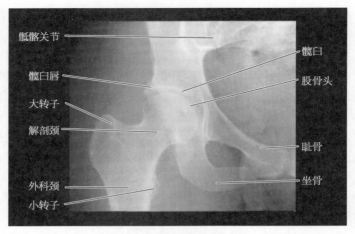

图 17-5 髋关节 X 线解剖图

膝盖撞击仪表盘,此时髋关节处于屈曲、内收状态,来自膝关节的轴向暴力沿股骨长轴方向传递,为股骨头撞击髋臼后壁造成。可采用 Epstein 分类法分为五型。

2. 髋关节前脱位 髋关节前脱位较少见,在部分交通事故和高坠伤中可能发生,可分为闭孔下、髂骨下、耻骨下脱位。

3. 髋关节中心脱位 来自侧方的暴力,直接撞击在股骨转子区,可以使股骨头水平向内移动,穿过髋臼内侧壁而进入骨盆腔。中心脱位常伴有髋臼骨折。

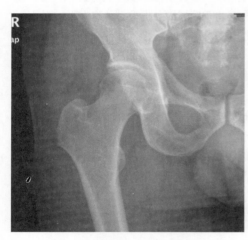

图 17-6 髋关节脱位 X 线正位片

(三)临床表现 创伤性髋关节脱位患者通常有外伤史,如车祸、高处坠落、大能量挤压伤,髋部明显疼痛,弹性固定,活动障碍。辅以体格检查、X 线(骨盆前后位和 Judet 骨盆 45°斜位片)和 CT 检查可作出诊断(图 17-6)。

1. 髋关节后脱位

(1)髋关节屈曲、内收、内旋,足尖触及足背,患肢短缩。

(2)腹股沟部关节空虚,髂骨后可摸到隆起的股骨头。

(3)部分可发生坐骨神经损伤。

(4)晚期可并发股骨头坏死。

2. 髋关节前脱位

(1)患肢外旋、外展,略屈髋畸形,患肢较健侧稍长。

(2)在闭孔附近或腹股沟韧带附近可扪及股骨头。

(3)如股骨头停留在耻骨上水平,可压迫股动、静脉,出现下肢循环障碍。

(4)如股骨头停留在闭孔内,可压迫闭孔神经,出现麻痹症状。

3. 髋关节中心脱位

(1)体征不明显,髋部肿胀较轻。

(2)疼痛显著,下肢功能障碍。脱位严重者,患肢可出现短缩。

（四）诊断与治疗原则　　X线检查可明确诊断，必要时行CT检查髋臼后缘及关节内骨折情况。

1. **闭合手法复位**　确诊创伤性髋关节脱位的患者，在生命体征稳定的前提下，仔细分析髋关节的脱位类型，尽量先行闭合手法复位。延迟复位会增加股骨头缺血性坏死的危险，建议复位应在脱位6小时内完成。复位时常需要使用静脉镇静药或止痛药，甚至使用全麻。手法复位包括Allis法、Stimson法等。Stimson重力复位的优点在于创伤小，但此复位需要在俯卧位的情况下进行，所以对于一些合并有其他脏器损伤的患者不宜行Stimson法复位。无论选择何种方法，闭合复位只能操作2～3次，反复多次复位可能会导致医源性股骨头、股骨颈或股骨干骨折，损伤股骨头或髋臼软骨。闭合复位结束后，应该拍摄骨盆正位X线片及CT扫描以确保髋关节同心圆复位。检查示复位良好且无合并骨折者，需行皮肤牵引或骨牵引固定或人字石膏固定，固定时间视病情而定，一般休息数日至2周，然后进行功能锻炼。

2. **手术治疗**

（1）闭合复位后，髋关节难以复位或复位后关节仍不稳定，或出现脱位伴股骨颈骨折、脱位伴坐骨神经损伤或大血管损伤、开放性髋关节脱位者，应行急诊切开复位。

（2）髋关节脱位合并股骨头骨折或髋臼骨折者，应行关节清理并同时处理合并的骨折。

（3）髋关节脱位还常合并股骨头缺血性坏死，对此可进行保髋治疗，行吻合血管游离腓骨移植，或进行人工髋关节置换术。吻合血管游离腓骨移植术的手术过程是截取6～8 cm带血管蒂自体腓骨，髋骨部位暴露关节囊，清理骨赘、炎性增生的滑膜组织等，刮除死骨，取髂骨植骨，将腓骨嵌入骨槽内，腓骨骨膜已剥面与股骨胫骨槽部紧密相连，以可吸收螺丝钉固定腓骨，腓骨动静脉与旋骨外动静脉吻合。髋关节脱位合并创伤性骨关节炎的发生率和严重程度与周围软组织的损伤程度有关，目前主要是以保守治疗，对于一些症状比较明显的患者也可以进行髋关节置换以达到提高生活质量的目的。

（4）髋关节脱位合并坐骨神经损伤，主要是由脱位的股骨头直接压迫神经或下肢内旋后神经延长导致的损伤，其主要发生率为7%～15%，可在切开复位术中行坐骨神经探查术处理。

二、护理

（一）手法复位术后护理

1. **复位后行有效皮牵引**

（1）牵引重量为2～3 kg，一般不超过5 kg。

（2）皮牵引固定有效，牵引套松紧以能伸进1指为宜。

（3）每班检查牵引装置，如牵引位置及松紧度；牵引绳是否在滑轮内；牵引锤是否悬空等。

（4）嘱患者及其家属不得擅自改变体位，不能随意增减牵引重量。

2. **功能锻炼**

（1）患肢进行踝泵、股四头肌静力收缩运动，避免肌肉失用性萎缩、关节僵硬及足下垂畸形。

（2）鼓励其他不受限关节的活动及肌力运动。

（3）鼓励患者在床上进行力所能及的生活自理活动。牵引撤除后及早进行功能锻炼，避免可引起再脱位的动作。

3. **心理护理**　复位后牵引一般需要4～6周，医护人员应该多与患者交流，给予患者及家属更多情感上的支撑与帮助，通过心理支持、有效的康复指导和不良生活习惯的纠正，提高患者的治疗效果及应对能力。

4. 保持皮肤完整性   每班检查牵引套内及其周围皮肤，检查易受压处皮肤，局部减压，避免压力性损伤。

5. 饮食护理   进食高维生素、高纤维的食物，避免便秘；多饮水，避免泌尿系统感染。

(二) 游离腓骨吻合血管术的围术期护理

1. 术前护理

(1) 心理护理：多数患者对于治疗过程认知不足，加上经济、精神、家庭方面的巨大压力和对自我意识的改变，存在焦虑、抑郁等负性情绪。患者出院后面临长期卧床的现状，故需要建立有效的情感和社会支持系统，护士要积极地与患者沟通，解答他们的疑惑，帮助患者建立积极的应对方式，让他们能正确认识自我，更好地配合治疗。

(2) 术前准备：指导患者练习咳嗽、咳痰。术前戒烟。告知患者家属准备尿壶、便盆，指导患者练习床上大小便。依据围手术期禁食禁饮管理指南的推荐，对于不同类型的液体、食物建议禁食时间不同，例如，清饮料最短禁食 2 小时，牛奶、淀粉类固体食物最短禁食 6 小时，油炸、脂肪、肉类食物禁食大于或等于 8 小时。指导患者手术当日取下义齿及首饰。

(3) 皮肤准备：术前手术野皮肤准备，用 75% 乙醇纱布擦拭患肢并用无菌敷料包裹，可减少细菌移生现象，从而减少伤口感染的机会。手术切口的部位与大小决定了皮肤准备的范围。

2. 术后护理

(1) 病情观察：术后评估护理级别，密切监测生命体征变化，遵医嘱给予吸氧。观察患肢的皮肤温度、颜色、有无肿胀情况，评估患者的疼痛、患肢肢端血运情况。保持股骨及腓骨取骨处敷料清洁，如有血液外渗，应及时换药。髋部出血较多，应用沙袋压迫止血。腓骨处纱布加压包扎。根据医嘱应用止血药，查血常规，必要时输血。如有留置导尿管或引流管，观察导管固定情况及位置，观察引流液和尿液的色、质、量，做好护理记录。负压引流一般在术后 48 小时拔除，导尿管在夹管训练后尽快拔除。

(2) 疼痛护理：该手术存在两处切口，大部分患者术后会感到中、重度疼痛，有研究者报道采用多模式镇痛方案可取得良好效果。多模式镇痛方案贯穿围手术期，术前 2 天可开始口服止痛药，进行超前镇痛；术中在髋关节周围关节囊、周围肌肉和深筋膜等部位注射罗哌卡因，术后予以切口周围冰敷 24 小时，术后第 1 天开始口服止痛药。

(3) 并发症预防与护理：① 预防压力性损伤：保持床单位平整、无褶皱，保持皮肤清洁、干燥，指导患者抬臀，每 2 小时 1 次，避免拖、拉等动作。指导家属帮助患者按摩足跟等骨突出部位。每班护士交班时进行皮肤情况的评估，可应用合适的敷料或气垫床预防压力性损伤。② 预防深静脉血栓：手术创伤和术后肢体制动血流缓慢引起的高凝状态是导致深静脉血栓的主要原因，术后应密切观察患者肿胀情况、疼痛感及有无水肿，指导术后进行踝泵运动，促进血液循环，可适当垫枕抬高患肢 10°～15°，有利于静脉回流。③ 预防感染：感染一般包括切口感染、肺部感染、尿路感染等。应预防性使用抗生素，保持切口处敷料清洁、干燥，有渗出时及时更换。鼓励患者有效咳嗽，必要时进行雾化治疗。留置导尿患者每天做好会阴护理，鼓励自主解尿、尽快拔管。

(4) 功能锻炼：早期有效的功能锻炼能加速患者血液循环、减轻肢体肿胀、预防下肢静脉血栓形成并预防关节僵硬。术后指导患者进行股四头肌长收缩运动。每天做关节及肌肉向心性按摩，双踝关节背伸、内翻、外翻，足趾屈曲、伸展。术后第 5 天至第 2 周，患肢肿胀逐步减退，吻合血管已大致愈合，可新增膝关节的伸屈运动，将患肢逐步屈曲，注意保持足底置于床上，然后再逐步伸直。也可配合使用膝关节功能训练机（CPM）进行被动锻炼。术后第 2 周后，髋关节活动范围可达 30°～85°，可开始主动练习。加强患肢外展、外旋和内收功能锻炼，练习直腿抬高。术后 3 个月在不负重情况下拄双拐练习行走。术后 6 个月后，遵医嘱行患肢负重练习。

3. 出院指导　评估患者出院后的社会支持情况，提供出院后回家或转院方式的指导和建议。告知患者及其家属定期门诊复查的重要性，复诊时拍片，并由医师指导康复活动，避免过早负重。指导出院后的伤口护理，保持伤口干燥，如有红、肿、热、痛现象，及时就诊。康复期间多饮水，进食富含纤维的食物，预防便秘。遵医嘱服药，注意安全，防止跌倒。鼓励患者正视疾病，增加其预后和康复的信心。

（三）人工髋关节置换术的围手术期护理　详见第十九章第一节髋关节置换。

（四）关节脱位护理质量控制流程图　见图 17-7。

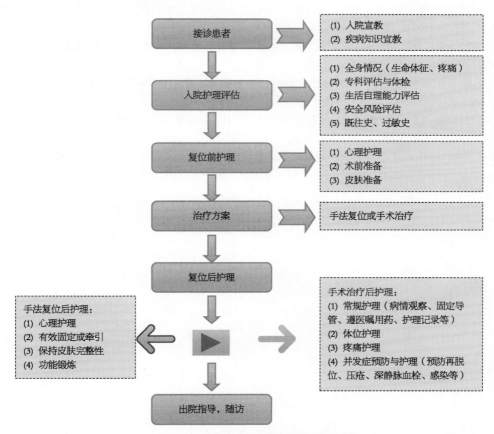

图 17-7　关节脱位护理质量控制流程图

（杨志英）

参考文献

［1］白求恩·骨科加速康复联盟，白求恩公益基金会创伤骨科专业委员会，白求恩公益基金会关节外科专业委员会，等. 骨科手术围手术期禁食禁饮管理指南［J］. 中华创伤骨科杂志，2019，21（10）：829-834.

［2］吴晓明，蔡明，东靖明，等. 肩关节后脱位诊断与治疗的专家共识［J］. 中国骨与关节杂志，2019，8（8）：610-616.

［3］侯树勋.骨科学［M］.北京：人民卫生出版社,2015.

［4］胥少汀,葛宝丰.实用骨科学［M］.北京：人民军医出版社,2012.

［5］戴尅戎.现代关节外科学［M］.北京：科学出版社,2007.

［6］朱日奇,祖罡.铰链式外固定架固定治疗不稳定肘关节后脱位［J］.中国骨与关节损伤杂志,2019,34(11)：1210-1211.

［7］孙伟桐,蒋协远,公茂琪,等.陈旧性肘关节脱位的诊断与治疗［J］.国际外科学杂志,2020,47(11)：721-725.

［8］李迪斐,孙雅妮,黄轶刚,等.多模式镇痛在游离腓骨移植治疗青壮年股骨头坏死中的疗效研究［J］.中国修复重建外科杂志,2020,34(05)：579-584.

［9］何丹,周玲,孙雅妮,等.股骨头坏死游离腓骨治疗患者内心体验及应对方式的质性研究［J］.中华现代护理杂志,2017,23(23)：2989-2992.

［10］王恬,刘晓宇,陆海英,等.全髋关节置换术后患者早期抗阻训练的最佳证据总结［J］.中华护理杂志,2020,55(10)：1476-1483.

［11］刘云访,李素云,喻姣花,等.髋关节置换术后成人患者血栓预防和管理的证据总结［J］.护理学杂志,2021,36(03)：33-37.

［12］何丹,胡三莲,周玲,等.股骨头坏死保髋治疗患者焦虑情绪及家属照顾负荷的现状调查［J］.中华现代护理杂志,2017,23(14)：1855-1859.

［13］冯晓兰,高卉,王洁,等.髋关节外展辅助训练仪的设计及在全髋关节置换患者中的应用［J］.解放军护理杂志,2020,37(11)：84-86,89.

［14］谷斌,陈绪娜,张千坤,等.全髋关节置换术后患者渐进式平衡训练方案的制订与应用［J］.中华护理杂志,2020,55(10)：1458-1464.

第十八章
四肢显微修复患者的护理

第一节　四肢显微外科一般护理

　　显微外科是运用光学仪器对微小组织进行精细手术的一项外科临床新技术,使手术更精细和准确。现已广泛应用于手术如骨科、整形外科等学科的各个专业。显微外科在骨科的运用由来已久,1963 年 1 月,世界首例断肢再植成功问世,陈中伟院士被誉为"世界断肢再植之父",为显微外科在骨科的发展奠定了基础。此后,游离足趾移植再造拇指成功,利用各类皮瓣修复软组织缺损及周围神经显微外科修复的实践与成功,为显微外科的发展丰富了内涵。目前,骨科显微外科主要应用范畴为:断肢(指)再植,拇指再造,皮(肌)瓣移植,骨移植,以及复合组织移植和组合组织移植等。显微外科手术中,小血管的吻合技术固然对手术的成败起着决定性的作用,但是手术后的观察及处理对于肢(指)体或皮瓣成活与否也是极为重要的环节。显微外科护理对环境、血运观察的要求明显高于普通外科护理。术后处理的首要任务是保证患者全身情况的平稳,及时发现并正确地处理局部血液循环障碍。

一、环境设施

　　具备层流设施的专用病房,室温保持在 20～25℃,湿度以 60％ 为宜,避免对流风(图18-1)。保持病房安静,整洁。墙面、地面、桌面、床单位每日清洁消毒,每床备用快速洗手液,专用测量皮温设备,避免交叉感染。病房严格探视管理。

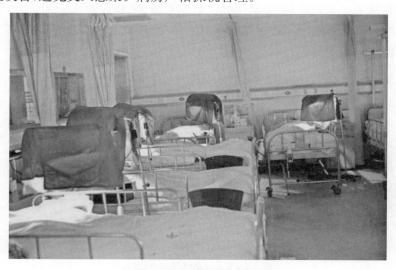

图 18-1　四肢显微病房全貌

二、麻醉后护理

显微外科手术多采用局部神经阻滞、喉罩全麻等方法。肢体感觉恢复程度不一，一般在2~6小时内恢复感觉。按照不同麻醉方式护理常规要求进行护理。

（一）全身情况观察 按照护理级别监测生命体征，特别是对于大肢体再植的患者，更要注意术后患者的全身情况。可能出现的全身性术后并发症包括：血容量不足、急性肾衰竭、低蛋白血症、水与电解质平衡失调、感染及其他脏器的损害等。

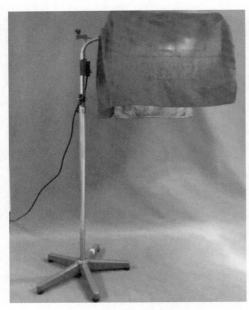

图 18 - 2   多功能支架烤灯

（二）术后保温 显微外科术后应注意保温，避免寒冷、冷风等刺激而导致血管痉挛，患者应避免肢体过多暴露。可用 60 W 烤灯进行局部加温，使局部血管处于舒张状态，注意防止灼伤（图 18 - 2）。局部血运较差则不宜使用烤灯，否则会加速局部组织的新陈代谢，加速组织耗氧、组织变性和坏死的过程。烤灯一般 24 小时持续照射，维持 1~2 周，灯距为 30~45 cm。使血管处于舒张状态，注意保证安全有效，避免光源刺激。

（三）饮食 根据不同的麻醉方式按医嘱给予相应的饮食指导。术后饮食应清淡易消化，高纤维类饮食，忌辛辣食物，禁烟酒。失血渗出多者给予高能量、高蛋白质饮食。

（四）体位的摆放 平卧 10~14 天，患肢运用肢体功能垫（图 18 - 3，图 18 - 4），避免血管走行部位压迫，略高于心脏水平，防止局部受压，肢体放置过高，不利于动脉灌注，肢体放置过低，不利于静脉回流。

（五）局部血液循环的观察 我国现阶段对断指再植疗效的评定标准为《中华医学会手外科学会断指再植功能评定试用标准》（2000 年版），术后主要通过皮温、皮肤颜色、组织张力、毛细血管充盈等指标进行血运评估，根据医嘱定时定点监测，将四项指标综合分析，判断显微外科术后血运情况。临床多运用点式接触数字温度计、红外线测温仪监测皮温；多普勒血流监测仪探查血流监测血运情况更为直观。

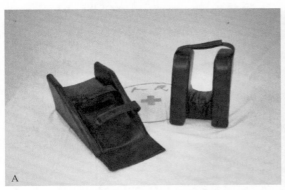
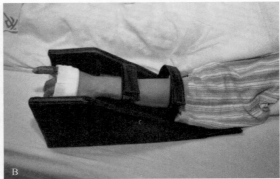

图 18 - 3   多功能手垫的运用

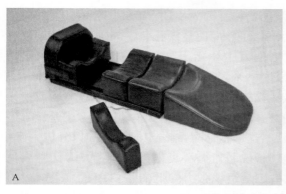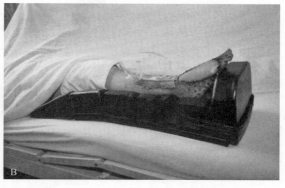

图 18-4　多功能体位垫的运用

　　1. **皮温**　皮温是皮肤表面温度。对再植(指)或移植指来说,皮温是判断血运较准确的指标,但移植皮瓣温度常受到深部组织和外界温度影响,故不能准确反映皮瓣血运的情况。皮肤温度正常值为 33～35℃。一般来说,患侧应与健侧相似或略低 1～2℃,但受室温、暴露切口、减张切口等因素影响。测定时应在相同环境下,患侧应移去烤灯照射 10 分钟,与健侧对应点进行比较。术后每小时监测,连续测量 7 天后根据病情调整测量频率。若患肢皮温较健侧低 3℃以上,提示有血管危象,应立即处理。麻醉后皮温一般较正常偏低,但术后 3 小时内复温。临床通常运用数字温度计测量,测量皮温时,测量部位应固定、测量时间及压力要恒定。测温时应调试测温仪温度至恒定状态,采用持笔式手法,利用测温仪的重量垂直接触患肢进行测量皮温,以显示温度数字波动缓慢为读数,比较患侧与健侧的皮温差;目前也有运用红外线测温仪进行非接触式皮温监测;也有学者采用各种先进设备探索血流动力变化,如激光多普勒血流显像仪借助高频血管探头,通过彩色多普勒能量图和彩色多普勒血流图来对断肢再植的微细血管吻合端进行监控,以此了解断指再植血管吻合端的血流动力学变化,红外线成像技术也在血运观察中得到了较好的运用。组织的渗血、渗液可干扰皮温的测定,因此应保持皮瓣测温区域干燥无血痂、无渗出。

　　2. **皮肤颜色**　再植(指)或移植指端皮肤红润,弹性好,指甲粉红,说明血液循环良好。动

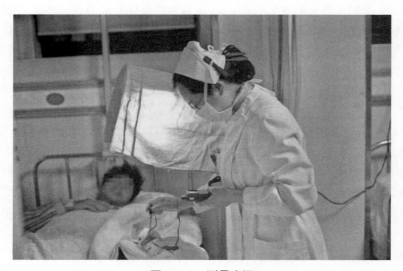

图 18-5　测量皮温

脉危象：皮肤颜色变淡或苍白；静脉危象根据颜色变化可分为 4 期：暗红—红紫—紫红—紫黑，在前两期若皮温无显著下降可对症治疗，但到第三期，即使是皮温良好，也必须立即处理或血管探查，以免患肢由于缺氧时间太长而不能回逆，发生坏死。动静脉混合危象皮肤呈灰暗色，最后变为紫黑色。但临床患者皮肤颜色深浅不一，环境及光线也对观察有影响。

3. **毛细血管充盈情况** 用棉签压迫皮肤或试植指（趾）的指甲。正常情况下，皮肤或甲床苍白，移去棉签后，2～3 秒内皮肤和甲床转为粉红，即恢复充盈为正常。动脉危象：返流减慢或消失；静脉危象：返流早期增快，后期消失。观察这个指标时，结合其他指标加以分析。

4. **组织张力** 再植或移植区域皮肤形态丰满，说明血循环良好。组织张力降低则表现为皮肤皱褶，甚至组织塌陷，无弹性，动脉供血不足是组织张力降低的主要因素。组织张力增大表现为肿胀，肿胀根据程度轻重分Ⅰ—Ⅲ度（表 18-1）：静脉回流受阻是组织张力增大的主要因素，早期肤色青紫，皮纹减少或消失，指腹肿胀，弹性加大，后期出现水泡；抬高患肢能促使静脉回流，如果肿胀较重、张力较大，可在肢体远侧多部位切开减压。检查包扎松紧，过紧应及时松解，缺氧及创伤反应引起的肿胀，沿肢体纵轴切开筋膜减压。神经再生前肌肉丧失主动运动而影响静脉回流时可配合进行手法按摩和被动活动，待神经恢复后肿胀可自行消退。

表 18-1 肿胀程度划分

（—）	无肿胀
（+）	较正常皮肤轻度肿胀，但皮纹还在
（++）	较正常皮肤肿胀明显，皮纹消失
（+++）	皮肤极度肿胀，甚至出现水疱

5. **血管危象** 血管危象一般发生在术后 72 小时内，术后 24 小时内尤其多见。一旦出现血管危象的表现，应立即排除诱发因素，如排除血管外压迫因素去除敷料、拆除过紧的缝线等，加强保暖，使用扩容、抗凝、解痉药物，补充血容量，解除疼痛，避免情绪紧张等。如果 1 小时后不缓解，应进行手术探查。

（1）动脉危象的临床表现及处理：动脉危象是指由动脉痉挛或栓塞造成的血供不足或供血中断，引起组织或器官缺血的现象。临床表现为患侧肢体皮肤苍白、灰暗、皮肤皱纹加深，皮温降低，患肢抬高时皮肤出现花斑；指腹张力下降，瘪陷，毛细血管充盈时间延长，脉搏减弱或消失；指端侧方切口不出血或缓慢渗出暗红色血液。发生动脉危象时，首先应检查敷料包扎是否过紧，有无血痂压迫伤口，有无血肿或肿胀，如有发现应立即排除，同时适当升高室温，给予解痉药物并进行动态观察 1 小时，如有改善则继续上述治疗，如无明显改善则必须立即行手术探查。

（2）静脉危象的临床表现及处理：显微外科缝合后，静脉回流不畅可引起组织或器官淤血的现象。静脉危象表现为皮肤紫暗；皮纹变浅或消失；皮温开始不变，后缓慢下降，患肢抬高时无花斑；指腹张力增加、丰满、膨胀，毛细血管充盈时间缩短；指端侧方切开或针刺移植组织先流出暗紫色，以后流出鲜红色血液。静脉危象多见于静脉栓塞，早期可行手术探查。但因静脉回流受阻或痉挛所致静脉危象，可全身应用肝素，指侧小切口或拔甲放血等措施，多数效果良好。

6. **血管痉挛的处理** 显微血管外科手术中，血管痉挛比较常见。术后血管痉挛不及时解除，可发展形成血栓。

（1）全身性因素：血容量不足、尿潴留、伤口疼痛、精神紧张等均可引起血管痉挛，应及时补充血容量、导尿、止痛和应用镇静药物。

（2）局部因素：局部机械刺激是引起血管痉挛最常见的局部因素。避免对血管外膜的过度剥离和过度牵拉。术后患者应平卧，避免不必要的搬动，减少局部对血管的刺激。局部因血肿感染或皮瓣坏死，亦可刺激血管发生痉挛。

（3）环境的因素：最重要的是室温的影响。患肢受周围的温度的影响十分敏感。温热的刺激可引起血管扩张，寒冷的刺激则可导致血管痉挛。保持室温在 20～25℃ 之间是预防血管痉挛的基本措施。

（六）创面护理 显微外科术后需要严密观察血运，纱布包扎不利于血运观察，且容易对局部产生卡压，临床常规采用暴露疗法，在术后早期 6～8 小时拆除敷料，患肢放置于无菌治疗巾上，每班更换，如被血液污染及时更换。保持创面局部清洁，及时去除血迹，合理处理渗血，避免形成血痂，血痂一旦形成，避免机械擦拭，应采用生理盐水纱布湿敷后去除。

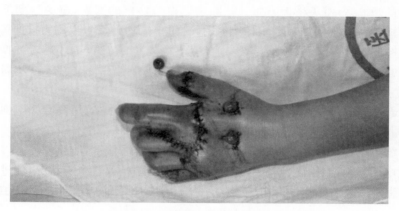

图 18‑6 暴露疗法临床运用图示

（七）显微外科用药治疗护理

1. **抗生素的应用** 显微外科手术患者受伤史中多有伤口污染情况，彻底清创，合理运用抗生素是预防感染的关键。及时进行伤口培养并测定药敏，再根据药敏试验结果选择和调整抗生素。

2. **解痉药物的应用** 解痉药物能有效避免和缓解血管痉挛。常规解痉药物主要包括：妥拉唑林（妥拉苏林）、罂粟碱、复方丹参、硫酸镁、毛冬青甲素和东莨菪碱等，可根据病情选择适用的解痉药，注意观察用药后的反应。

3. **抗凝药物的应用** 创伤及手术后，全身血液凝固性升高，这是机体保护性生理反应；同时肾上腺素释放，易发生小血管痉挛，血小板黏着度升高，血液凝固物增多，易引发血栓形成。显微外科血管细，一般直径在 1～3 mm，最小在 0.2～0.5 mm，血管壁为肌性构造，对各种物理化学刺激敏感，易发生痉挛及形成血栓。此外，吸烟对显微手术的影响十分严重。烟草中的尼古丁能够抑制巨噬细胞和成纤维细胞，引起血管收缩和血栓形成。

抗凝药物主要包括：肝素、低分子右旋糖酐、阿司匹林、双嘧达莫（潘生丁）。应根据患者的全身情况合理制定用药方案，密切观察用药后反应，在用药过程中如出现牙龈出血、鼻出血、皮下瘀斑等出血倾向症状时及时告知医师。

4. **消肿药物的应用** 导致肿胀的原因有很多，再植断面血肿形成、体位不当、淋巴回流障碍、失神经支配等都易引起肿胀。提高血浆渗透压导致组织内水分进入血管内,从而减轻组织水肿,对创伤或手术后肿胀引起的静脉回流障碍起到改善作用。

常用的脱水消肿类药物有甘露醇、β-七叶皂苷钠等。临床应用时应注意观察静脉滴速;静脉穿刺部位有无药液外渗;是否有一过性头痛、眩晕、视力模糊等不适症状;观察尿量是否增加,有无血压降低等。

5. 改善微循环,扩容药物的应用 创伤后失血较多,同时显微手术耗时长,术中持续失血,造成血容量不足,严重者可引起低血容量性休克、低蛋白血症等并发症,因此术后及时扩容有利于术后血容量的维系,提高存活率。

常用的改善微循环类扩容药物分胶体液、晶体液、血液制品三大类。应严格控制滴注速度,首次输用,开始应缓慢静滴,在注射开始后严密观察 5～10 分钟,出现不良反应都应马上停药。每日用量不宜超过 1 500 ml。

(八)健康指导

(1)保持良好情绪,避免精神紧张。祛除引起血管痉挛的因素,避免早期下床活动、大幅度变换体位、体位不当、疼痛、吸烟、机械刺激、过冷过热、血容量不足、用力排便等不良因素。

(2)严格控烟,吸烟产生的一氧化碳与血红蛋白结合后会严重削弱后者的携氧能力,导致组织缺血、伤口愈合不良;长期吸烟还会导致心脑血管及呼吸系统疾患,以及周围血管病变。因此,接受显微手术的患者应当禁止吸烟。

(3)保持舒适体位,患肢绝对休息,抬高患肢略高于心脏水平,过高会影响血液供应,过低会影响血液、淋巴回流,导致肢体肿胀。

(4)术前练习床上大小便,多吃水果蔬菜,有规律地按摩腹部,防止便秘。

(5)合理增加营养,给予高糖、高维生素、高蛋白质饮食,改善全身状况,促进手术愈合。

(6)鼓励患者遵医嘱进行功能锻炼。术后 6～8 周拔除克氏针后,即可行主动或被动训练。

(黄新艳)

第二节 断肢(指)再植

断肢再植是指将完全或不完全断离的肢体,在显微镜的辅助下,将完全或不完全断离的肢体离断的血管重新吻合,彻底清创,对骨骼、血管、神经、肌腱及皮肤进行修复,使再植肢体成活,以及恢复患肢的感觉与运动功能。1963 年,陈中伟首先报道世界首例断肢再植,被誉为"世界断肢再植之父",为显微外科在骨科的发展奠定了基础,再植外科经过 50 余年来的迅速发展,在急救处理、肢体保存、操作技术,以及术后并发症和康复理疗等方面积累了丰富的经验,并且有着很高的再植成活率。

一、概述

(一)常见的病因及分型

1. 病因

(1)切割伤:由锐器伤造成,如切纸机、菜刀、电锯、玻璃等,这些伤口断面整齐,再植的成功率较高。

(2)挤压伤:由汽车轮子、机器轮子等钝器所致,肢体常为毁损伤,再植机会较少,预期功能较差。

（3）撕脱伤：肢体卷入急速转动的机器轴心皮带或滚筒导致的离断，同时伴有潜在的血管内膜损伤，血供重建有一定的难度，由于神经损伤严重，后期功能恢复不佳。

2. **分型**　按肢体离断的程度分为完全性离断和不完全性离断。离断肢体的远端完全离体，没有残留组织相连称完全性离断（图18-7A）。伤肢的软组织大部分离断，断面伴有骨折和脱位，残留相连的软组织少于该断面软组织的1/4，重要的血管断裂或栓塞称不完全性离断（图18-7B）。

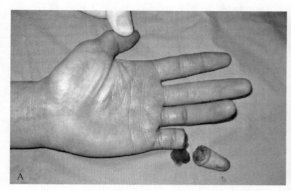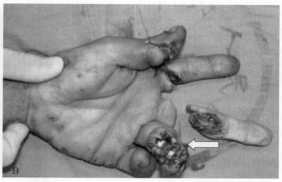

图18-7　肢体离断

A. 完全性离断；B. 不完全性离断

（二）治疗原则　断肢（指）能否再植受多种因素的影响，包括全身情况、损伤性质、离断程度、离断平面等。

1. **全身情况**　患者全身情况良好是断肢（指）再植的首要条件。若有重要器官损伤，应先进行抢救，可将断肢妥善处置冷藏，待全身情况稳定后再实施再植手术。

2. **肢体伤情**　切割伤断面整齐，污染轻，神经、血管、肌腱等重要组织挫伤轻，再植成活率高，治疗效果较好。对于碾压伤，若范围不太广泛，在切除碾压部分失活组织后可使断面变得整齐，肢体长度在一定范围内缩短后再植成功率仍可较高。

3. **离断肢（指）再植的时限**　常温下，肢（指）体断离至重建血循环的时间，即热缺血时间，不同组织耐受缺血的时限不同，到目前为止尚不能提出确切的时限。肌肉组织越丰富，耐受缺血的时间越短。一般情况下手掌部近端的离断，常温下（20～25℃）不超过6小时，冬天（4℃左右）不超过12小时。

4. **肢体离断平面**　手指的指体末端，血管直径逐渐变细形成血管网。因此，手指的离断平面越低，缝合血管的难度越大。

5. **断肢（指）再植禁忌证**

（1）经肩关节水平的离断（神经再生慢、肌肉萎缩、关节僵硬）。

（2）断肢（指）合并多发性骨折及严重软组织挫伤，血管床严重破坏，血管、神经、肌腱高位撕脱时，预计术后功能恢复较差者。

（3）离断肢体处理或保存不当，如存放在非生理性溶液中，如甲醛、乙醇或冰冻或过度干燥等。高温季节离断时间过长，断肢未经冷藏保存者。

（4）肢体本身存在畸形和功能障碍，考虑到再植后功能亦不良者。

（5）合并有其他器官的严重损伤不适合再植者。

（6）有周围血管病变的患者,如类风湿关节炎、糖尿病等。患者有全身性慢性疾病,不允许长时间手术或有出血倾向者。

二、围手术期护理

（一）术前护理

1. 断肢(指)的保存（图18-8）　断离的肢(指)体应与患者一起迅速运送至有再植条件的医院。断肢(指)用无菌纱布或清洁柔软布料包扎好置入塑料袋,减少污染;密封后再放入放置了冰块的容器中,切忌用乙醇、生理盐水或其他液体直接浸泡。

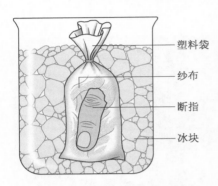

塑料袋

纱布

断指

冰块

图18-8　断肢(指)的保存方法

2. 离断肢体残端处理　观察离断肢体处的出血情况,如血管回缩后自行闭塞,采用敷料加压包扎止血,如断肢(指)残端有活动性出血,给患者使用止血带,使用止血带需注意上臂的中1/3禁止上止血带,以免压迫神经而引起上肢麻痹。上止血带前,先要用毛巾或棉絮作垫,止血带不要直接扎在皮肤上;要扎得松紧合适,过紧易损伤神经,过松则不能达到止血的目的,一般以出血停止为度。结扎时间过久,可引起肢体缺血坏死。因此要每隔1小时放松2~3分钟;放松期间,应用指压法暂时止血。寒冷季节时,应每隔30分钟放松一次。止血带上要有标志,注明上止血带的时间和部位。

3. 病情观察　注意患者的全身情况,根据患者神志和生命体征判断其有无休克或者是否合并脑外伤等症状。

4. 心理护理及疼痛护理　断肢(指)创伤重,疼痛剧烈,遵医嘱对症给予止痛药物。安慰患者,减轻其焦虑情绪。

5. 术前准备　立即做好术前准备如备血、留置导尿等。预防性应用广谱抗生素和破伤风抗毒素。

（二）术后护理

1. 病室要求　详见本章第一节四肢显微外科一般护理。

2. 全身情况观察　断肢再植后,常规使用抗凝药,创面渗血多,易导致患者全身情况的改变,需严密观察生命体征变化,预防严重的并发症。

（1）创伤性(失血性)休克:患者经创伤时的失血和长时间的手术,肢体血循环重建后肢体的灌注和术后创面的渗出,可出现血容量不足。应严密观察患者的神志及生命体征变化、创面渗血情况,监测患者的尿量。监测血常规、凝血时间等指标;遵医嘱做好抗休克治疗,如及时输血、输液,补充血容量,纠正酸碱平衡等。

（2）全身感染:主要见于大肢体再植术后,主要是因为局部感染处理不及时而扩散或者深部伤口内的污染物清除不彻底,一旦患者出现持续高热不退,伴有全身感染症状时,应及时报告医师,合理正确使用有效抗生素。

（3）急性肾衰竭:是严重创伤的危重合并症之一,是休克后肾衰竭、肾小管坏死的临床综合征,多数患者表现为少尿和无尿。治疗原则是纠正水电解质失衡、纠正酸中毒、控制感染和透析疗法。严密监测每小时尿量变化,及时补充血容量,预防和纠正休克,保证肾脏的血容量。

3. 局部情况观察　主要从再植肢体的皮肤温度、皮肤颜色、肿胀程度及毛细血管反流试验,全面观察和判断再植肢体的血液循环情况。有条件者可采用多普勒血流监测仪探查血流,监测再植肢体的血运变化,详见本章第一节。

(1) 血管危象的观察,详见本章第一节。

(2) 滴血疗法:静脉危象时通过合理摆放体位,放松包扎,药物治疗,缝合口拆线减压、必要时采取指切小切口或者指甲放血等方法。夜间迷走神经兴奋,血管危象发生率高。针刺与小切口放血是静脉危象早期处理的首要选择。一般情况在再植手指末梢循环切一个 0.3~0.5 cm 的小切口,使血液缓慢流出,以代替静脉回流。持续滴血量控制在 1~2 滴/分钟,一般 5~7 天。滴血通畅则说明血循环正常。如滴血不通畅,说明动脉供血障碍。针刺或小切口快速流出紫红色血液后变成鲜红,提示动脉供血良好静脉回流障碍。传统滴血方法采用肝素钠生理盐水棉球擦拭小切口,但容易导致机械、寒冷等刺激,且容易导致棉絮残留,对滴血切口存在机械刺激,增加了血管危象的发生率。且滴血不能保障持续通畅,滴血速度不均衡,需要护士不断巡视。目前采用加温输液式改良滴血方法,能使切口处肝素钠的浓度具有恒定性,使药效持续发挥作用,降低了血凝块甚至血痂的形成,滴血速度均衡。同时具备可调节性,滴血慢易凝血时,可加快肝素钠盐水的滴注速度,滴血快不易凝血时,要减慢滴注速度,甚至关闭。改良方法避免了直接机械牵拉,降低了血管危象的发生。

(3) 出血:离断肢体再植后的出血多由于吻合口感染或活动不当牵拉导致血管破裂。断肢再植术后的出血需要紧急处理。床旁备止血带或出血急救箱紧急止血,可压迫止血或床边缝合,必要时手术室探查血管,严重感染导致的血管破裂要考虑截肢;血管分支的出血要予以结扎,吻合口撕裂导致的出血可进行再吻合,避免过度活动。

4. **伤口护理**　去除创面敷料,暴露患肢(指),局部用烤灯进行加温保温。详见本章第一节四肢显微外科一般护理。

5. **体位护理**　患者绝对卧床休息 10~14 天,患肢用肢体功能垫抬高 30°,略高于心脏水平,避免血管部位及局部受压。

6. **"三抗"治疗的护理**　① 抗感染:安置患者入层流病房,应用广谱抗生素静脉滴注防止创面感染。做好各项消毒隔离工作,减少人员探视。② 抗凝:临床常用抗凝药物有:小剂量低分子肝素(皮下注射),拜阿司匹林、潘生丁(口服),低分子右旋糖酐(静脉滴注)。③ 抗痉挛:室温维持在 23~25℃,避免对流风、冷刺激,严禁患者及他人在室内吸烟,避免吸烟家属前来探视,以免发生血管痉挛。应用周围血管扩张药物罂粟碱 7~10 天。做好各类药物不良反应的观察,出现情况及时通知医师,配合做好对症处理。

7. **康复指导**

(1) 断肢(指)再植的早期康复(0~4 周):康复内容包括光疗、热疗、按摩、被动和主动的功能锻炼,主要的目的是减轻和消除肢体的肿胀,防止关节韧带、肌肉挛缩僵硬或发生纤维化,也可使用仪器设备促进肢体康复。如使用光子治疗仪每日进行伤口患肢处照射,蓝光具备杀菌作用,红光促进组织再生,促进创面愈合。早期康复过程中,尤其是术后 2~3 周,康复环境的温度在 25℃ 左右,若环境温度过低,寒冷会导致血管痉挛。离断肢体再植后 3~4 周,软组织已经愈合,但骨折还未愈合,可进行离断平面近端关节的主动活动和离断平面远端关节的被动或主动运动。

(2) 断肢(指)再植的中、后期康复:一般肿胀基本消退或明显减轻,吻合的血管神经肌腱都已经愈合并有一定的抗张能力,此时应增加关节的活动度并提高肌肉力量的训练。在肌力未恢复前做被动活动,理疗和按摩可以有效防止肌肉萎缩,在运动过程中应加强感觉功能康复,如进行适宜的电刺激。关节康复活动逐渐加大到被动或主动到正常活动度,配合物理治疗,使肌肉、关节不萎缩和僵硬。在进行上述康复的过程中,还需要进行综合训练,如捡物、握持、手指协调动作和冷热觉的训练。

8. 健康教育

(1) 患肢保暖可戴手套,注意安全,勿碰过热、过冷或尖锐等物品,时常注意手部皮肤是否出现红、肿、热等情况。

(2) 引起血管痉挛的因素有精神紧张、大幅度变换体位及伤肢位置不当、疼痛、吸烟、辛辣刺激、过冷过热、血容量不足、用力排便等,日常注意避免诱发血管痉挛的发生。

(3) 用于固定断指的克氏针,其外露部分可用保护套进行防护,避免勾划皮肤及衣物。4～6 周后可拔除。

(王凤岩　黄新艳)

第三节　手指再造

手指再造是指取自身其他部分的单一或复合游离组织来重建手指,从而能在不同程度上恢复手的外形和功能。1978 年,于仲嘉首次应用人工掌骨并移植双足第 2 趾为双手缺失患者重造了世界上第一只具有 2 个手指的手;1980 年,Morrison 用𬇹趾皮甲瓣再造拇指取得了成功,为手指的再造树立了一个新的里程碑。再造技术发展至今,人们在保证较高成活率和优良功能的基础上,已经在开始追求再造手指的美观和降低供区创伤。

一、概述

(一) 解剖结构　见图 18 - 9。

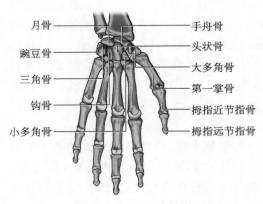

图 18 - 9　手部解剖图

月骨　　手舟骨
豌豆骨　　头状骨
三角骨　　大多角骨
钩骨　　第一掌骨
小多角骨　　拇指近节指骨
　　拇指远节指骨

(二) 诊断与治疗原则　由于各手指在手部功能的重要性中占的比例不同:拇指能够进行伸直、屈曲、内收、外展、对掌和旋转等活动,占到 40%,示、中指分别为 20%,环、小指分别为 10%,所以对手指缺失的再造,手术指征是不同的,以恢复手的基本功能为原则。手指再造可分为拇手指缺失再造和多手指缺失再造(图 18 - 10)。当前以六度分类法作为区别拇指缺损程度及选择再造手术方法的依据。六度分类法为:① Ⅰ度:拇指末节部分缺损。② Ⅱ度:拇指指间关节水平缺损。丧失拇指功能的 50%,丢失手功能约 20%。③ Ⅲ度:位于拇指近节指骨缺损,将丧失拇指功能的 60%～90%,丢失手功能 24%～36%。④ Ⅳ度:位于掌指关节水平的缺损,将丧失拇指功能的 100%,丢失手功能约 40%。⑤ Ⅴ度:位于第一掌骨部缺损。⑥ Ⅵ度:位于腕掌关节附近缺损。

拇指是手部功能活动的有力支柱,拇指缺失对手部功能的影响很大,进行拇指再造以恢复手部功能则相当重要。拇指再造的适应证有:① 虎口加深术:适用于拇指Ⅱ～Ⅲ度缺损伴虎

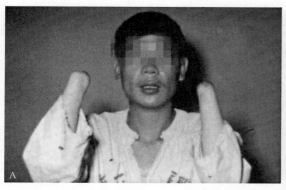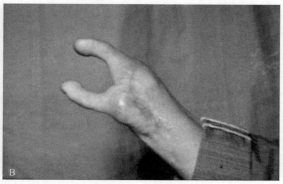

图 18-10　手指再造

口轻度狭窄者,不愿做足趾移植再造或其他掌指骨延长手术者。② 拇指残端提升加长术:适用于拇指Ⅲ度缺损,要求保留近节指骨在 1 cm 以上,掌指关节伸、屈活动正常,拇指残端为松软皮肤且虎口部皮肤正常。拇指Ⅳ度皮缺损及Ⅳ度以上缺损的不宜施行本手术。③ 皮管植骨再造拇指:适用于拇指Ⅳ～Ⅴ度缺损,残端及虎口部皮肤瘢痕挛缩,年龄较大,不愿接受足趾组织移植者。④ 示指拇化:拇指Ⅳ～Ⅴ度缺损,鱼际肌功能正常,而示指或环指等于近侧指骨间关节以远缺损,但指根部皮肤软组织正常。⑤ 第二足趾游离移植再造拇指:适用于Ⅲ、Ⅳ、Ⅴ度拇指缺损;示、中、环、小指部分或全部缺损。

多指再造掌握手术指征时要根据手缺失功能的实际情况,从多方面综合考虑,如缺失哪一个手指、缺损的平面、拇指的功能状况,以及年龄、职业等因素。其手术指征有:① 单手或双手缺失。② 残留前臂不短于原来长度的 2/3。③ 前臂残端的皮肤、肌腱、神经、骨骼无病变,有可供吻合的血管。④ 足部无异常。⑤ 全身情况能耐受较长时间的手术。

在自体移植中,手指的再造是通过移植足趾和(或)踇趾皮甲瓣来完成的,因而在再造手指的同时,也要尽量降低对供足的损伤。

二、护理

(一) 术前护理

1. 供足的准备　供足必须无足癣,无静脉损伤的外伤史及切取的供趾部位皮肤无瘢痕,大隐静脉弹性正常。术前 1 周鼓励患者做上下楼梯锻炼并用温水浸泡供足,以增强足部血管的弹性。禁止在供足侧肢体进行抽血、输液等治疗,以保护血管。如条件允许,供足应做血管多普勒超声检查。

2. 受区准备　创面彻底清创,保护受区血管,避免受区血管进行抽血、输液等治疗。

(二) 术后护理

1. 常规护理　详见本章第一节四肢显微外科一般护理。

2. 足部供区护理

(1) 直接缝合创面:做好供区缝线张力及皮缘颜色的观察,若缝线太紧、皮缘发白,应及时通知医师予以拆除缝合线。直接缝合创面患者术后 10～14 天下床活动,3 周可负重。

(2) 植皮修复创面:抬高患肢,制动,防止皮片移动。观察局部有无渗出、异味、疼痛及体温情况,防止感染。打包加压者,术后 10 天拆包,术后 14 天下床活动,3 周后负重。植皮后采用真空封闭负压引流覆盖创面,做好 VSD 的护理。

（3）采用皮瓣修复创面：观察皮瓣温度、颜色、肿胀程度及毛细血管反流情况，做好皮瓣移植的相关护理（详见本章第四节）。术后 10～14 天后可以在轮椅上活动，循序渐进，逐渐增加患足下垂的时间，注意观察皮瓣及足部肿胀情况，一般 3～4 周后负重。

3. 出院指导

（1）注意再造指体保暖。

（2）再造手指继续功能锻炼，定期复查。

（3）穿宽松鞋，棉质袜子，保护足部供皮区。

（王凤岩）

第四节　皮 瓣 移 植 术

皮瓣移植是指将皮瓣从身体的一处向另一处转移，是临床治疗各类组织缺损的重要手段。目前皮瓣外科的发展已基本成熟，在人体可切取的轴型皮瓣已达 70 多处。而由传统的肌皮瓣和筋膜皮瓣发展进化而来的穿支皮瓣，也在 20 世纪 80 年代后期兴起，日本 Kojima 和 Kimura 等是这方面的先驱代表。

一、概述

皮瓣是带有自身血液供应、包含皮肤组织的活组织块，是外科组织瓣的一种。目前认为，皮瓣大致可以分为 5 个解剖层次，即皮肤、浅筋膜、深筋膜、肌肉组织和骨组织。皮瓣移植的目的多种多样，但均可归于修复创面、功能重建和改善外形的范畴内。

（一）皮瓣移植的目的

1. 修复创面

（1）创面深达骨骼、肌腱，有重要的血管、神经裸露，需用皮瓣修补。

（2）骨面上有紧贴不稳定瘢痕或溃疡经久不愈。

（3）复合型组织缺损。

2. 功能重建

（1）手功能缺损需功能重建。

（2）手指重要部位感觉缺失需有感觉的皮瓣移植。

3. 改善外形

（1）肢体或手指较大的皮肤缺损需保全其长度。

（2）伤肢因组织缺失有明显凹凸不平需改善外观。

（二）皮瓣的分类

1. 轴型皮瓣　有知名轴心动脉和静脉营养，包括吻合血管和带蒂血管两种术式。优点是该类皮瓣不受长宽比例限制，转移方便，应用范围广。

2. 非轴型皮瓣　此类皮瓣无集中粗大的知名轴心动脉和静脉，主要依靠蒂部的血管侧支吻合系统进行沟通，一般只能做带蒂转移。包括带皮蒂的组织瓣和带肌蒂或肌皮蒂的组织瓣。带皮蒂的组织瓣又称随意型皮瓣。优点是皮瓣在身体的任何部位、任何方向均可形成，但长宽比例受限制，应用也受到限制。

3. 预构皮瓣　是一种人为干预的设计方案，将知名血管束移位于随意型皮瓣皮下，经再血管化过程,将随意型皮瓣转化为由获得轴心血管供血的轴型皮瓣,主要有动静脉血管束预构皮瓣、动脉化静脉预构皮瓣和异体血管束预构皮瓣。

(三)骨科临床常用的皮瓣

1. **带蒂皮瓣**　皮神经营养血管皮瓣(图18-11A、图18-11B)、桡动脉逆行岛状皮瓣(图18-11C)。

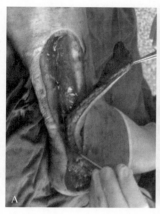 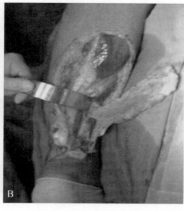 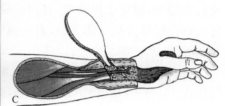

图18-11　带蒂皮瓣

A. 腓肠神经营养血管皮瓣;B. 隐神经营养血管皮瓣;C. 桡动脉逆行岛状皮瓣

2. **游离移植皮瓣**　背阔肌皮瓣、股前外侧皮瓣(图18-12A)、腓骨骨皮瓣。

3. **穿支皮瓣**　是指仅以管径细小(0.5～0.8 mm)的皮肤穿支血管供血的轴型血管皮瓣。穿支皮瓣是显微外科皮瓣移植的新发展,符合组织移植"受区修复重建好,供区破坏损失小"的原则(图18-12B)。

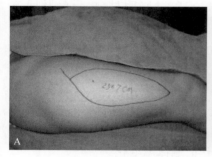 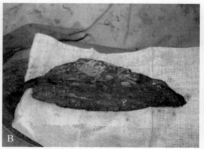 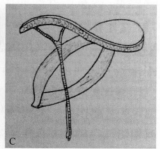

图18-12　临床常用皮瓣

A. 股前外侧皮瓣;B. 穿支皮瓣;C. 穿支皮瓣

(四)皮瓣移植的方法　清创→取皮瓣→(长宽比创面大2 cm)→吻合血管→缝合创面→外固定。

注:皮瓣处开窗观察皮瓣的血液循环情况。

二、护理

(一)术前护理

(1)术前严格禁烟2周。

（2）体位准备：对行交腿皮瓣的患者,术前进行双腿交叉卧位的训练,训练此体位情况下床上大、小便。

（3）受区创面的准备

1）外伤的新鲜创面：必须彻底清创。

2）慢性溃疡创面：术前做创面分泌物细菌培养及药敏试验,全身和局部应用有效抗生素。

3）无菌创面：应切除病变组织或瘢痕组织。

（二）术后护理

1. 常规护理　按本章第一节四肢显微外科一般护理。

2. 体位护理　原则:不影响皮瓣的血供,不可使皮瓣区受压,防止血管蒂或吻合处扭曲或张力增加,避免患侧卧位,且利于局部引流。可应用具有可调节功能的体位垫,根据皮瓣位置调整拆卸体位垫分体模块,避免血管蒂或吻合处受压造成皮瓣坏死。

3. 病情观察

（1）全身情况观察：予以输血、输液,维持足够的血容量,术后密切监测生命体征,保持收缩压在 100 mmHg(13.3 kPa)以上,如有下降,应及时补充血容量,切忌使用升压药,同时监测尿量。

（2）皮瓣血液循环观察和“三抗”治疗：术后监测皮瓣的温度、毛细血管充盈及肤色等的变化,做好记录,详见断指再植的护理。应注意监测皮瓣中部的温度,保持压力的恒定。

4. 疼痛护理　参见第三章骨科患者的疼痛护理。

5. 并发症预防

（1）血管危象：① 动脉危象:皮温突然降低,颜色由红润变淡或苍白,毛细血管反流缓慢或消失,皮瓣干瘪,提示动脉供血不足或中断。② 静脉危象:皮温先略升高而后缓慢降低,颜色由红润变成暗紫,毛细血管反流加快,皮瓣张力高,肿胀明显,提示静脉回流障碍。

（2）皮瓣水肿：抬高患肢,使略高于心脏,以促进静脉回流;尽早拆除包扎的敷料,防止压迫皮瓣影响血液回流;术后使用抗凝及血管扩张的药物;肿胀严重时应及时通知医师,配合医师做相应的处理。

（3）皮下血肿：密切观察引流条引流情况,防止其扭曲、受压,保证引流通畅;经常检查皮瓣处敷料包扎情况,避免过紧或过松。

（4）感染：观察创面情况,保持伤口敷料清洁、干燥;密切监测体温变化。

6. 交腿皮瓣断蒂

（1）断蒂时间：一般 4～8 周,扁平皮瓣需 3～4 周,管状皮瓣需 5～6 周断蒂。

（2）夹管训练：管状皮瓣形成 3 周开始行蒂部夹管训练,夹管时间从短到长,直到夹管 1 小时,皮瓣仍不改变颜色即可断蒂。

7. 供区的护理　对直接缝合的供区,应注意保持创面敷料干燥;对中厚皮片植皮＋打包的创面,保持打包边缘清洁干燥,指导患者不可挠抓供皮区;对应用 VSD 覆盖创面,做好 VSD 引流的护理。对于皮片供区,无论是使用传统的凡士林纱布覆盖包扎,还是各类新型敷料粘贴,均要做好创面观察及护理。

（王凤岩　黄新艳）

第五节　四肢毁损伤

随着机械化水平的提高,车祸工伤逐年提高,致病因素也日趋复杂,毁损伤一般指肢体严重创伤,主要血管、神经、肌腱软组织广泛破坏,进行再植及修复的难度大,多由剧烈暴力如车祸、爆炸、碾压、冲压等原因导致四肢毁损伤多为复杂骨折常伴有软组织损伤,毁损程度高,出血量大,感染率高,并发症多,临床往往需要多学科合作。临床根据毁损程度采取截肢或保肢治疗,严重患者根据急诊评估行截肢术,致残率高甚至危及生命。

一、概述

（一）病因　碾压伤、撕脱伤、爆破伤、挤压伤、切割伤、坠落伤等。

（二）临床表现　四肢严重创伤肢体损伤临床表现为复杂骨折伴广泛软组织损伤伤口严重污染、出血量大甚至伴有休克。

（三）诊断与治疗原则　四肢毁损伤程度最为常用 MESS 评分标准,根据骨及软组织损伤、热缺血时间、休克、年龄用以判断预后：分数越高,预后越差；分值越低,保肢效果好。但很多学者提出 MESS 高分并不一定意味截肢（表 18-2）。

表 18-2　MESS 评分标准

骨骼软组织损伤程度	低能量（1）	中能量（2）	高能量（3）	广泛挤压伤（4）
休克程度	血压正常（1）	暂时性低血压（1）	长时间低血压（2）	
局部缺血程度	无（0）	轻（1）	中（2）	重（3）
年龄	<30 岁（0）	30～50 岁（1）	>50 岁（2）	

缺血超 6 小时者分值加倍,≥8 分采取截肢手术,5～7 分根据情况决定是否保肢或截肢,<5 分采取保肢手术

1. 截肢治疗　严重毁损伤时为保全生命而采取截肢术。目前认为截肢的绝对指针是钝性或污染性的床上性肢体离断、严重创伤肢体毁损伤、伴有动脉损伤的挤压伤且热缺血时间>6 小时。

2. 保肢治疗

（1）一期修复：急诊一期修复优点是在创面急诊彻底清创后即行组织修复（72 小时内）,进行肌腱移植、血管移植,设计各类皮瓣覆盖大面积软组织缺损,可降低感染率,可避免暴露神经血管等重要结构发生脱水、坏死。此时修复,组织未变性,术后功能恢复快。但急诊修复需要足够的手术能力。

（2）分期修复：四肢毁损伤对复合组织缺损的修复,采用保肢治疗,但有时对清创的限度较难判断,因此采用分期处理创面,一期清创、后期修复关闭伤口的治疗,通过彻底清创,应用血运丰富的皮瓣修复缺损组织,能获得良好重建效果。但仍有患者疗效不佳而进行二期或多期修复手术,部分患者放弃保肢。

二、护理

（一）截肢护理

1. 术前准备

（1）一般准备：急诊备皮、备血、常规血检查、心电图、摄片、吸氧、建立静脉通路。

（2）物品管理：术前协助患者取下首饰、手表、义齿等物品由家属保管。带好各类片子、术中带药，与手术室做好交接。

（3）心理护理：患者多为急诊伤。情绪焦虑、恐惧，应做好心理护理，稳定患者与家属情绪。

（4）病情观察：严密观察生命体征，毁损肢体出血、渗血、渗液观察，及时补充血容量。备好止血设备，预防大出血。

2. 术后护理

（1）麻醉常规护理：显微外科术根据手术部位不同，采用麻醉方式也不同，多采用局部神经阻滞、喉罩全麻等方法。肢体感觉恢复程度不一，一般 2～6 小时内恢复感觉。

（2）饮食：应清淡、消化，忌辛辣食物，禁烟酒。给予失血渗出多者高能量、高蛋白质饮食。

（3）心理护理：截肢术后，患者往往产生消极悲观情绪，应加强巡视，做好安抚，鼓励家属多关心患者，给予患者心理和精神支持。鼓励患者增强自信，积极回归社会、家庭，恢复正常生活。

（4）病情观察：根据级别护理，出血量大的患者严密观察生命体征。

（5）体位护理：术后给予平卧位，术后 3 天保持残肢关节于伸直位或功能位。

（6）残端伤口护理：残端包扎所有骨突处应用棉垫衬护，然后用弹力绑带包扎，弹力绑带包扎不宜过紧，应做到斜行环绕，直至关节的近侧。观察切口渗血、渗液，残端出血，血肿形成，感染等情况。

（7）疼痛、幻肢觉和幻肢痛：截肢术后疼痛原因很多，主要有神经残端组织再生，形成神经瘤，残端组织挤压，牵拉引起疼痛。此外，残端炎症、血肿、骨质增生、死骨存留等因素都会导致疼痛。根据疼痛评估采取措施，评估疼痛 3 分以下，给予心理护理与放松疗法，4～6 分以上患者，加强心理支持，报告医师及时处理，遵医嘱使用药物。绝大多数患者存在幻肢觉和幻肢痛，多为持续性疼痛，夜间为甚。术前做好宣教解释，使患者正性面对截肢。术后伤口愈合后，适当进行理疗，如热敷、按摩等。早期装配假肢，鼓励早期下床，对残端间歇性加压刺激，幻肢觉、幻肢痛会逐步消失。还可行药物封闭、交感神经阻滞或交感神经切除术。

（8）引流护理：妥善固定导管，保持引流通畅，引流球呈负吸状态，低于引流位置，每小时引流液≥200 mL 时，及时汇报医师，可暂停负压引流。如无引流液，应检查引流是否通畅，检查伤口情况，有无淤血、皮下血肿形成。

（9）功能锻炼：术后 6 小时进行肌肉收缩锻炼，锻炼残肢附近肌肉，如上肢应加强肩背部及胸部肌肉锻炼。上肢截肢术后 1 天可下床，动作宜慢，下肢截肢应加强腰部、髋部及残肢肌肉锻炼。加强关节活动，防止关节僵硬。下肢截肢术后进行床上活动，2 周后离床活动。术后 2 周用弹力绷带包扎残肢数次，对残肢进行拍打或按摩，促进软组织功能恢复收缩，为安装假肢做准备。

（二）保肢治疗

1. 术前护理

（1）饮食：应清淡、易消化，忌辛辣食物，禁烟酒。给予失血渗出多者高能量、高蛋白质饮食。

（2）心理护理：患者多为急诊伤，情绪焦虑、恐惧，做好心理护理，稳定患者与家属的情绪。

（3）术前准备：严密观察生命体征、备血、常规血检查、心电图、摄片、吸氧、建立静脉通路。

（4）疼痛：根据疼痛评估采取措施，评估疼痛3分以下，给予心理护理与放松疗法；4～6分以上，加强患者心理支持，报告医师及时处理。

2. 术后护理

（1）病情观察：根据级别护理，出血量大的患者严密观察生命体征，观察伤口情况。观察患者患肢血运、感觉、运动情况。

（2）饮食：应清淡、易消化，忌辛辣食物，禁烟酒。给予失血渗出多者高能量、高蛋白质饮食。

（3）体位护理：取平卧位，患肢略高于心脏水平。

（4）引流护理：普通负压引流球护理同截肢护理。封闭式负压引流在临床上应用非常广泛，一般应用于大面积撕脱伤、脱套伤及皮肤软组织大面积缺损等治疗，也可以用于一期无法植皮的大面积烧伤患者。持续负压引流可改变细菌生长环境，减少毒素吸收，彻底清除引流区渗出物和坏死组织，改善局部微循环和促进组织水肿消退，刺激肉芽组织生长，加速创面的愈合。术后应保持管道通畅，妥善固定，负压值维持恒定。负压值过大，容易导致血管破裂引起继发性出血，负压过小不能有效吸引。每班观察引流情况，观察引流液色、质、量并做好记录。引流收集装置满2/3应及时更换。早期发现导管堵塞、漏气、膜下积血积液等情况并正确处理。

（5）心理护理：鼓励患者接受并战胜现实，与家属一起给予患者心理支持。

（6）创面处理：一期清创治疗皮瓣修复或后期皮瓣修复患者，严密观察皮瓣血运，详见皮瓣护理。植皮患者植皮部位多采用封闭式负压吸引或敷料加压包扎，促使植皮与肉芽愈合。取皮部位多采用敷料持续加压包扎10～14天，或采用专用敷贴。

（三）并发症护理

1. 全身并发症

（1）低血容量性休克：判断血容量不足的方法可以根据症状、体征、病史和实验室检查等各项指标来确定。轻度休克失血为血容量10%～20%，中度休克失血为血容量20%～40%，重度休克失血为血容量>40%。

1）临床表现：休克前期有意识、神志、表情淡漠、皮肤黏膜苍白、体温下降、尿量减少、脉搏细数且加快、血压下降等。如出血量继续增加，会出现全身的表浅静脉坍塌、消失不见。血常规化验发现红细胞、血红蛋白有很明显的降低，出现收缩压小于90 mmHg，脉压小于20 mmHg。

2）护理措施：取头高脚高位，注意保暖，保证重要器官血供；准备抢救物品；严密观察生命体征，给予心电监护；高危人群预先备血，准备深静脉穿刺，开通两路静脉通路，遵医嘱静脉输入平衡液、代血浆并快滴，及时补充血容量，输血、输液；予以中高流量氧气吸入，保持呼吸道通畅；留置导尿，遵医嘱完成常规筛查检查，留取血标本：查血常规、肝、肾功能、DIC全套、凝血全套、备血，行血气分析、急诊心电图检查，请相关科室紧急会诊，遵医嘱用药（强心药、升压药、呼吸兴奋剂、5% $NaHCO_3$、地塞米松等），必要时行气管切开或插管。

（2）多功能脏器衰竭：往往继发于失血性休克，受累器官多于2个或以上，严密观察生命体征及尿量，行心电监护，监测肾功能、伤口渗血、渗液。备好抢救物品与药品，及时配合抢救并按危重症护理常规。

（3）低蛋白血症：白蛋白占血清游离蛋白总量 60％，白蛋白生化正常指标为 35～55 g/L，白蛋白低于 35 g/L 可定义为低蛋白血症。毁损伤后机体代谢旺盛，出血量、渗出液多，导致蛋白质流失增加，低蛋白血症尤为明显。

1）临床表现：食欲减退、组织肿胀、组织渗液，严重会引起胸腔积液，导致肺不张、伤口延迟愈合、免疫力下降。

2）护理措施：给予高蛋白质饮食，减少伤口渗出，及早关闭创面，合理使用白蛋白，定期监测肝肾功能、电解质。如果白蛋白＜28 g，可通过静脉输注白蛋白，先输入能量合剂，使机体保持稳定的血糖及氨基酸浓度后再输入白蛋白，对提高血浆蛋白水平是有效的。静脉注射白蛋白是最快捷有效的办法，但仍存在安全隐患，且白蛋白半衰期短，不是提供能量的物质，不能从根本上改善由氮供应不足所致的各种器官蛋白质合成不足的问题。

（4）败血症：败血症是指病原菌侵入血流并快速繁殖后，其组分毒素及代谢产物等所引起的全身炎性反应综合征。四肢毁损伤术后创面污染、免疫力下降容易导致局部感染并继发感染引起败血症。

1）临床诊断：体温＞38℃ 或＜36℃；心率＞90 次/分；呼吸＞20 次/分或 $PaCO_2$＜32 mmHg；WBC＞12×10^9/L 或＜4×10^9/L 或不成熟细胞＞1％；血培养阳性。

2）护理措施：做好血培养明确诊断并做好药敏试验，根据结果进行用药，严密观察全身情况，做好高热护理。

2. 局部并发症

（1）骨筋膜室综合征：持续性疼痛，进行性加剧。根据缺血程度不同可导致不同结果，分别是：濒临缺血性肌痉挛、缺血性肌痉挛、坏疽。患肢制动，切开减压，注意敷料包扎松紧。观察患肢血运、感觉、活动。

（2）伤口感染：伤口污染严重，清创不彻底，机体抵抗力低，交叉感染，不合理使用抗生素。密切观察伤口，发现红、肿、热、痛、流脓时及时汇报。定期伤口培养，加强换药，合理使用抗生素。伤口一期缝合观察伤口有无红、肿、热、痛，有无流脓现象。开放伤口观察肉芽组织，有异常及时进行伤口培养。

（3）血管破裂：血管内高压、伤口张力增加、伤口感染可导致血管破裂。止血常用方法有局部加压包扎止血、临时指压止血、填塞止血、止血带止血等。

（4）肢体坏死：观察全身情况，确定坏死平面，择期进行截肢。

（黄新艳）

参考文献

[1] 范存义,柴益民.实用四肢显微外科[M].上海：上海交通大学出版社,2009.

[2] 朱家恺.显微外科学[M].北京：人民卫生出版社,2008.

[3] 金芳.骨科临床实用护理[M].北京：科学技术文献出版社,2005.

[4] 朱建英,叶文琴.创伤骨科护理学[M].北京：科学出版社,2017.

[5] 洪光祥,裴国献.中华骨科学[M].北京：人民卫生出版社,2010.

[6] 陈孝平,汪建平.外科学[M].8 版.北京：人民卫生出版社,2015.

[7] 孟繁浩,李柱来.药物化学[M].北京：中国医药科技出版社,2016.

[8] 柴益民,张长青,曾炳芳.四肢显微修复外科学[M].上海：上海科学技术出版社,2018.

[9] 胡三莲,毛昌淳.断指再植术后血管危象的护理进展[J].中华现代护理杂志,2009,15(033)：

3582 - 3584.

[10] 胡三莲,黄新艳,钱会娟,等. 暴露疗法在下肢损伤皮瓣转移术后患者创面护理中的应用[J]. 中华现代护理杂志,2015,21(3)：280 - 283.

[11] 黄新艳,胡三莲,周玲. 输液式滴血法在断指再植术后血管危象患者中的应用[J]. 上海护理,2011,11(5)：27 - 29.

[12] 黄新艳,胡三莲,侯卫华. 红外线测温仪测量皮瓣术后皮肤温度的应用[J]. 上海护理,2014,14(2)：47 - 49.

[13] 黄新艳,胡三莲,周玲. 四肢毁损伤患者术后并发症的护理[J]. 解放军护理杂志,2017,34(14)：62.

[14] 许鑫,胡三莲,宋秋燕,等. 不同皮温检测方法在穿支皮瓣移植术后护理中的应用[J]. 解放军护理杂志,2011,28(5A)：12 - 14.

[15] 许鑫,胡三莲,冷秀峰,等. 暴露疗法在断指再植术后伤口护理中的运用[J]. 解放军护理杂志,2008,7(25)：24 - 25.

[16] Zhao Jianwu, Chen Qiang, Cai Fei, et al. Study on the effect on survival rate of replantation and incidence of vascular crisis after modified treatment for wounded fingers[J]. Journal of Clinical and Experimental Medicine, 2018, 17(3)：296 - 298.

[17] Xiao Sishun, Lei Qing, Wei Ping. Factors and treatment methods on postoperative vascular crisis of finger replantation[J]. Journal of Clinical Orthopaedics，2017,20(4)：447 - 448.

第十九章
人工关节置换患者的护理

第一节　髋关节置换

人工髋关节置换术是通过植入人工髋关节假体,治疗髋关节疾患的外科技术,是成人髋关节成形术中常用的方法。随着老年人口的逐渐增多,接受人工关节置换的患者也逐年增加。据专家预计,到 2050 年我国老年人口将达到 4.85 亿。据相关数据统计,我国髋关节置换在 2012—2019 年的年均增长率达 16.67%。全国每年的髋关节置换手术量显著高于膝关节置换。

人工髋关节置换技术包括人工股骨头置换、全髋关节置换、髋关节表面及部分置换等髋关节重建技术,此技术历经一个多世纪的发展,从单极头到双极头半髋关节,再由半髋关节发展出全髋关节,从骨水泥固定到生物固定,伴随着人工关节产品的设计革新,临床疗效也获得不断提升,以全髋置换最为常见。

一、概述

(一) 解剖结构　髋关节由髋臼和股骨头组成,是人体最大,关节窝最深,最典型、最完善的杵臼关节,既坚固又灵活。髋臼内仅月状面被覆关节软骨,髋臼窝内充满脂肪,又称为 Haversian 腺,可随关节内压的增减而被挤出或吸入,以维持关节内压的平衡(图 19 - 1)。

(二) 髋关节置换术　髋关节置换术是利用人造髋关节,置换所有或部分髋关节以重建关节运动功能的一种外科修复手术。人工髋关节假体仿照人体髋关节的结构,假体柄部插入股骨髓腔内,利用头部与关节臼或假体金属杯形成旋转,实现股骨的屈伸、外展、内收、外旋和内旋等运动,已经成为治疗关节疾病的标准手术之一(图 19 - 2)。

(三) 适应证

1. **原发性或继发性骨关节炎**　由于老龄或其他原因,如创伤、关节的先天性异常、关节畸形等引起关节软骨的非炎症性退行性病变及关节边缘骨赘形成,临床可产生关节疼痛、活动受限和关节畸形等症状。

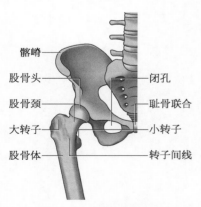

髂嵴 股骨头 股骨颈 大转子 股骨体 闭孔 耻骨联合 小转子 转子间线

图 19 - 1　髋关节解剖图

2. **髋关节发育不良**　是一种常见疾病,新生儿发病率为千分之一,男女比为 1:4.75。早期表现为髋关节活动时的隐痛和酸胀不适感,长时间行走疼痛加重。髋关节完全脱位表现为髋关节不稳定,跛行严重,双侧脱位呈现典型的"鸭步"步态,单侧脱位表现为患侧的短肢和臀肌步态,躯干向患侧大幅晃动,最后导致髋关节的严重疼痛,活动障碍和关节的固定畸形。

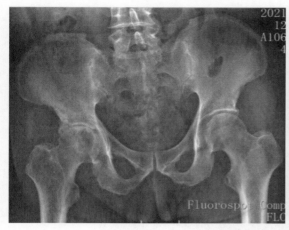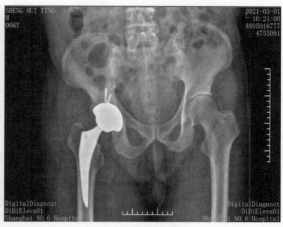

图 19-2 髋关节置换术前后 X 线片

3. **类风湿关节炎** 是一种病因尚未明了的慢性全身性炎症性疾病,以慢性、对称性、多滑膜关节炎和关节外病变为主要临床表现,属于自身免疫性炎性疾病。

4. **强直性脊柱炎** 是一种慢性炎性疾病,主要侵犯骶髂关节、脊柱骨突、脊柱旁软组织及外周关节,可伴发关节外表现。临床主要表现为腰、背、颈、臀、髋部疼痛和关节肿痛,严重者可发生脊柱畸形和关节强直。

5. **股骨颈骨折** 股骨颈骨折指股骨头下至股骨颈基底部之间的骨折,是临床常见病、多发病,各个年龄段均可见,以中老年患者发病率最高。临床治疗中存在骨折不愈合和股骨头缺血坏死两个主要难题。

6. **髋臼骨折、脱位**

二、护理

(一) 术前护理

1. **完善辅助检查** 包括红细胞沉降率、C 反应蛋白、下肢血管 B 超,有其他身体疾病需进一步做检查。

2. **患者准备**

(1) 加强营养,给予高热量、高蛋白质、富含维生素、易消化食物,及时纠正水、电解质及酸碱平衡紊乱,以改善营养状况,提高机体抵抗力。

(2) 遵医嘱做好基础疾病的监测。

(3) 指导患者做深呼吸、有效咳嗽,以取得患者术中、术后的配合。

(4) 指导患者正确使用便器,避免术后髋关节脱位。

(5) 术前功能锻炼指导,使患者预先掌握功能锻炼的方法并明确注意事项,为术后康复做准备。指导下肢肌肉锻炼及关节活动训练,防止肌肉萎缩和关节僵硬。准备适宜的拐杖或助行器,指导患者正确使用。

(二) 术后护理

1. **体位护理**

(1) 仰卧位:患肢轻度外展(20°～40°)中立位,双下肢间放一枕(图 19-3)。

(2) 侧卧位:健侧翻身,两腿之间垫枕,健肢在下,患肢在上(图 19-4)。

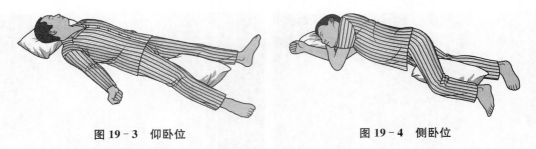

图 19-3　仰卧位　　　　　　　　　　　　图 19-4　侧卧位

（3）当放置便盆时，床头抬高 20°，托起整个骨盆（图 19-5）。

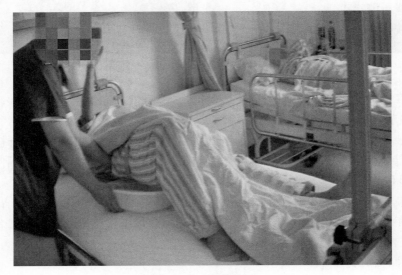

图 19-5　便盆放置

2. **疼痛护理**　疼痛是髋关节置换术后最常见的症状。术后严重疼痛将限制患者主动、被动活动，影响关节的功能恢复，因此需采取积极有效的措施。研究证明，多模式镇痛通过联合应用不同作用机制的镇痛药物或方法，避免单一用药所产生的不良反应，可有效降低髋关节置换术后患者的疼痛程度，达到理想的术后镇痛效果。多模式镇痛的方案为术前给予关节腔周围鸡尾酒样、选择性 COX-2 抑制剂和关节周围注射酰胺类局麻药。经超声引导或神经刺激定位下，在外周神经周围注射局部麻醉剂。在关闭切口 6 小时后给予肌内注射选择性 COX-2 抑制剂，术后遵医嘱给予肌内注射选择性 COX-2 抑制剂。使用自控镇痛泵，维持 48 小时。给予口服选择性的非甾体抗炎药、阿片类药物，可有效提高髋关节置换患者功能锻炼的依从性，促进髋关节功能的康复。

3. **并发症预防**

（1）术后感染：感染是髋关节置换术后严重的并发症，术后需观察切口渗血情况，及时换药，保持敷料清洁干燥。遵医嘱给予抗生素，鼓励患者深呼吸，有效咳嗽，必要时遵医嘱给予雾化吸入。指导患者多饮水，补充营养，进食高蛋白质、高维生素、易消化食物，增加抵抗力。如患者出现发热、切口疼痛等症状时，及时动态监测体温变化，通知医师做相应处理。

（2）髋关节脱位：术后假体脱位的临床表现有髋关节活动性疼痛，关节活动受限，下肢异常内旋、外旋或缩短。因此，要注意以下几项：① 患者在手术室返回病房的搬运过程中，动作要轻柔。② 排便时，要将患肢及髋关节整个托起，保持患肢的外展中立位。③ 翻身时，两腿间放枕头,防止髋关节过度内旋。④ 术后 1 周内,嘱患者不要做髋部的内收内旋,屈髋不宜超过 90°。⑤ 手术方式若为前方入路,尽量避免后伸外旋;后外侧入路则避免患肢的屈曲、内旋内收动作,以防假体脱位。术后一旦发现脱位,应立即报告医师配合整复。脱位超过数小时后,由于组织肿胀、肌肉紧张等,复位较困难。若整复失败,假体位置明显错误,根据个体脱位差异,需采取闭合或切开复位,配合皮牵引固定,嘱患者及其家属严格按照医嘱进行康复训练。

(3) 下肢深静脉血栓:下肢静脉血流缓慢、血管壁损伤、血液高凝状态是导致下肢深静脉血栓形成的三大病因,有继发肺栓塞的可能,这将严重影响患者的预后。因此,早预防、早诊断和早治疗对术后下肢深静脉血栓防治有着十分重要的意义。主要预防措施包括:① 基本预防,抬高患肢,利于静脉回流,减轻肿胀;待麻醉作用消失后,指导患者进行跖屈背伸环转运动、股四头肌的等长收缩活动。② 物理预防,下肢静脉泵或压力梯度弹力袜的应用。③ 药物预防,遵医嘱给予抗凝药物治疗(如利伐沙班、低分子肝素钙)。④ 密切观察患者的病情变化,如果患者出现胸闷、憋气、大汗时,及时给予吸氧、心电监护等对症处理,同时通知医师,协助医师给予治疗。

4. 功能锻炼

(1) 手术当天:进行踝泵运动;股四头肌肌肉舒缩运动;髋外展 15°(图 19-6、图 19-7)。

(2) 术后 1～2 天:踝泵运动;主动屈髋 30°、屈膝 30°;肌肉舒缩运动;直腿抬高运动(图 19-8);髋外展 15°(图 19-9)、伸髋。

(3) 术后 3～5 天:踝泵运动;主动屈髋 45°、屈膝 60°(图 19-10);肌肉舒缩运动;直腿抬高;髋外展 15°;伸髋(图 19-9)。

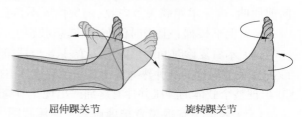

屈伸踝关节　　　　旋转踝关节

图 19-6　踝泵运动

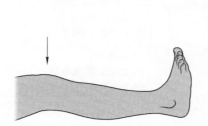

图 19-7　股四头肌肌肉舒缩运动

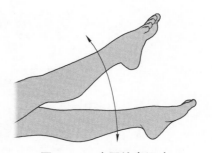

图 19-8　直腿抬高运动

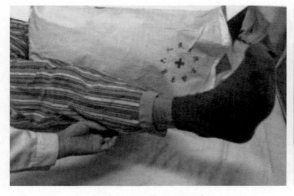

图 19-9　髋外展 15°

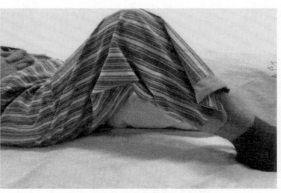

图 19-10　屈髋 45°、屈膝 60°

5. 健康教育

（1）嘱患者坚持功能锻炼，循序渐进地增加活动量、活动时间和活动范围，防止关节肿胀和疼痛；术后康复应遵循个体化、渐进性、全面性三大原则，由弱至强。因患者个体差异，需根据医嘱，确定扶拐下床及完全负重行走时间。

（2）术后需注意正确使用助行器及拐杖，预防在家时意外跌倒；避免摔倒、剧烈跳跃和急转急停；扶单拐时需置于健侧，避免快速行走，避免进行剧烈的竞技体育运动；避免过多负重；控制体重；预防骨质疏松。

（3）正确使用助行器，详见本章第二节膝关节置换患者的护理。

（4）正确使用拐杖，详见本章第二节膝关节置换患者的护理。

（5）术后注意预防和控制全身部位炎症，防止造成人工关节感染；拔牙、发热、出血或有局部炎症时要使用抗生素；术后功能恢复期间，需要服用消炎止痛药，减少功能锻炼期间关节的肿胀疼痛。

（6）预防关节脱位：避免坐小板凳及蹲便；避免跷二郎腿或两腿交叉；不侧身弯腰或过度向前屈曲；避免术侧髋关节内收、内旋位等不良姿势。

（7）上下楼梯：上楼时健肢在前，患肢跟上；下楼时患肢在前，健肢跟上。

（8）术后复诊时间为出院后 1 个月、3 个月、6 个月、9 个月，如发现有以下症状应及时到院就诊：① 关节局部的红肿热痛或出现窦道有液体渗出。② 感到关节活动没有过去正常或受限制。③ 出现整个肢体的肿胀并伴有疼痛或出现关节畸形。④ 外伤后关节出现变形和疼痛。

（三）髋关节置换患者护理质量控制流程图   见图 19 - 11。

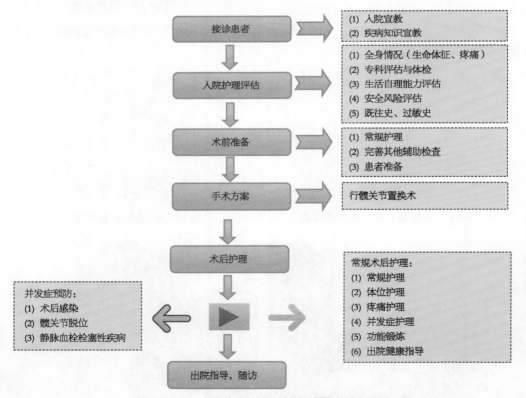

图 19 - 11   髋关节置换患者护理质量控制流程图

（钱 燕 王凤岩）

第二节　膝关节置换

　　膝关节是人体最大的、最重要的关节之一,其病变将严重影响患者的肢体活动功能,降低其生活质量。随着我国人口的老龄化,膝关节炎的发病率呈明显上升的趋势。

　　膝关节置换(total knee arthroplasty,TKA)是膝关节炎患者最安全有效的缓解疼痛、提高患肢功能的治疗方法。相关数据显示,从 2017 年开始,单髁关节的假体总数持续升高。在 2012—2019 年,膝关节置换年均增长率达到 27.43%。近年来,TKA 的技术得到了飞速发展,大量病例获得优良的随访结果,但 TKA 在早期和晚期也出现了一系列的问题,包括感染、关节僵硬、假体周围骨折和深静脉血栓形成等,面临需要进行膝关节翻修的问题。

一、概述

　　(一)解剖结构　膝关节的解剖结构(图 19 - 12)　膝关节主要由股骨下端、胫骨上端和前方的髌骨组成。股骨远端和胫骨近端是关节面,关节面上有软骨覆盖。关节囊和软骨均可以分泌具有润滑作用的关节液,软骨和关节液可以保证膝关节这个"轴承"能在最低磨损下活动,以期达到"最大使用寿命"。膝关节囊周围有韧带起着加强稳定作用,包括髌韧带、内外侧副韧带、前后交叉韧带等。正常膝关节具有屈曲 135°到过伸 5°~10°的活动范围,在水平面上向内、外各有约 3°的旋转活动范围。

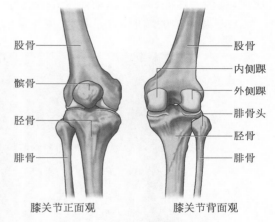

图 19 - 12　膝关节的解剖结构

　　(二)人工膝关节(图 19 - 13)　人工膝关节主要是由股骨部分、胫骨部分、髌骨部分、聚乙烯衬垫构成。

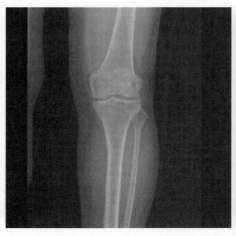
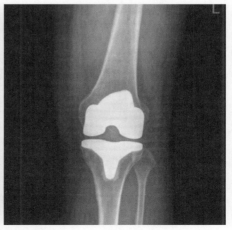

图 19 - 13　人工膝关节

（三）膝关节置换的目的

（1）解除疼痛：缓解由类风湿关节炎、骨性关节炎、创伤性关节炎等引起的疼痛。

（2）纠正畸形：使原先存在的畸形得以矫正和改善。

（3）稳定关节：稳定由各种原因引起的关节不稳定。

（4）改善关节功能：使原先僵硬、活动受限的关节能够活动，功能得到极大改善。

（四）膝关节置换适应证

（1）类风湿关节炎和强直性脊柱炎的膝关节晚期病变。

（2）感染性关节炎引起的膝关节病损并伴有疼痛和功能障碍，如大骨节病、血友病性关节炎。

（3）创伤后的骨关节炎，如粉碎性骨折后关节面未能修复而严重影响功能的病例，以及因半月板损伤或切除后导致的继发性骨关节炎等。

（4）退变性膝关节骨性关节炎（图 19-14），老年性膝关节骨关节炎占全膝置换术的最大比例，表现为疼痛、畸形、活动受限并呈进行性发展。

（5）膝关节的畸形，如膝内翻、膝外翻。

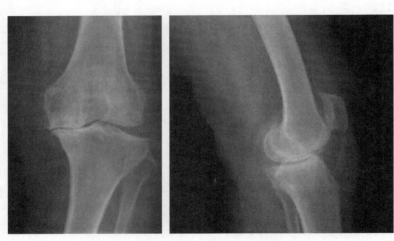

图 19-14   退变性膝关节骨性关节炎

（五）膝关节置换禁忌证

（1）膝关节周围或全身存在活动性感染病灶。

（2）膝关节肌肉瘫痪。

（3）全身状况差伴有未纠正的糖尿病及其他可预见的导致手术风险和术后功能不良的情况。

二、护理

（一）术前护理   详见本章第一节髋关节置换。

（二）术后护理

1. 一般护理   严密观察病情，系统地了解患者全身状况，术后对患者的体温、脉搏、呼吸、血压实行严密的监测。

2. 体位护理   患肢功能位，酌情足底垫枕抬高 20～30 cm，促进静脉回流，减轻下肢肿胀。

3. 疼痛护理　疼痛是 TKA 术后最常见的症状。多模式镇痛方案具有良好的镇痛效果，提高了 TKA 患者功能锻炼的依从性，促进膝关节功能的康复。详见本章第一节髋关节置换。

4. 切口的观察与护理

（1）患者足、踝至膝关节以上用弹力绷带轻微加压包扎。观察切口敷料、渗血情况，如渗出较多，及时通知医师进行换药，保持切口清洁干燥。

（2）观察患肢肿胀、末梢血运、足背动脉搏动和感觉等情况。

（3）术后切口处如有负压引流，观察引流液的色、质、量，保持引流管通畅，避免管道受压、反折；引流管一般于术后 24～48 小时拔除，每日引流液＜50 ml 可拔除引流管，以降低感染风险。

5. 皮肤护理　保持床单位整洁、干燥，无皱褶，保持皮肤清洁，大小便后及时清洗会阴部位皮肤。翻身或搬运时避免推拉拖动作，避免擦伤皮肤。

（三）并发症的预防与护理

1. 下肢深静脉血栓防治与护理　下肢深静脉血栓是关节置换患者常见的并发症之一，发生率为 40%～60%。而肺栓塞 90% 以上的血栓来源于下肢深静脉，当血栓累及股静脉、髂静脉及下腔静脉，发生肺栓塞的可能性为 50%。深静脉血栓及肺动脉栓塞的发生、发展均可严重影响患者的生活质量和预后，造成较高的致死率和致残率。其常见的临床表现为下肢疼痛、肿胀、浅静脉曲张、皮肤改变等，Homans 征阳性。

（1）术前评估：术前详细了解患者一般情况，对下肢发生的危险因素进行正确的评估，包括患者性别、年龄、有无肥胖、有无高血压及糖尿病等合并症、有无高血脂、有无静脉手术史或静脉曲张病史等，结合术前血常规、出凝血时间、凝血酶原时间、血糖、血液流变学、血脂等实验室检查，确定高危人群评估患者是否存在下肢深静脉血栓的高危因素。常用的有 Wells 评分量表、Geneva 量表、Caprini 血栓风险评估量表和 Autar 评估量表。这些量表为预测深静脉血栓风险提供了客观、具体的预测指标。

（2）饮食指导：患者术前戒烟酒，补充充足的水分，每日饮水量＞1 500 ml，选择清淡、低脂、易消化食品，鼓励多食维生素与粗纤维的新鲜蔬菜与水果，降低血液黏稠度，从而降低关节置换术后下肢深静脉血栓的发生率。

（3）深静脉血栓的预防：密切观察早期症状，下肢突发肿胀、疼痛、皮温高是深静脉血栓的典型临床表现。观察双下肢肤色、温度是否一致，下肢的肿胀程度，每日定时测量双下肢不同平面的周径并详细记录，为早期诊断提供临床依据。如患者感觉患肢胀痛加重，有水肿、皮肤发绀、潮红、皮温升高、足背动脉减弱、Homans 征阳性等表现，则表明可能发生下肢深静脉血栓，此时患者应绝对卧床，抬高患肢，禁止按摩患肢或做剧烈运动，以免造成栓子脱落，危及生命，及时报告医师采取相应治疗措施。

1）早期功能锻炼：功能锻炼越早越好，先易后难，循序渐进。具体包括：① 主动活动包括股四头肌等长舒缩活动，踝泵运动，臀肌收缩活动，直腿抬高、屈膝等；② 被动活动包括踝泵运动、按摩比目鱼肌和腓肠肌等。其主要目的是有效加速下肢静脉血液回流，避免下肢深静脉血栓，有利于患肢功能早日康复。

2）物理预防：梯度压力弹力袜能有效预防深静脉血栓的发生，TKA 患者最好选择采用膝长型。教会患者梯度压力弹力袜的正确穿着方法，注意观察皮肤有无红、肿、热、痛，经常检查弹力袜以确保无褶皱，向患者及家属讲解穿着弹力袜的目的和清洗的注意事项。另外，可使用间歇充气加压装置，每天 2 次，每次为 30 分钟，直至患者可下床走路。采用何种方式由床位医师根据具体情况决定。

3) 药物预防：关节置换术后抗凝治疗一般不应少于 7～10 天，必要时延长至 28～35 天。现阶段临床上最常用的预防血栓形成的药物为低分子肝素、利伐沙班等。使用抗凝药物的护理用药期间，责任护士应经常巡视病房，注意观察有无出血现象，观察皮肤有无瘀斑，口腔、牙龈、鼻腔有无出血；观察注射部位、术后切口及各种穿刺口有无皮下瘀血斑或出血；观察并准确记录各种引流液的颜色及引流量，有无血尿和黑便等；注意有无头痛、恶心呕吐、意识障碍等脑出血症等。

（4）深静脉血栓治疗与护理：如怀疑患者深静脉血栓形成，在患者生命体征平稳的情况下，应尽快进行彩色多普勒超声以确定血栓的部位、大小。根据血栓情况评估其可能产生的危害，制定治疗方案。① 抗凝治疗：抗凝治疗是治疗深静脉血栓的关键，肝素为首选抗凝剂。在药物治疗期间最主要的是观察患者是否有出血征象，如患者伤口的渗出量、外伤或手术区域有无血肿形成、患者有无贫血等。② 溶栓治疗：常用的药物有链激酶、尿激酶及组织型纤维酶原激活物，其中尿激酶是最常使用的溶栓剂。通过介入导管直接注入大剂量溶栓药物，可以及时、有效地治疗深静脉血栓。③ 静脉血栓取出术：深静脉血栓一旦发生，应尽早行手术治疗。血栓形成早期（一般认为是 48 小时之内）血栓尚未与静脉内腔粘连，为取栓术的最佳时机，早期的静脉血栓取出一般应用硬质塑料管抽吸，现在则多用 Fogarty 水囊导管取栓。如果病程超出上述时间，由于血管内膜广泛粘连，尽管手术能够清除大部分血栓，但由于血管内膜受损，结果往往以失败告终。因此，术后早期治疗深静脉血栓尤为关键。④ 外科微创手术：近年来，手术和介入有机结合拓展了微创外科，也促进了腔内血管重建治疗深静脉血栓的开展。微创外科手术包括超声消融术、血栓的旋切抽吸术和球囊扩张及支架成形术等方法。这些方法具有创伤小、无痛苦、疗效显著、疗程短等优点，因此越来越为临床医师所接受。

2. 感染预防和护理　感染是全膝关节置换术后的灾难性并发症，随着对其认识的深入和 TKA 技术的完善，其发生率由早期的 1%～23% 降至目前的 1% 左右。

（1）临床表现：① 全身症状：高热、寒战和呕吐。② 局部症状：疼痛是感染患者最常见的主诉。常常表现为持续性的静息痛和夜间痛。主动与被动活动均可引起疼痛，负重后疼痛加重。术后早期出现渗液或局部穿刺抽出脓液或脓性渗出物则表示有感染的存在。

（2）预防和护理措施：① 术前调整饮食，增强体质，减轻病理性肥胖程度。积极治疗可能影响手术效果的各种并发疾病。检查患者有无潜在性感染病灶，对于感染性疾病或有感染灶的患者应延期手术。② 预防性使用抗生素：预防性使用抗生素能够有效降低 TKA 术后感染率。抗生素使用的目的和作用仅仅是在于在手术过程中（从皮肤切开至切口缝合）保持手术野有足够的抗生素浓度以杀灭污染手术野的细菌。抗菌药物通过静脉方式给药，给药时间一般为术前 30 分钟。

（3）术后预防感染的具体措施：① 如术后切口放置引流管，则有效引流是预防感染的关键，保证引流通畅。根据引流量决定拔管时间，一般术后 24～48 小时拔除。② 有效使用广谱抗生素。围手术期抗生素的使用是防止感染的重要因素。③ 预防压力性损伤发生。经常更换体位，骶尾部抬高按摩；保持病床整洁干燥，避免潮湿对皮肤的不良刺激。④ 术后留置尿管期间，应保持尿管通畅，定时夹管并及早拔除，预防泌尿系统感染。⑤ 尽早鼓励和指导患者有效咳嗽、咳痰，预防坠积性肺炎的发生。

（四）功能锻炼

1. 康复进程

（1）手术当天：踝泵运动、股四头肌舒缩运动、压腿运动、患肢冰敷。

（2）术后 1～2 天：踝泵运动、股四头肌舒缩运动、压腿运动、屈膝 60°、直腿抬高、患肢冰敷、弹力袜。

（3）术后 3～5 天：踝泵运动、股四头肌舒缩运动、压腿运动、屈膝 90°、直腿抬高、扶拐站立、扶拐行走、弹力袜。

2. 功能锻炼

（1）踝泵运动：分为屈伸和绕环两组动作（图 19 - 15）。患者躺或坐在床上，下肢伸展，大腿放松，缓缓勾起脚尖，尽力使脚尖朝向自己（背伸），保持 3～5 秒，最大限度可保持 10 秒，然后脚尖缓缓下压（跖屈），保持 3～5 秒，最大限度可保持 10 秒，然后放松。以踝关节为中心，从内到外，足趾做 360°绕环，尽力保持最大动作幅度。

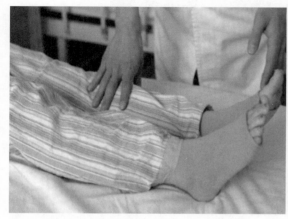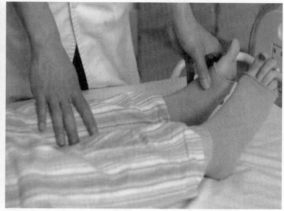

图 19 - 15　踝泵运动

（2）股四头肌训练：① 压腿运动。患者主动下压膝关节（保持膝关节伸直），收缩股四头肌，维持 5～10 秒后，再放松 5～10 秒（图 19 - 16）。② 直腿抬高。患者平卧于床上，伸直双下肢，抬高下肢和床面成角 60°，维持 5～10 秒，再回到床面放松 5～10 秒（图 19 - 17）。

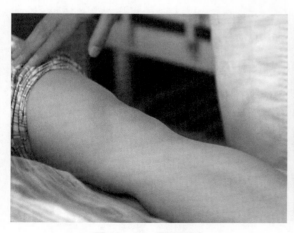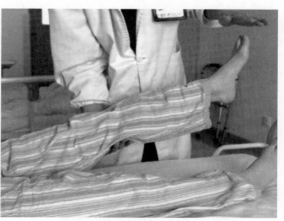

图 19 - 16　压腿运动　　　　　　　　图 19 - 17　直腿抬高

（3）屈膝功能锻炼：① 床上屈膝练习（图 19 - 18）。患者仰卧位，伸直下肢，主动或由他人辅助使足跟慢慢向臀部靠拢，尽量在最大角度处停留，然后再慢慢伸直下肢。② 床边屈膝练习（图 19 - 19）。患者坐于床上或椅上，双腿垂下，主动或由他人辅助屈曲。

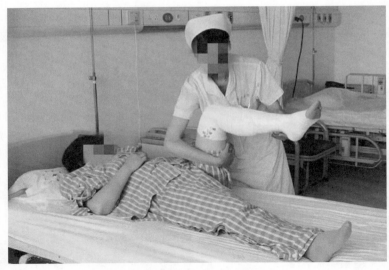

图 19-18   屈膝运动

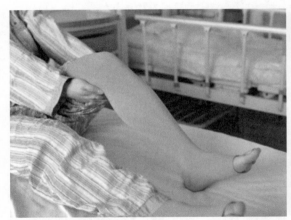

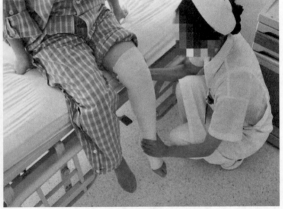

图 19-19   屈膝运动

3. 拐杖的使用   上楼梯时,健肢先上(图 19-20)。下楼梯时,患肢先下(图 19-21)。

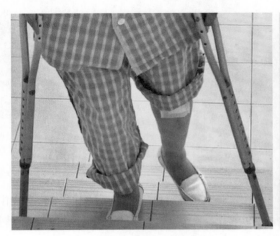

图 19-20   上楼梯

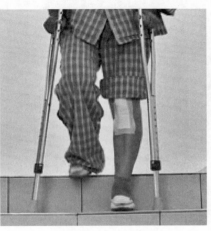

图 19-21   下楼梯

4. 助行器的使用　图 19 - 22。

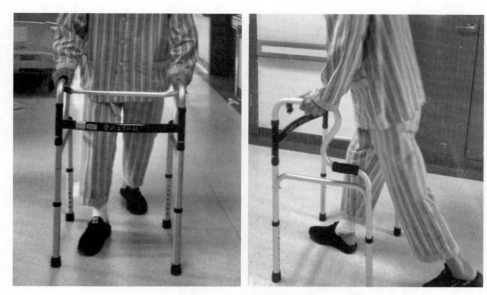

图 19 - 22　助行器的使用

（五）出院指导

1. 定期门诊复查　术后 2～3 周、3 个月、6 个月、1 年复查，1 年后每年复查一次。

2. 合理膳食　控制饮食以达到理想的体质指数，避免膝关节假体负荷过重。

3. 安全教育　在关节功能恢复过程中，保持适量步行运动，应避免跑步、跳跃等对膝关节造成冲击和扭曲膝关节的活动，不建议从事高强度的体育活动，如慢跑、网球单打、壁球和攀岩等。

4. 病情观察　观察伤口处有无红肿、渗液或异味，体温连续超过 38℃ 以上，患肢疼痛、红肿、皮肤破溃、关节活动欠佳、外伤伤及患肢等，应及时到院就诊。

（钱　燕　王凤岩）

第三节　肩关节置换

1893 年，Pean 为一例肩关节结核性关节炎患者成功实施了首例全肩关节置换术（total shoulder arthroplasty，TSA）；1953 年，Neer 采用钒制人工肱骨头假体治疗肱骨近端粉碎性骨折，获得满意疗效。从此肩关节置换术开始广泛应用于临床。随着不断提高的医学水平及手术技巧，肩关节置换术在治疗肩关节疾病中能够较好进行功能重建和解除疼痛，人工肩关节置换已成为严重肩关节疾患的常用手段。目前，根据手术方式的不同，人工肩关节置换术可分为半肩关节置换术（肱骨头置换术）、全肩关节置换术和反式（逆向型）肩关节置换术。相对于反式肩关节置换术，半肩和全肩关节置换术又称为解剖型肩关节置换术。本节是对目前临床较常用的半肩关节置换术和反式肩关节置换术进行阐述。

一、概述

（一）肩关节解剖结构　肩关节由肩胛骨的关节盂和肱骨头构成,属球窝关节。关节盂周缘有纤维软骨环构成的盂缘附着,加深了关节窝。肱骨头的关节面较大,关节盂的面积仅为关节头的 1/3 或 1/4,因此,肱骨头的运动幅度较大。关节囊薄而松弛,下壁尤甚,附着于关节盂的周缘,上方将盂上结节包于囊内,下方附着于肱骨的解剖颈。关节囊的滑膜层包被肱二头肌长头腱,随同该肌腱一起突出于纤维层外,位于结节间沟内,形成肱二头肌长头腱腱鞘。肩关节周围的韧带少且弱,在肩关节的上方,有喙肱韧带联结于喙突与肱骨头大结节之间。盂肱韧带自关节盂周缘联结于肱骨小结节及解剖颈的下分(图 19‑23)。

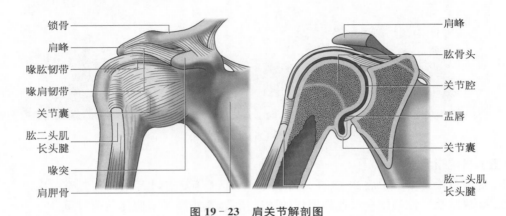

锁骨
肩峰
喙肱韧带
喙肩韧带
关节囊
肱二头肌
长头腱
喙突
肩胛骨

肩峰
肱骨头
关节腔
盂唇
关节囊
肱二头肌
长头腱

图 19‑23　肩关节解剖图

（二）肩关节置换术　不受解剖结构限制的全肩关节置换术(TSA),即人工肱骨头置换加肩胛盂表面置换。这一手术对肩关节疼痛的缓解率可达 80%～90%,是致残性盂肱关节炎缓解疼痛及最大限度提高功能的治疗方法。

半肩关节置换是骨折患者最常见、最经典的肩关节置换术手术,通过人工重建肱骨头半球形关节面来获得肩关节的功能。对于高龄粉碎性四部分骨折、老年解剖颈骨折及肱骨头劈裂骨折脱位等情况,多采用半肩置换术(图 19‑24)。

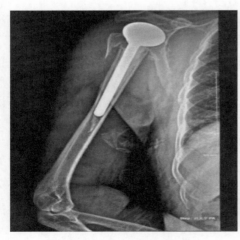

图 19‑24　半肩关节置换

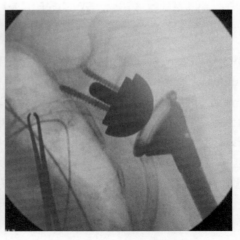

图 19‑25　反肩关节置换

反式肩关节置换术(reverse total shoulder arthroplasty，RTSA)是指肩关节假体的球形关节面位于肩胛骨关节盂侧，而盂杯位于肱骨近端的半限制性人工全肩关节。目前临床常用的 RTSA 假体最早由法国医师 Paul Grammont 设计并提出，这种假体通过翻转盂肱关节对位关系，使盂肱关节旋转中心内移，进而使三角肌在肩关节前屈上举中发挥主要作用，降低肩盂假体松动的发生率。反式肩关节置换术适用于患有关节炎及不可重建性肩袖缺损患者，近年来反式肩关节置换术在肱骨近端骨折中被广泛应用。在大量文献报道中，反式肩关节置换在肱骨近端骨折治疗应用中，无须考虑肩袖完整性，可获得稳定疗效(图 19 - 25)。

（三）适应证

（1）严重的肩关节炎：① 骨性关节炎。包括原发和继发性两类，89%～95%的患者肩袖保持完好，是人工肩关节置换的理想适应证。② 类风湿关节炎。当肩袖病变发展至不可逆及伴有骨质缺损时，尽管人工肩关节置换仍可有效地缓解疼痛，但功能恢复往往不能令人满意，应鼓励患者早期手术。③ 创伤性关节炎。晚期具有与骨关节炎类似的病理变化，常伴有肌肉、关节囊的损伤及瘢痕，有时还合并有血管、神经损伤，应对患者的软组织结构条件进行仔细评价。

（2）难以复位的肱骨近端粉碎性骨折。

（3）肩袖功能完好或可通过手术修补恢复其功能的肩部疾患。

（4）人工肩关节翻修，包括肩胛盂假体松动、断裂、下沉和人工肱骨头植入的技术错误等。

（5）其他，如肱骨头缺血性坏死、肿瘤、肩关节发育不良、陈旧性感染等。

（四）禁忌证

（1）近期或活动性感染。

（2）三角肌及肩袖瘫痪。人工肩关节保持了肩胛盂与肱骨间的空间，本身并无功能，缺少动力的人工肩关节置换是无意义的。这类患者，如有肩关节疼痛症状，可选择肩关节融合术。如为三角肌或肩袖单个瘫痪则不是禁忌证。

（3）神经源性关节病，尤其当病变尚轻微、稳定时，手术将加速病程进展。

（4）不可修复的肩袖撕裂是肩胛盂置换的相对禁忌证。

（5）肩关节极度不稳也是肩关节置换术的禁忌证。

（6）疼痛症状及功能障碍轻微者。

二、护理

（一）术前护理　详见第十四章第一节上肢骨折一般护理。

（二）术后护理

1. 体位护理　根据麻醉监测生命体征，麻醉清醒前给予去枕仰卧位，保持术侧上肢屈肘90°置于胸前头偏向一侧，麻醉清醒后给予去枕平卧位。

（1）未行肩袖修复的患者半卧位时，术侧肩关节以吊带悬吊保护固定于中立位，上臂下垂，屈肘 90°前臂自然放于胸前；健侧卧位时，术侧屈肘 90°，以吊带悬吊固定于体侧，保持肩关节中立位，使患者感到舒适，可减轻切口的疼痛(图 19 - 26)。在卧位上要绝对禁止术侧卧位，否则会造成置换关节局部受压，导致置换关节向前脱位。

（2）肩袖修复的患者，术后用支具固定在 70°外展和 10°外旋位，固定时间根据具体情况决定(图 19 - 27)。

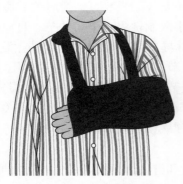
图 19 - 26　悬吊带固定

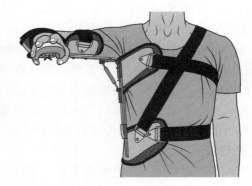
图 19 - 27　支具固定

2. 疼痛护理　目前,多模式镇痛的方法广泛应用于关节置换患者,在术前、术中及术后,通过联合应用不同作用机制的镇痛药物或方法,防止疼痛超敏反应的建立,以达到理想的术后镇痛,该方法可以最大限度地避免单一用药所产生的不良反应。

3. 并发症预防

(1) 假体脱位:由于早期置换的肱骨头周围的软组织尚未修复,关节未稳定,如患者体位不正确,肢体活动不当均可造成肩关节脱位。

(2) 术后感染:感染是肩关节置换术后最严重的并发症,虽然相比较髋、膝置换术的发生率较低,但其仍可导致关节置换术的失败。有糖尿病、类风湿关节炎、系统性红斑狼疮等合并症、邻近部位感染和既往肩部手术史的患者,肩关节置换术后感染的风险增加。因此,术前要充分了解患者的基础疾病,患者自身感染,得到有效控制后,方能行关节置换术;告知患者注意休息、均衡饮食来提高机体的应激能力和免疫力;注意排除牙龈炎、泌尿系统感染等原发病灶的存在;术日行术区备皮。术后密切观察切口有无红肿、渗出等情况,保持切口敷料干燥,监测体温、血常规及 C 反应蛋白的变化,如有异常及时报告医师。

(3) 神经损伤:肩关节置换一般不会发生神经损伤,若术后出现神经损伤症状,多为术中对神经的牵拉所致,术后恢复比较理想。术后可通过观察患侧肢端活动及皮肤感觉有无异常来评估。

(4) 肩袖损伤:肩袖损伤是肩关节置换术后第二常见并发症,其发生率为 1%～14%,术后早期外旋动作产生的牵拉力容易导致肩袖的撕裂,肩袖损伤的临床症状上不明显,因此临床更要足够重视,术后要求患者前臂紧贴胸壁放置,三角巾悬吊,身体略向前,建议患者不要过早做外旋、上举、后伸等牵拉动作,以避免对肩袖造成不必要的损伤。

4. 功能锻炼　早期功能锻炼以被动活动为主。① 患者麻醉清醒后,护士可以指导患者在胸前固定位进行屈伸运动、握拳运动。② 术后第 4 天,患者可于仰卧位通过另一手的帮助,进行肩关节的外旋练习(图 19 - 28),随后进行双手握棍练习。③ 术后 7 天左右,可通过上肢的内旋和外旋完成肩关节的划圈动作(图 19 - 29)。④ 术后 10 天左右,可于站立位通过健侧上肢的帮助进行过伸练习(图 19 - 30)。⑤ 术后第 3 周,开始增加肌肉等长收缩功能锻炼,屈肘 90°时,用健侧手、墙壁作为阻力,等长收缩内外旋肌群(图 19 - 31)。⑥ 术后第 6 周,三角肌和肩袖的创伤基本愈合,开始逐渐做三角肌和冈下肌的主动练习。

5. 健康教育

(1) 嘱患者坚持正确的功能锻炼,持之以恒,循序渐进,从被动锻炼逐步过渡到主动锻炼,保证肩关节周围的肌肉无萎缩,有效地包绕在假体周围,减少并发症的发生。术后功能恢复期

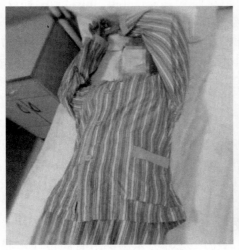

图 19 - 28　肩关节外旋

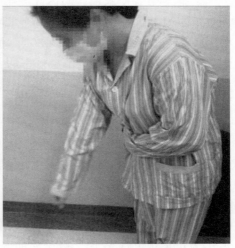

图 19 - 29　肩关节划圈动作

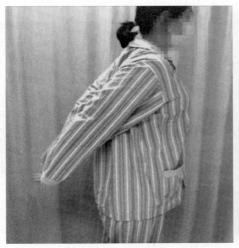

图 19 - 30　肩关节过伸练习

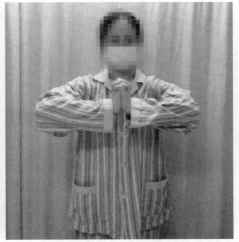

图 19 - 31　上臂肌等长收缩

间,需要服用消炎止痛药,减少功能锻炼期间关节的肿胀疼痛。

（2）术后注意预防和控制全身局部炎症的发生,防止造成人工关节感染。

（3）预防关节脱位：按医嘱有计划地进行活动。

（4）术后按时复诊,如发现有以下症状应及时到院就诊：关节局部的红肿热痛或出现伤口不能完全愈合伴有液体流出；感到关节活动异常或受限制；出现上肢肢体的完全肿胀并伴有疼痛或出现关节畸形；外伤后关节出现变形和疼痛。

（徐　婧）

第四节　髋、膝关节翻修

髋膝关节置换术是减轻髋、膝关节疾病终末期疼痛、恢复下肢关节功能的一种安全有效的治疗手段。髋、膝关节置换术术后假体周围感染（periprosthetic joint infection，PJI）是髋、膝关节翻修的主要原因之一。其中，初次置换术后感染率约为 1%，而翻修术后感染率增至 3%。据美国人工关节登记中心预测，截至 2030 年，髋、膝关节翻修率将持续增加，且膝关节翻修率将远大于髋关节翻修率。髋、膝关节翻修率的上升，无疑会增加患者的痛苦和经济负担。

一、概述

（一）膝关节翻修的原因及临床表现

1. 感染　典型为术后持续疼痛、静息痛、膝关节红肿、伤口渗液愈合不良、窦道形成等。红细胞沉降率和 C 反应蛋白升高，X 线片可见花边样吸收，骨膜增厚，核素扫描示浓聚。

2. 假体无菌性松动　患肢出现活动痛、起步痛，红细胞沉降率和 C 反应蛋白正常，X 线片可见连续性透光带。

3. 假体磨损或断裂、膝关节不稳　关节、交锁、肿痛，前后抽屉试验及屈伸位侧方应力试验阳性，膝关节负重正位 X 线片及极度屈曲时侧位 X 线片显示膝关节有脱位或半脱位征象（图 19-32）。

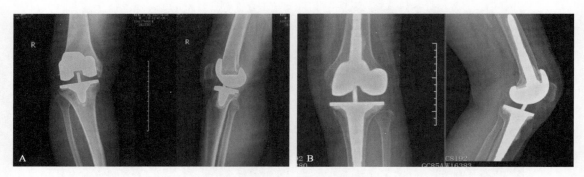

图 19-32　膝关节不稳术前和术后 X 线片
A. 膝关节不稳；B. 膝关节翻修术后

（二）髋关节翻修的原因及临床表现

1. 非感染性假体松动　患侧髋或大腿内侧及膝关节疼痛，活动时加重，不能负重行走，口服镇痛药物和理疗等治疗效果不佳，需使用辅助器具。X 线片可见人工股骨头部分穿透髋臼底部、关节间隙变窄；全髋关节的髋臼周围有骨质吸收，透亮线形成，髋臼位置改变与假体下沉等。

2. 感染性假体松动　患肢疼痛、髋膝关节活动困难、不能负重。典型病例可见局部红肿、窦道形成。X 线片可见骨溶解及骨膜反应、假体松动与下沉。

3. 关节脱位　多为关节后脱位，典型症状表现为患肢疼痛、畸形、活动障碍，X 线片示人工股骨头脱出髋臼窝。

4. 假体周围骨折　多有外伤史，患肢呈现疼痛、肿胀、畸形、活动障碍等骨折体征，X 线片示股骨假体柄外露，假体下沉，可见骨折线。

5. 髋臼位置不良　患肢疼痛，不敢负重行走，X 线片显示髋臼外翻角、外倾角太大或太小。

6. 髋关节置换术后松动　见图 19-33。

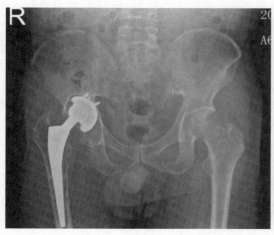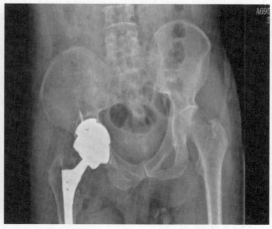

图 19 - 33　髋关节置换术后松动

二、护理

(一) 术前护理

1. 完善各项常规辅助检查　详见本章髋关节置换。

2. 患者准备　详见本章髋关节置换。必要时行关节腔穿刺,将穿刺物做细菌培养和药敏试验,明确致病菌和了解敏感药物,以便指导术后用药。同时遵医嘱备血。

3. 手术当天准备　详见本章髋关节置换。

(二) 术后护理

1. 麻醉后护理　根据全麻后护理,平卧位,遵医嘱低流量吸氧 6 小时。测量血压,每小时3 次至血压平稳,必要时给予心电监护,或转重症监护病房进一步监测,病情好转后转回普通病房。

2. 体位护理

(1) 膝关节翻修的体位:患肢功能位,酌情足底垫枕抬高 20~30 cm,促进静脉回流,减轻下肢肿胀。

(2) 髋关节翻修的体位:① 患肢外展中立位,两腿之间放枕。② 翻身方法:术侧翻身30°~40°,伸直术侧髋关节,以保持旋转中立位,胸前及身后可垫软枕。健侧翻身,健侧在下略弯曲,伸直术侧髋关节,两腿之间必须垫软枕,以防关节脱位。③ 床上排便时,尽量利用牵引床上的拉环做引体向上运动,抬起臀部时注意将髋关节整个抬起。

3. 一般护理　严密观察病情,系统地了解患者全身状况,术后对患者的体温、脉搏、呼吸、血压进行严密的监测。翻修患者术后出血较多,必要时给予心电监护。

4. 疼痛护理　髋、膝关节翻修患者的疼痛护理,详见本章第一节髋关节置换。

5. 切口的观察与护理

(1) 观察切口敷料、渗血情况,如渗出较多,及时通知医师进行换药,保持切口清洁干燥。

(2) 观察患肢肿胀、末梢血运、足背动脉搏动、感觉和运动等情况。

(3) 术后切口处如放置引流管,注意观察引流液的色、质、量,保持管道通畅,避免受压、反折;一般于术后 24～48 小时内拔除,每日引流液<50 ml 可拔除引流管,以降低感染风险。若引流液为鲜红色,量较多,提示有活动性出血,应及时报告医师。

6. **皮肤护理**　保持床单位整洁、干燥、无皱褶,保持皮肤清洁,大小便后及时清洗会阴部。教会患者床上正确的抬臀方法:健肢膝关节屈曲,双手借助牵引床支架,足底用力,用力将臀部抬起,其适宜的高度是臀部离开床面,同时对骶尾部进行按摩。或者是以肘关节为力点,足底用力,健肢膝关节屈曲,将臀部抬起。翻身或搬运时避免推拉拖动作,避免擦伤皮肤。

(三) 并发症护理

1. 下肢深静脉血栓预防和护理　详见本章第二节膝关节置换。

2. 感染的预防　详见本章第二节膝关节置换。

3. 髋关节脱位　详见本章第一节髋关节置换。

(四) 功能锻炼

1. 膝关节翻修术后的康复锻炼　根据患者年龄、手术后关节的稳定性、骨质缺损情况、骨质疏松情况,制订个体化的康复计划。对于术后关节稳定性良好、一般情况正常者,可协助于术后第 2 天使用助行器下床行走,但需控制活动时间及次数。对于使用限制性假体或术后生命体征不平稳的患者,需卧床 3～7 天,甚至 2 周。患者卧床时需进行功能锻炼,如踝关节跖屈背伸运动、膝关节被动及主动的屈曲运动、直腿抬高运动等。若患者主动活动困难,则可以辅助被动运动,待患者肌力水平恢复后,再由被动运动转为主动运动。

2. 髋关节翻修术后的康复锻炼　根据患者的年龄、病情、手术方式等不同,进行个体化针对性的康复训练(髋关节翻修术后的康复锻炼详见本章第一节髋关节置换)。翻修术后的患者比初次关节置换的患者卧床时间要长,术后何时下地行走取决于假体类型、体力、恢复情况等不同,应遵医嘱执行。

(五) 健康教育

(1) 术后定期复查红细胞沉降率、C 反应蛋白。如出现胀痛与局部切口红、肿、热、痛、渗液及全身隐匿的感染等,应及时就诊。

(2) 练习被动、主动的膝关节屈伸运动。

(3) 练习行走和上下楼梯,从扶单拐部分负重走,逐渐过渡到术后 6 周的完全弃拐负重行走。

(4) 逐步恢复日常生活活动,提倡步行、骑固定自行车、游泳,避免剧烈运动,减少置换关节的磨损,延长使用寿命。

(5) 积极预防并治疗各种感染,包括呼吸道、泌尿道、皮肤软组织感染等。口腔科手术如拔牙、牙周刮除术、牙内手术等,可造成长达 30 分钟的暂时性菌血症引起假体感染,因此在行上述手术时,需在术前 1 小时和术后 8 小时预防性应用抗生素,以防感染。

(6) 术后 3 个月、半年、1 年、2 年各复查 1 次,异常情况应及时复诊。

(钱　燕　王凤岩)

参考文献

[1] 高娜,佟冰渡,姜英,等. 系统化"三防三位"护理对预防人工髋关节置换术后假体脱位的效果评价[J]. 护理管理杂志,2017,17(02): 123 - 125.

[2] 庞小伟,王伟,马文娟,等. 加速康复外科理念中多模式镇痛在 TKA 围手术期应用的效果分析[J]. 中国

骨与关节损伤杂志,2020,35(04)：397－399.

［3］张晨,宋国瑞,刘子歌,等.ERAS在老年人工关节置换术中的应用进展[J].宁夏医科大学学报,2020,42(02)：211－214.

［4］赵志刚,谢林,丁凡,等.利伐沙班预防关节置换术后下肢深静脉血栓的临床前瞻性对照研究[J].中国矫形外科杂志,2016,24(07)：619－622.

［5］张竞,张金庆,郭盛杰,等.不同频次使用间歇式充气加压装置对预防关节置换术后下肢深静脉血栓形成的效果研究[J].中华骨与关节外科杂志,2016,9(04)：335－338.

［6］孙晓颖.早期功能锻炼及健康教育护理干预对中老年膝关节置换术后下肢深静脉血栓形成的预防作用[J].血栓与止血学,2021,27(01)：161－162.

［7］崔晓斐.人工膝关节置换术后的护理研究进展[J].中国城乡企业卫生,2020,35(03)：52－54.

［8］边焱焱,程开源,常晓,等.2011—2019年中国人工髋膝关节置换手术量的初步统计与分析[J].中华骨科杂志,2020,40(21)：1453－1460.

［9］张念军,陈茹.全膝关节置换过程中鸡尾酒疗法联合股神经阻滞的镇痛效果[J].中国组织工程研究,2021,25(06)：866－872.

［10］叶维,费燕强,邵建树,等.半肩关节置换与钢板内固定治疗肱骨近端骨折[J].中国矫形外科杂志,2020,28(14)：1331－1333.

［11］姜春岩,李奉龙.人工肩关节置换术[J].骨科临床与研究杂志,2017,2(01)：51－56.

［12］王林,谭杰,王皓,等.反肩置换与半肩置换临床疗效对比研究[J].实用骨科杂志,2019,25(01)：9－13.

［13］杜辉,尹星华,黄勇,等.人工髋和膝关节置换术后患者住院期间病死率及病死的危险因素分析[J].骨科临床与研究杂志,2018,3(05)：289－294.

［14］彭慧明,王龙超,陈继营,等.2014—2016年北京9家医院人工髋膝关节置换术后假体周围感染翻修负担的多中心调查研究[J].中华骨与关节外科杂志,2020,13(04)：277－283.

［15］刘艳妮,石颖,王靓,等.全髋关节置换术后假体脱位反复翻修患者的护理[J].护士进修杂志,2019,34(17)：1598－1600.

［16］朱崇尊,杨闯,沈灏.关节假体感染的预防研究进展[J].中华关节外科杂志(电子版),2019,13(02)：206－212,250.

第二十章
运动损伤患者的护理

第一节　膝关节损伤

膝关节主要由股骨和胫骨的两大骨端构成,通过肌肉、肌腱、韧带和关节囊包裹连接,这些连接结构给膝关节提供稳定性和灵活的活动功能。膝关节损伤常见于体育运动中的接触性或非接触性损伤,包括膝关节半月板损伤、膝关节韧带损伤(两者常合并发生)、髌骨脱位、肌腱断裂等一系列损伤性疾病。随着关节镜技术的开展,大多数膝关节损伤可通过关节镜来进行修复和重建。关节镜技术精度高,损伤小,效果好。同时,良好全面的围手术期护理的配合,为患者加速康复、恢复正常的生活提供了保障。

一、膝前交叉韧带损伤

膝关节前交叉韧带的基本功能是阻止胫骨相对于股骨出现过度的前移。

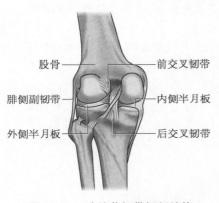

股骨　　　　　　前交叉韧带

腓侧副韧带　　　　内侧半月板

外侧半月板　　　　后交叉韧带

图 20-1　膝关节韧带解剖结构

(一)解剖结构　见图 20-1。

(二)病因　间接暴力易导致前交叉韧带损伤,最常见的受伤机制包括落地伤和外翻损伤。典型的前交叉韧带损伤发生于起跳落地动作,膝关节过伸,或者足固定时膝关节做扭转、外翻动作时。常见于篮球、羽毛球等运动时受伤。

(三)临床表现及体征

1. **急性前交叉韧带损伤**　患者常主诉受伤时感觉到或听到膝关节"啪"的响声,不能继续运动,同时伴随膝关节急性血肿,关节可能出现肿胀、疼痛,甚至伸直过屈活动受限。

2. **陈旧性前交叉韧带损伤**　患者膝关节不稳,运动时膝关节错动、打软腿,运动过程中有意识地避免患肢落地或支撑身体。患者可能会因反复扭伤出现关节积液、疼痛和交锁症状。

3. **拉赫曼(Lachman)试验**　如果患者无法放松,检查者可以用自己的膝关节垫在患者大腿远端下方,使患者能够在放松状态下屈膝30°,该方法有助于提高诊断的准确性,尤其适用于新近损伤、膝关节疼痛的患者。

4. **轴移试验**　患者采取仰卧位,放松肌肉。检查者一手抓握患者的踝关节并抬起,使膝关节伸直,同时施加内旋应力;另一手臂置于膝关节外侧,施加外翻应力。对于前交叉韧带断裂的膝关节,胫骨会出现向前方半脱位。检查者慢慢屈膝,在屈膝30°~40°时,胫骨会出现突然复位,即为轴移试验阳性。检查者能够清晰地感觉到这种复位。

5. **前抽屉试验**　患者仰卧,屈膝 90°,胫骨保持中立位。在正常情况下,股骨内髁应位于胫骨内侧平台后方 1 cm 的位置(台阶征)。在进行前抽屉检查之前,首先要确认这种正常的台阶关系,否则可能会将后交叉韧带损伤的病例误诊为前交叉韧带损伤。鼓励患者尽可能放松腘绳肌,减少腘绳肌收缩限制胫骨前移。当患者足够放松后,检查者双手抓住胫骨近端,两个拇指置于前方关节线水平,对胫骨施加向前的应力。如果胫骨前移增加,而且终末点软,意味着前抽屉试验阳性。

(四) 辅助检查

(1) X 线平片检查只能显示撕脱的骨折块。

(2) MRI 检查可以清晰地显示出前、后交叉韧带的情况,还可以发现意料不到的韧带结构损伤与隐匿的骨折线(图 20-2)。

(3) 关节镜检查对诊断交叉韧带损伤十分重要。75% 的急性创伤性关节血肿可发现为前交叉韧带损伤,其中 2/3 的病例同时伴有内侧半月板撕裂,1/5 有关节软骨面映损。

(五) 治疗原则　前交叉韧带断裂应争取手术缝合,依据患肢的活动度和肿胀程度决定手术时间。如果在韧带体部断裂,最好再移植一根肌腱以增强交叉韧带的稳定性。一般选用髌韧带的中 1/3 作为移植材料。对部分断裂者,可以缝合断裂部分,再专业支具制动 4～6 周。目前主张在关节镜下做韧带缝合手术。

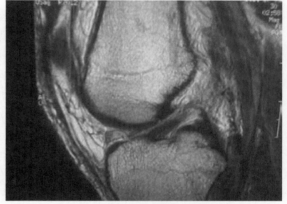

图 20-2　前交叉韧带损伤

(六) 护理

1. **术前护理**　详见第二章第二节骨科患者的护理评估及护理措施。

2. **术后护理**

(1) 常规护理:详见第二章第二节骨科患者的护理评估及护理措施。

(2) 体位护理:术后 2 周内患肢膝关节保持 0°～30°。

3. **功能锻炼(术后 1～6 周)**

(1) 支具制动及负重:① 睡觉和下地行走时必须使用支具,并锁定于完全伸直位;行肌力和活动度训练时可不必使用。② 撑双拐行完全负重,术后 6 周内弃拐。

(2) 肌力训练:① 股四头肌等长收缩:股四头肌在大腿的前侧半,伸直膝关节,有意绷紧大腿肌肉,可实现等长收缩。② 直腿抬高训练:仰卧位,伸直膝关节,抬起下肢与床面成 30°,坚持 10 秒后放下,反复进行。股四头肌等长收缩→站立向前摆腿→直腿抬高,10 秒/次,30 次/组,每天 2 组。③ 腘绳肌等长收缩:腘绳肌是膝关节后侧绳索一样的肌肉。仰卧于床上,在膝下垫薄枕,微屈膝关节,脚后跟向下勾踩床面,用手触摸膝后,感觉到条索样肌肉绷紧即达到锻炼目的。腘绳肌等长收缩(2 周内)→站立后勾小腿(2 周后),10 秒/次,30 次/组,每天 2 组。④ 提踵训练:10 秒/次,30 次/组,每天 2 组。

(3) 活动度训练:① 压腿(伸膝)训练:坐地板或较硬的床上,足跟后垫软垫或折叠毛巾,在膝关节正上方先放枕头或软垫,再在其上方加载 10～20 kg 重物(米袋、沙袋、哑铃等)至膝后侧能贴近地板或床板;每次持续下压 15 分钟,每日 2 次。② 主动屈膝训练(0°～100°)30 分钟/次,每天 2 次。③ 髌骨推动:完全伸膝位,放松大腿肌肉,捏住髌骨,上下内外推动(防止髌骨周围粘连和纤维化)。髌骨推动(术后 2 周开始),10 秒/次,30 次/组,每天 2 组。

(七)出院指导

1. 切口换药　换药常规为每 3～5 天一次。如遇切口潮湿、渗血、污染,需及时换药。

2. 拆线　术后 14 天至就近医院拆线。年老体弱及其他特殊情况的患者根据医嘱拆线。

3. 门诊复查　术后第 6 周、3 个月、6 个月、1 年、2 年复查。

4. 饮食指导　可多食鱼、肉、蛋等高蛋白质食物以及高维生素食物,多食新鲜瓜果蔬菜。

二、膝后交叉韧带损伤

后交叉韧带是防止胫骨相对于股骨过度后移的初级稳定结构。

(一)病因　常见于运动员足跖屈位时跌倒的跪地伤或者车祸中的"仪表板损伤"。多由胫骨前方受到向后方的暴力打击所致,常见于踢足球等对抗性运动中的跪地伤。

(二)临床表现及体征

1. 后交叉韧带损伤　主要表现为膝关节疼痛、关节活动受限、肿胀。可能存在不稳定症状,但是并没有前交叉韧带损伤的不稳定感。后交叉韧带损伤可单独出现,但是更多见于复合韧带损伤,60% 以上的后交叉韧带损伤合并膝关节后外复合体损伤。

2. 后抽屉试验　进行后抽屉试验检查前,首先应当确定在屈膝 90° 位时,胫骨内髁予胫骨内侧平台的关系,也就是所谓的"台阶征"。胫骨平台病理性后移的判断都是以正常的台阶征为基础的。在正常情况下,胫骨平台前缘应当位于股骨内髁前方 1 cm。在检查中,我们应以对侧正常的膝关节作为参照。检查方法:患者平卧位,屈膝 90°,胫骨保持中立位。检查者双手四指置于胫骨近端后方,双手拇指置于膝关节前方关系水平线,触摸膝关节前方的内外侧关节间隙。检查者双手将胫骨推向后方,根据胫骨平台出现的病理性后移位的程度进行分级。通过中立位或内旋位的后抽屉试验,有助于鉴别后外旋转不稳定引起的后抽屉试验阳性,因为后外旋转不稳定有时会出现内旋位后抽屉试验阳性,而单纯后交叉韧带损伤并不会造成内旋位后抽屉试验阳性。

3. 后向 Lachman 试验　患者屈膝 30°,检查者双手的位置和抓握方法与后抽屉试验相同。正常膝关节,检查者能够感受到胫骨相对于股骨的正常位置。后交叉韧带断裂的膝关节,检查者首先要将胫骨复位到正常位置;然后向胫骨施加后向的力量。检查时需要保持胫骨中立位,避免旋转胫骨而使次级稳定结构紧张。如果屈膝 30° 时胫骨后移程度增大,而屈膝 90°胫骨后移程度正常,意味着膝关节后外复合体损伤;如果屈膝 30° 和 90° 胫骨后移均增加,而且最低胫骨后移发生在屈膝 90°,意味着后交叉韧带损伤。

4. 胫骨后沉试验　患者屈膝 90°,检查者鼓励患者尽可能完全放松股四头肌。从膝关节侧面观察,如发现胫骨前缘出现"后沉"现象,低于股骨髁的前缘,或低于健侧膝关节,即为胫骨后沉试验阳性。

5. 股四头肌主动收缩试验　患者平卧位,屈膝 90°,股四头肌收缩过程中牵拉髌腱的拉力,会产生垂直于胫骨的前抽屉方向的分力。因此,当嘱患者主动收缩股四头肌时即固定患者的足。同时嘱患者用力伸膝,股四头肌的收缩会引起后沉或向后半脱位的胫骨前移。如果在股四头肌主动收缩试验中,胫骨相对于股骨前移大于 2 mm,认为时股四头肌主动收缩试验阳性,说明后交叉韧带损伤。

(三)辅助检查　详见本节膝前交叉韧带损伤辅助检查(图 20-3)。

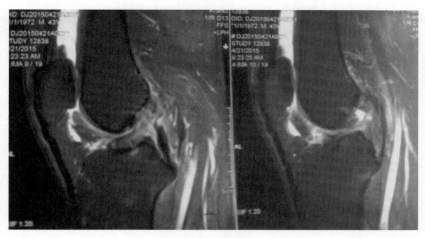

图 20-3　后交叉韧带损伤

（四）治疗原则　断裂的后交叉韧带是否要缝合以往有争论，目前的意见偏向于在关节镜下做早期修复。

（五）护理

1. 术前护理　详见第二章第二节骨科患者的护理评估及护理措施。

2. 术后护理

（1）常规护理：详见第二章第二节骨科患者的护理评估及护理措施。

（2）体位护理：术后 2 周内患肢膝关节保持 0°位。

3. 功能锻炼（术后 1～6 周）

（1）支具制动及负重：① 睡觉和下地行走时必须使用支具，锁定于完全伸直位；行肌力和活动度训练时可不必使用支具。② 撑双拐行完全负重，术后 6 周内弃拐。

（2）肌力训练：① 股四头肌等长收缩→站立向前摆腿→直腿抬高 10 秒/次，30 次/组，每天 2 组。② 提踵训练：即踮脚尖训练。提踵训练 10 秒/次，30 次/组，每天 2 组。

（3）活动度训练：① 伸膝训练：坐地板或者较硬的床上，足跟后垫软垫或折叠毛巾，在膝关节正上方先放枕头或者软垫，再在其上方加载 10～20 kg 重物（米袋、沙袋、哑铃等），至膝后侧能贴近地板或者床板；每次持续下压 15 分钟每天 2 组。② 被动屈膝训练（0°～90°）术后 4 周开始 30 分钟/次，每天 2 次。③ 髌骨内推（术后 2 周开始）10 秒/次，30 次/组，每天 2 组。

三、半月板损伤

（一）病因　单纯的半月板撕裂多数有明确的外伤史，常常是由膝关节扭转暴力或膝关节过度屈曲引起的。

（二）临床表现　伴随急性疼痛，膝关节肿胀，厚度受限，并且可能有机械性交锁症状。

1. 过伸试验　膝关节完全伸直并轻度过伸时，半月板破裂处受牵拉或挤压而产生剧痛。

2. 过屈试验　将膝关节极度屈曲，破裂的后角被卡住而产生剧痛。

3. 半月板旋转试验（McMurray-Fouche 试验）　患者仰卧，患侧髋膝关节最大屈曲，检查者一手固定膝关节，另一手握足做小腿大幅度环转运动，内旋环转试验外侧半月板，外旋环转试验内侧半月板，在维持旋转位置下将膝关节逐渐伸到 90°。注意发生响声时的关节角度。若在关节完全屈曲位下触得响声,表示半月板后角损伤,关节伸到90°左右时才发生响声,表示为体部损伤。再在维持旋转位置下逐渐伸直至微屈位,此时触得响声,表示可能有半月板前角损伤(图20-4)。

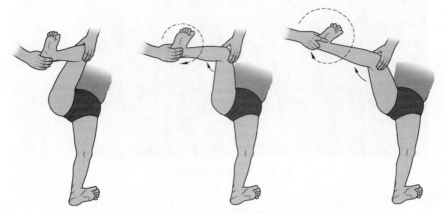

图 20 - 4   半月板旋转试验

4. 研磨试验(Apley试验)   患者俯卧位,屈膝90°,检查者双手握足并将患者腘部固定于检查台上,双手向下压足并旋转小腿,使股骨与胫骨关节面之间发生摩擦,如发生疼痛,则证明有半月板撕裂或关节软骨损伤,此为研磨试验阳性(图20-5)。

5. 蹲走实验   主要用于检查半月软骨后角有无损伤。检查时,患者蹲下走鸭步,不时改变方向,或左或右。如果患者能很好地完成这些动作,可以排除半月软骨后角损伤。如果因为疼痛不能充分屈曲膝关节,蹲走时出现响声及膝部疼痛不适为阳性。半月软骨后角破裂的患者,在蹲走时的弹响声很明显,本试验仅适用于检查青少年患者(图20-6)。

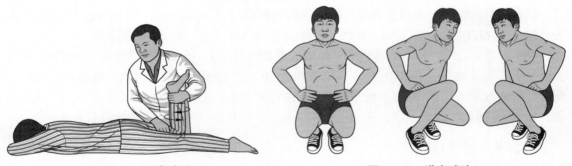

图 20 - 5   研磨试验   图 20 - 6   蹲走试验

(三)诊断依据   首先评估患者的症状和体征,进行相应的查体:1. 评估关节是否肿胀,膝关节在屈伸活动的过程中有无交锁现象。2. 检查膝关节有无压痛和包块。检查压痛明显的位置与健侧进行对比。3. 特殊检查,膝关节间隙的压痛,旋转挤压试验。另外,参照核磁共振进行诊断(图20-7)。

(四)护理

1. 术前护理   详见第二章第二节骨科患者的护理评估及护理措施。

2. 术后护理

(1)常规护理:详见第二章第二节骨科患者的护理评估及护理措施。

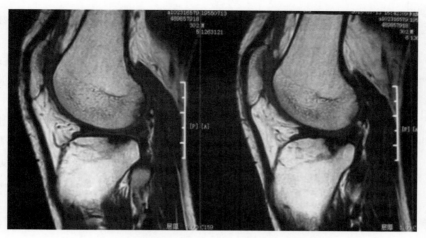

图 20 - 7　半月板损伤

（2）体位护理：患肢平放于床，可在护士指导下进行伸膝屈膝活动。

3. 功能锻炼

（1）术后即刻行完全负重。

（2）下地前后摆腿（或正步走）→股四头肌等长收缩→直腿抬高 10 秒/次，30 次/组，每天 2 组。

（3）提踵训练：10 秒/次，30 次/组，每天 2 组。

（4）伸膝（压腿）训练：15 分钟/次，每天 2 次。

（5）主动屈膝训练（0°～120°）：15 分钟/次，每天 2 次。

（6）骑固定自行车：固定自行车能骑而不行走，利用健身器上的配置，或者翻转使用儿童自行车，15 分钟/次，每天 2 次。

第二节　肩关节损伤

　　肩关节主要由肩胛骨和肱骨、锁骨的三大骨端构成，通过肌肉、肌腱、韧带和关节囊包裹，这些连接结构给肩关节提供稳定性以及灵活的活动功能，其作用如同杵臼。肩关节损伤是指因肩部各组织包括肩袖、韧带发生退行性改变，或因反复过度使用、创伤等原因造成的肩关节周围组织的损伤，表现为肩部疼痛。常见的肩关节损伤有肩峰撞击征、肩袖损伤、冻结肩、肱二头肌长头肌肌腱损伤、盂唇撕裂、肩关节不稳等。随着内镜技术的逐渐普及，上述疾病通过关节镜手术治疗已成为骨关节外科的常规诊疗手段。

一、肩袖损伤

　　肩袖由冈上肌、冈下肌、肩胛下肌和小圆肌组成，起自肩胛骨体部，组成一个袖套样结构包绕肱骨头，止于肱骨的大、小结节。肩袖的功能是上臂外展过程中使肱骨头向关节盂方向拉近，维持肱骨头与关节盂的正常支点关节。而肩袖损伤严重影响上肢的外展功能（图 20 - 8）。

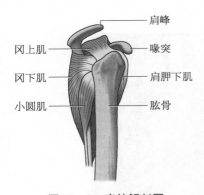

图 20-8 肩袖解剖图

冈上肌
冈下肌
小圆肌
肩峰
喙突
肩胛下肌
肱骨

（一）病因

1. 创伤 跌倒时由于手外展着地或手持重物，肩关节突然外展上举或扭伤引起的。

2. 血供不足 血供不足引起肩袖组织退行性改变。当肱骨内旋或外旋中立位时，肩袖最易受到肱骨头的压迫、挤压血管而使该区相对缺血，使肌腱发生退行性改变。

3. 肩部慢性撞击损伤 中老年患者肩袖组织因长期遭受肩峰下撞击、磨损而发生退变。主要发生于需要肩关节极度外展的反复运动中（如棒球、仰泳、举重、球拍运动等）。当上肢前伸时，肱骨头向前撞击肩峰与喙肩韧带，引起冈上肌肌腱损伤。

（二）肩袖损伤的分类 根据肩袖损伤的深度，肩袖损伤可分为部分性肩袖损伤和全层肩袖损伤。

1. 部分性肩袖损伤 分为滑囊侧和关节侧损伤。

2. 全层肩袖损伤 根据两种不同方法进行以下分类。

（1）Post 分型：① 小型损伤<1 cm；② 中型损伤 1～3 cm；③ 大型损伤 3～5 cm；④ 巨大损伤>5 cm。

（2）Gerber 分型：① 小型损伤仅涉及 1 条肩袖肌腱；② 巨大损伤涉及 2 条或 2 条以上肩袖肌腱；③ 不可修复性损伤涉及 2 条或 2 条以上肩袖肌腱，且 MRI 示肌腱内脂肪浸润，术中松解后外展 60°仍不能将肩袖组织外移至肌腱止点处。

（三）临床表现 本病多见于 40 岁以上的患者，特别是重体力劳动者。伤前肩部无症状，伤后肩部有一过性疼痛，隔日疼痛加剧，持续 4～7 天。患者不能自主使用患肩，当上臂伸直肩关节内旋、外展时，大结节与肩峰间压痛明显。肩袖完全断裂时，因丧失对肱骨头的稳定作用，将严重影响肩关节外展功能。肩袖部分撕裂时，患者仍能外展上臂，但有 60°～120°疼痛弧。

1. 关节僵硬 僵硬原因可能是肩袖部分撕裂或全层撕裂，表现为各个运动方向的活动受限。

2. 乏力或肌肉收缩痛 肌腱纤维的退变可能没有症状或仅有短暂的症状，误以为"肌腱炎"或"滑囊炎"。40 岁以上患者，创伤性盂肱关节脱位常伴有肩袖损伤，通常是肩胛下肌的损伤，导致内旋无力。肩袖损伤所致的乏力常被误以为腋神经损伤。

3. 失稳 肩袖损伤可能导致肱骨头接近关节盂中心的稳定性下降。冈上肌腱的急性撕裂可导致复发性的前方失稳。正常的肩袖张力缓慢减退、保持肱骨头和喙肩弓间恒定距离的功能丧失，导致盂肱关节上方失稳。关节盂上唇缺损、医源性或磨损导致喙肩弓的正常功能丧失，可能加重肩关节上方的失稳。

4. 关节运动发涩 被动运动盂肱关节伴有关节捻发音。滑囊壁增厚，继发性的喙肩弓表面病理改变，肩袖肌腱上方缺损以及肱骨结节的退变都会致肩峰下方磨损。检查者将拇指和示指放在肩峰的前后方，转动肱骨，很容易触及肩峰下磨损引发的捻发音。

（四）体征

1. 视诊和触诊 急性肩袖损伤的患者，肩部外观不会有明显异常，但是病程较长的患者可观察到冈上肌或冈下肌萎缩。触诊时将手放在肩关节上方，被动活动肩关节，一些肩袖损伤的患者中能触摸到捻发音。

2. 活动度　活动度检查应该包括主动活动度和被动活动度检查,包括前屈上举、体侧外旋和体侧内旋检查,并将患侧和健侧进行对比。主动活动度明显小于被动活动度提示有肩袖损伤;如果主动与被动活动度减少一致,要注意与冻结肩相鉴别。肩袖损伤患者的活动度受限,最常表现为上举受限和内旋受限,而出现外旋异常增大往往提示存在肩胛下肌的全层撕裂。

3. 肌力

(1) Jobe 试验:在肩胛骨平面保持手臂内旋,抗阻力上举力弱或疼痛,均为 Jobe 试验阳性,提示冈上肌腱损伤。

(2) 外旋 Lag 试验:将患者肩关节被动体侧外旋至最大角度,如果撤去外力,无法维持此位置而迅速内旋,则为阳性,提示冈下肌—小圆肌巨大损伤。

(3) Lift-off 试验:将患者的手放在背后,并往后离开身体,如果撤去外力无法维持此位置而贴住躯干,即为 Lift-off 试验阳性,提示肩胛下肌受损。

(五) 影像学检查

1. X 线平片　X 线检查用来评估肩峰形态,肱骨头和肩盂、肩峰的关系。在正位片上,大结节的硬化、增生或者囊肿,都是肩袖损伤的间接征象,另外可以观察肩峰下间隙,如果间隙明显减小或者肱骨头相对肩盂出现明显上移,都提示巨大肩袖损伤。

2. B 超　B 超是一项无创、经济、准确性较高的方法,具有能够动态观察的优势,可以同时检查双侧肩关节,但是 B 超检查的准确性对操作者的依赖性较强。

3. MRI　MRI 是目前在诊断肩袖疾病中最常用的检查,主要优势是提供信息量大,包括肩袖肌腱的质量、撕裂的大小、肌腱退缩的程度、二头肌腱病变等。这些信息对于疾病的诊断、治疗计划和判断预后非常关键(图 20 - 9)。

(六) 诊断依据　根据患者的年龄、运动病史、临床症状和体征,辅助影像学检查,进行诊断。

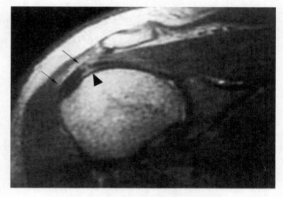

图 20 - 9　MRI 显示典型肩袖损伤

(七) 护理

1. 术前护理　详见第二章第二节骨科患者的护理评估及护理措施。

2. 术后护理

(1) 常规护理:详见第二章第二节骨科患者的护理评估及护理措施。

(2) 体位护理:术后 6 周内患肩严格使用颈腕吊带制动,禁止行主动外展活动,可行 30°内被动外展。

3. 功能锻炼(术后 1～6 周)

(1) 肩关节活动:① 禁止主动外展活动(外展活动:上臂在冠状面离开躯干,向外展开,称为外展)。② 可进行 30°内被动外展。③ 可进行外旋活动,主要方法为仰卧位,上臂贴躯干,屈肘 90°,患侧手外摆,称为上臂外旋;被动外旋训练(外旋牵伸)指仰卧位,上臂贴躯干,肘后垫软垫使上臂呈水平位,屈肘 90°,患侧手握训练杖横柄,健侧手握训练杖长杆,推动患侧手外摆,维持 10 秒钟,反复进行。术后即刻可行被动外旋 30 次/组,每天 2 组。

(2) 肘关节活动:① 麻醉消退后即刻开始非持重伸屈肘关节活动,30 次/组,每天 2 组。② 术后 3 周开始,可进行持重伸屈肘关节活动,30 次/组,每天 2 组。

二、肩峰撞击综合征

肩峰由两个骨化中心发育而来,具有为肩锁关节提供关节面,为肌腱和韧带提供连接点,稳定盂肱关节的后上方,利用"肩峰角"客观、定量地对肩峰形态进行分类四项基本功能。肩峰角是由肩峰前 1/3 下表面和后 2/3 下表面的连线构成,主要分为三种类型:① Ⅰ型肩峰(平坦型)是下面扁平,碰撞的风险和后遗症最少,"肩峰角"为 0°～12°。② Ⅱ型肩峰(弧型)的下面是弯曲的,"肩峰角"为 12°～27°。③ Ⅲ型肩峰(钩型)的下面时呈钩状,"肩峰角"大于 27°。

肩峰撞击综合征又称肩峰下疼痛弧综合征,是肩关节外展活动时,肩峰下间隙内结构与喙肩穹之间反复摩擦、撞击而产生的一种慢性肩部疼痛综合征,是中老年人常见的肩关节疾患。

(一)病因 肩峰前外侧端形态异常、骨赘形成,肱骨大结节的骨赘形成,肩锁关节增生肥大,以及其他可能导致肩峰—肱骨头间距减小的原因,均可能造成肩峰下结构的挤压与撞击。这种撞击大多发生在肩峰前 1/3 部位和肩锁关节的下面。反复的撞击促使滑囊、肌腱发生损伤、退变,乃至发生肌腱断裂。

(二)临床症状及体征 肩峰撞击综合征部分患者具有肩部外伤史,也与长期过度使用肩关节有关。因肩袖、滑囊反复受到损伤,组织水肿、出血、变性乃至肌腱断裂而引起症状。早期的肩袖出血、水肿与肩袖断裂的临床表现相似,易混淆。

1. 肩前方慢性钝痛 在上举或外展活动时症状加重。

2. 疼痛弧征 患臂上举 60°～120° 范围出现疼痛或症状加重。疼痛弧征仅在部分患者中存在,而且有时与撞击征并无直接关系。

3. 砾轧音 检查者用手握持患臂肩峰前、后缘,使上臂做内、外旋运动及前屈、后伸运动时可扪及砾轧音,用听诊器听诊更易闻及。

4. 肌力减弱 肌力明显减弱与广泛性肩袖撕裂的晚期撞击征密切相关。肩袖撕裂早期,肩的外展和外旋力量减弱,有时系因疼痛引起。

5. 撞击试验 检查者用手向下压迫患者患侧肩胛骨,使患臂上举,如因肱骨大结节与肩峰撞击而出现疼痛,即为撞击试验阳性。

6. 撞击注射试验 以 1‰利多卡因 10 ml 沿肩峰下面注入肩峰下滑囊。若注射前、后均无肩关节运动障碍,注射后肩痛症状得到暂时性完全消失,则可诊断撞击征。如注射后疼痛仅有部分缓解,且仍存在关节功能障碍,则"冻结肩"的可能性较大。本方法有助于与非撞击征引起的肩痛症做鉴别。

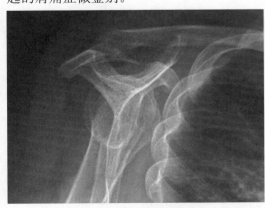

图 20-10 典型肩峰撞击综合征 X 线

7. Neer 试验 同时符合以下两部分表现即为 Neer 试验阳性:① 患者在肩胛骨平面保持手臂内旋,做肩关节上举动作的过程中诱发疼痛。② 将手臂外旋,然后做上举动作,则不能诱发疼痛或疼痛减轻。

8. Hawkin 试验 患者肩关节前屈 90°,屈肘 90°时,内旋肩关节诱发疼痛,即为阳性。

(三)影像学检查 X线辅助检查。存在肩峰外缘与肱骨大结节撞击的患者,在肩关节正位平片上可见肩峰外缘及大结节的增硬化、增生和骨赘。在冈上肌出口位上,可见肩峰的形态(图 20-10)。

（四）护理

1. 术前护理　详见第二章第二节骨科患者的护理评估及护理措施。

2. 术后护理　详见第二章第二节骨科患者的护理评估及护理措施。

3. 功能锻炼（术后 1～6 周）

（1）上举牵伸：上举牵伸是利用专用轮索训练器，将滑轮系带夹于门顶缝中，利用健肢将患肢向上拉起，在能够感受到肩部明显牵伸时，维持 10 秒后放下，30 次/组，每天 2 组。初期面对门做训练，后期背对门做训练。

（2）后抬牵伸：后抬牵伸是利用专用轮索训练器，30 次/组，每天 2 组，训练方法参见上举牵伸。

（3）桌面滑伸：桌面滑伸是指患者正对桌面，手臂沿桌面向前伸出，躯干压向桌面，维持 10 秒钟，30 次/组，每天 2 组。

（4）外旋牵伸：外旋牵伸（被动外旋训练）是利用专用训练杖。患者取仰卧位，上臂贴躯干，肘后垫软垫使上臂呈水平位，屈肘 90°，患侧手握训练杖横柄，健侧手握训练杖长柄，推动患侧手外摆，在能够感受到肩部受到明显牵伸时，维持 10 秒，30 次/组，每天 2 组。

（五）运动损伤患者护理质量控制流程图　见图 20 - 11。

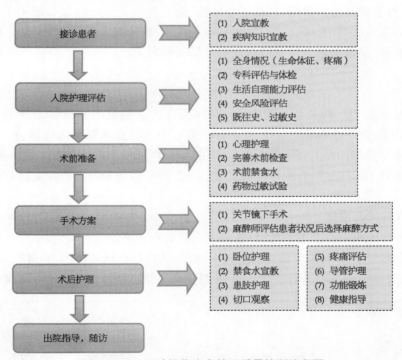

图 20 - 11　运动损伤患者护理质量控制流程图

（秦　瑜）

参考文献

［1］吴在德，吴肇汉.外科学［M］.7 版.北京：人民卫生出版社，2008.

［2］李乐之，路潜.外科护理学［M］.6 版.北京：人民卫生出版社，2017.

第二十一章
骨病及先天性畸形患者的护理

第一节　高弓马蹄内翻足畸形

　　高弓足的特点是前足和中足相对于后足进行性跖屈畸形。单纯的高弓足很少见,常合并有其他足部畸形。高弓足被分为以下类型:高弓内翻足、高弓马蹄内翻足、跟骨直立型高弓足、高弓外翻足。许多患者常常存在前两种类型,因此称为高弓马蹄内翻足畸形。高弓马蹄内翻足畸形是一种获得性足部畸形,包括足弓增高(前足和中足呈马蹄状)、踝关节背伸受限(后足马蹄足)和后足内翻畸形,可合并有前足和中足内收、旋前或者旋后畸形,主要取决于其病理变化。高弓内翻足是最复杂且最具挑战性的足部畸形病变之一。

一、概述

　　(一)解剖特点　① 踝关节马蹄畸形(背伸受限)。② 后足内翻畸形(跟骨内翻,可屈曲型或僵硬型)。③ 距骨外旋和外踝牵拉。④ 跗横关节中足舟骨和骰骨内侧脱位。⑤ 内侧高弓足畸形(可屈曲型或僵硬型)。⑥ 第 1 跖骨跖屈畸形(可屈曲型或僵硬型)。⑦ 前足旋前内收(可屈曲型或僵硬型)。⑧ 爪形趾,可以是单纯拇趾,也可以包括所有 5 个足趾(可屈曲型或僵硬型)。

　　(二)治疗目的与原则

　　1. 治疗目的　纠正肌力不平衡,以重建无症状的跖行足。

　　2. 治疗原则　① 保留关节活动的前提下,矫正所有存在畸形。② 平衡残余肌力。③ 对可能产生复发及疼痛的原因进行治疗。④ 针对患者的特点制订个性化治疗方案(图 21-1)。

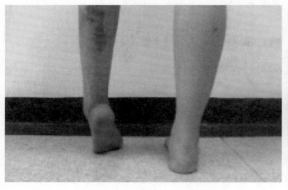
手术前

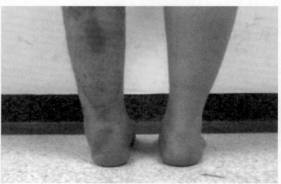
手术后

图 21-1　患者手术前后

二、护理

(一) 术后护理

1. 病情观察　观察患肢趾端皮肤温度、色泽、毛细血管充盈情况和足趾的感觉、活动情况,与健肢和术前情况比较,如发现患肢趾端甲床发紫,皮肤温度降低,感觉异常等情况应及时告知医师给予处理。

2. 术后功能锻炼　术后第 2 天即可进行足趾伸屈功能锻炼,患肢膝关节及髋关节可正常活动。

3. 环形支架的调整　术后第 3 天在医师指导下即可调节环形支架螺纹杆的螺母,教会患者调节方法,每天一次逆时针方向转动螺母的 6 个面,即 1 mm/d(图 21-2)。

4. 健康教育

(1) 环形支架针眼处需保持清洁干燥,外固定支架固定期间需做好钉道护理,避免感染,可使用乙醇消毒棉签擦拭钉道周围,去除局部积聚的分泌物,每天 3 次。如皮肤有发红等感染现象,可涂百多邦软膏,每天 2 次,及时就诊。

(2) 定期门诊复查,一般 1 个月、2 个月、3 个月复查支架调整情况。

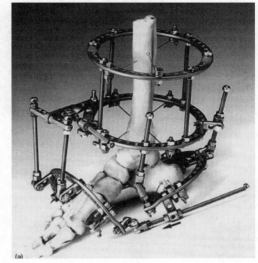

图 21-2　环形支架

(二) 特殊支具的使用

(1) 行走鞋:拆除环形支架后建议必须穿戴行走鞋 3 个月,前 1 个月 24 小时穿,后 2 个月可不穿,复查后看行走情况,由于易产生依赖,不建议长时间穿戴。

(2) 夜用支具:建议夜间必须穿,防止跟腱挛缩。

(3) 如需二期手术,患者夜用支具需穿至二期手术前。

(4) 拆除外固定支架后强化跟腱牵拉练习,预防畸形复发。

(周　瑾)

第二节　脊柱侧凸

脊柱侧凸(scoliosis)是指脊柱的一个或数个节段在冠状面上偏离身体中线向侧方弯曲,伴有椎体旋转和矢状面后凸或前凸增加或减少的畸形,是一种三维脊柱畸形(图 21-3)。国际脊柱侧凸研究学会(scoliosis research society,SRS)对脊柱侧凸定义,应用 Cobb 法测量站立位脊柱正位 X 线的脊柱弯曲,Cobb 角<10°为正常变异,不影响功能;Cobb 角>10°即为脊柱侧凸。有研究表明,国内脊柱侧凸发病率在 1%~2%,其中特发性脊柱侧凸占 75%~80%,好发于青少年,女性多于男性,男女比例为(1∶4)~(1∶2)。此病通常在青春发育前期发病,快速进展至青春发育结束。本章重点讲解青少年特发性脊柱侧弯(adolescent idio-pathic scoliosis,AIS)。

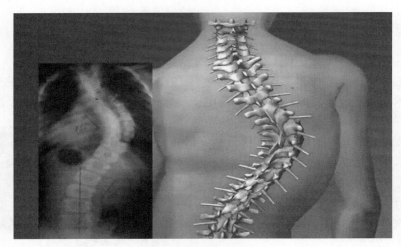

图 21 - 3　脊柱侧弯 X 线片

一、概述

脊柱是人体的中轴,由颈椎(C1～C7)、胸椎(T1～T12)、腰椎(L1～L5)24 节独立椎骨

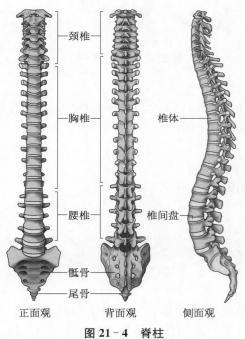

颈椎

胸椎

椎体

腰椎

椎间盘

骶骨

尾骨

正面观　　背面观　　侧面观

图 21 - 4　脊柱

及骶椎和尾椎构成,通过椎间盘、椎间及椎旁各关节、肌肉韧带紧密连接,椎管内容纳脊髓,共同配合使身体获得运动和支持(图 21 - 4)。整个脊柱从正面观为一直线,侧面观呈"S"形,包括四个弯曲,颈前曲、胸后曲、腰前曲和骶后曲。其中 12 节胸椎与 12 对肋骨共同构成胸廓结构,保护里面的心肺等重要脏器。

脊柱的每一节椎骨前方部分称为椎体,后方部分椎弓根将椎体与小关节相连接,向后方延伸形成椎板和棘突。椎骨对脊柱提供支持并由椎间盘连接。在每一脊椎节段从脊髓分出一对神经根,神经呈纤维束状,负责将中央神经系统的脉冲信息传送至身体的其他地方。颈段脊柱有 8 对神经根,控制颈部、手臂和上身的运动,腰段脊柱有 5 对神经根,负责下肢的运动和感觉功能。肌肉和韧带作为支持结构,保持脊柱的直立及各个方位上的移动。

二、病因及分型

特发性脊柱侧凸的脊柱骨性结构基本没有异常,但病因至今仍不明确,通过文献查阅,不少学者对其发病机制在实验和临床研究中已经进行了积极的探讨。

(一)病因

1. 遗传因素　研究认为其发病具有家族性的,遗传方式可能为常染色体显性、多因素或 X 染色体连锁遗传方式。特发性脊柱侧凸是具有多变的遗传外显率和遗传异质性的单基因疾病。Harrington 的研究表明,在 AIS 超过 15°的发病妇女中,其女儿的发病率为 27%。中小学生的流行病学调查结果显示,AIS 发病率约 3%。Kesling 等对文献中双胞胎 AIS 患者的个案报道进行回溯后发现,73% 的同卵双胞胎弯型一致,36% 的异卵双胞胎弯型一致。Damborg 等对丹麦所有 10～50 岁 AIS 双胞胎的研究同样发现,同卵双胞胎比异卵双胞胎的弯型一致率高。上述研究均说明遗传因素在 AIS 的发病过程中起着重要作用。近十年来,国内外学者利用基因组学术技术筛选出众多易感位点与基因,少数基因如 LBX1、GPR126 与侧凸相关性在多个群体中得到了验证,其他基因相关性还在深入研究。

2. 生活习惯　长期处于侧弯体位,坐姿不良都可出现腰部畸形。国外学者通过脊柱侧凸与手足使用习惯的关系的研究调查提示脊柱侧凸与大脑优势半球有关系。

3. 生长发育不平衡

(1) 青春期发育异常:Cheung 等将青春发育期划分为 5 个阶段,比较了 598 名 AIS 女孩与 307 名健康女孩在青春期各个阶段的身高、体重等指标。其结果发现,在第 1 阶段,AIS 患者的身高、矫正身高、坐高、臂展长度均小于对照组;而在第 2 至第 5 阶段,AIS 患者的矫正身高、臂展长度、矫正坐高均显著大于对照组,但 BMI 显著小于对照组。因此,AIS 患者在青春期发育出现异常。此外,Mao 等发现汉族 AIS 女孩月经初潮时间明显推迟,尤其是侧弯度数 >60° 的患者,故推测这可能与青春期异常发育有联系,国内外有研究推测与雌激素、生长激素有关系,待进一步研究。

(2) 软骨内成骨活跃:软骨内成骨是指由间充质先形成软骨雏形,然后软骨不断生长并逐渐被骨所替换。Wang 等纳入 290 例 AIS 患者与 80 例正常组,利用 CT 测量外周骨的直径与长度,发现 AIS 患者外周骨的直径长度比显著小于对照组,且侧弯越重,比值越小。这种现象可能是由 AIS 患者软骨内成骨活跃所引起。Zheng 等通过对骨龄未成熟的 AIS 患者髂嵴软骨进行组织形态学研究,发现 AIS 软骨内细胞增殖区变大、细胞增殖变多,提示在青春发育早期 AIS 软骨内成骨活跃。

(3) 凹凸侧不平衡:有研究证实,AIS 患者的椎体和椎间盘存在明显的楔形变,提示凹凸侧发育不平衡。AIS 的凹凸侧椎间盘存在着基质合成代谢的异常,不能产生足够量的正常胶用来维持椎间盘的生物力学功能,脊柱在轻微的负荷下就可逐渐出现畸形。

(4) 前后柱不平衡:Schlosser 等采用三维 CT 测量了 77 个 AIS 患者 T2 至 L5 的椎体和椎间盘高度,发现椎间盘的前后缘差异显著大于椎体。该研究认为椎体前柱生长过快并非原发性改变,而是一种继发于侧弯后的适应性改变。总之,AIS 患者存在前柱过度生长,但该现象是原发性还是继发性改变有待进一步研究。

4. 软组织因素　脊柱侧凸是许多结缔组织病的特征表现,结缔组织缺陷是引起特发性脊柱侧凸的假设是可能的。但结缔组织改变是该病的"果"还是"因",至今仍未确定。

5. 骨骼肌异常　棘旁肌肉病变可能是导致特发性脊柱侧凸的原因。国内外专家对脊柱侧凸周围肌肉纤维的研究的多项研究指出侧凸的脊柱凹侧软组织变性挛缩是脊柱侧凸畸形发展的重要因素。

6. 神经因素　脊柱侧凸中相当一部分有平衡功能、本体反射及眼反射系统失调。

7. 激素作用　1983 年,Dubousset J 等发现将小鸡的松果体切除后均发展成脊柱侧弯,他们认为这是褪黑激素减少的原因。Qiu 等发现 AIS 患者血液中的循环瘦素显著减少,表明瘦素表达与患者 BMI 和骨密度显著正相关。

8. 代谢异常　有人发现 6～18 岁特发性脊柱侧凸患者血清中,2-Ⅰ型球蛋白及己糖蛋白含量增多;尿内脯氨酸的氢氧化物排泄增加,黏多糖减少,且脊柱侧凸的椎间盘髓核内氨基葡萄糖及氨基乳糖含量减少。

(二) 分型

1. 按发病年龄不同,可分为三型。

(1) 婴儿型(infantile type):年龄在 4 岁以下,主要发生在胸椎。多数患儿在发育过程中不经治疗自然纠正,只有少部分患儿会随年龄增长而逐渐加重,如不积极治疗,可发展成严重畸形。

(2) 少儿型(juvenile type):年龄在 4~10 岁,由于此期生长发育较旺盛,所以脊柱侧凸畸形发展较快,需严密观察。此型侧凸多向右侧。

(3) 青少年型(adolescent type):年龄在 11 岁至发育成熟,是手术治疗的最佳阶段。

2. 临床分型   特发性脊柱侧凸临床常用分型方法有 King 分型、Lenke 分型及其他分型。临床分型对于制订手术方案具有十分重要的意义。临床常用的分型为 King 分型和 Lenke 分型,具体如下。

(1) King 分型:依据侧凸部位、顶椎、侧弯严重程度、柔韧度和代偿弯曲等将特发性脊柱侧凸归纳为五型(图 21‐5)。

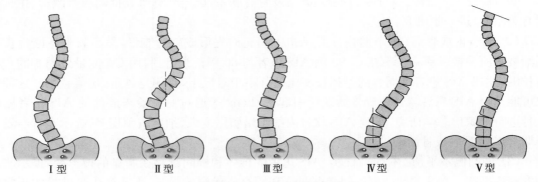

图 21‐5 King 分型示意图

1) Ⅰ型:"S"形双弯,胸弯和腰弯均偏离骶骨中央线,腰弯>胸弯,在 Bengding 相上,胸弯柔韧性更好,腰弯柔韧指数(反向弯曲后腰弯的矫正率减去胸弯的矫正率)为负值;另一种情况是胸弯>腰弯,但腰弯柔韧性差,柔韧指数为 0。一般融合胸弯和腰弯直至尾端稳定椎,但一般不低于 L4。

2) Ⅱ型:"S"形双弯,胸弯和腰弯均偏离骶骨中央线,胸弯>腰弯,腰弯向反方向跨过骶骨中线,在 Bengding 相上,腰弯柔韧性更好,腰弯柔韧指数为正值。选择性融合胸弯至中立椎和稳定椎,如果中立椎和稳定椎不在同一椎体,则融合至稳定椎更为合理。

3) Ⅲ型:单胸弯,腰弯在 Bending 相上是柔韧的,腰弯未跨越中线。仅融合胸弯至稳定椎。

4) Ⅳ型:长胸弯,延伸至下腰椎,L4 倾斜进入长胸弯中,仅 L5 平衡中立在骶椎上。融合胸弯至稳定椎。

5) Ⅴ型:双胸弯,T1 倾斜成为上胸弯的一部分,腰弯的特点可以是Ⅱ、Ⅲ或Ⅳ型中的一种,上胸弯在术前应认真评估,如果被忽略,可能引起双肩失平衡。融合上下两个胸弯,下端至稳定椎。

（2）Lenke 分型具体可分三步进行。

1）第一步，根据主侧弯的位置和次要侧弯的结构性特征来确定侧凸类型。

• 1 型：主胸弯，胸弯是主弯，近段胸弯和胸腰弯/腰弯是非结构性次要侧弯。

• 2 型：双胸弯，胸弯是主弯，近段胸弯是结构性次要侧弯，胸腰弯/腰弯是非结构性次要侧弯。

• 3 型：双主弯，胸弯和胸腰弯/腰弯是结构性侧弯，近段胸弯是非结构性侧弯。胸弯是主侧弯，Cobb 角大于或等于胸腰弯/腰弯或两者相差不超过 5°。

• 4 型：三主弯，近段胸弯、胸弯和胸腰弯/腰弯均为结构性侧弯。胸弯和胸腰弯/腰弯均可能是主侧弯。

• 5 型：胸腰弯或腰弯，胸腰弯/腰弯是结构性主侧弯，近段胸弯和胸弯均是非结构性侧弯。

• 6 型：胸腰弯/腰弯及胸弯，胸腰胸/腰椎弯是主侧弯，其角度至少比胸弯大 5°，胸弯是结构性次要侧弯，近段胸弯是非结构性侧弯。

2）第二步，根据骶骨正中垂线（CSVL）与腰弯的位置关系，将腰弯进一步修正为 A、B、C 3 种分型。

• A 型：CSVL 在稳定椎以下的腰椎椎体两侧椎弓根之间穿过，如果对 CSVL 是否穿过双侧椎弓根之间存在疑问，则判定为 B 型，该型侧凸必须同时存在顶椎位于 T11/T12 椎间隙或以上的胸椎侧凸。

• B 型：CSVL 位于腰椎凹侧椎弓根外侧界至腰椎椎体或椎间盘外缘之间，如对 CSVL 是否接触椎体或椎间盘外缘存在疑问，则判定为 B 型。此型侧凸同样只见于顶椎位于主胸椎的侧凸，因此也不包括胸腰段/腰椎侧凸。

• C 型：CSVL 位于腰椎椎体或椎间盘外缘以外。此类畸形的主侧凸可能位于胸椎、腰椎和（或）胸腰段。如对 CSVL 是否接触椎体或椎间盘外缘存在疑问，也同样判定为 B 型。C 型可能包括所有的以主胸椎侧凸为主侧凸的畸形，必然包括所有的胸腰段/腰椎侧凸。

3）第三步，根据矢状面胸椎（T5～T12）后凸的特点确定了 3 种胸弯修正型。T5～T12 后凸角度小于 10°判定为负型（－），10°～40°则为正常型（N），大于 40°者为正型（＋）。

（三）临床表现　侧凸程度轻者，穿上衣服不明显，但脱下衣服，发现患者臀裂歪斜，站立或向前弯腰时，背部可观察到脊柱两边的腰背不对称，脊柱棘突不在一条直线上（图 21‑6）。侧凸中度以上脊柱侧凸的患者，常常伴有一侧肋骨的后凸异常，形成"剃刀背"，俗称"罗锅"（图 21‑7）。

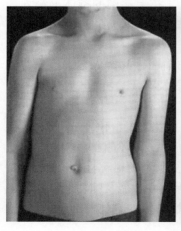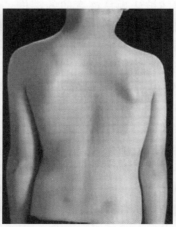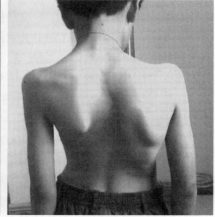

图 21‑6　侧凸程度较轻　　　　　　　　　　　　　图 21‑7　剃刀背

侧凸严重患者,外观特别明显,除形成"剃刀背"外,还可以出现双肩不等高、身体侧偏、乳房不对称、异常毛发生长、骨盆倾斜、下肢不等长等现象。同时可能伴有胸廓畸形致胸廓容积下降限制呼吸运动出现的肺功能障碍,以致活动耐力下降,轻微运动后即缺氧发绀,进而影响心脏功能,出现心力衰竭。当侧凸进一步发展超过 100°以后,压迫脊髓神经,部分患者还可能出现神经症状,轻者下肢麻木、无力、肌肉萎缩,重者可能出现截瘫。

(四) 诊断及治疗原则

1. 诊断

(1) 早期脊柱侧凸表现：① 双肩不等高；② 肩胛一高一低；③ 脊柱偏离中线；④ 一侧腰部出现皱褶皮纹；⑤ 弯腰时两侧背部不对称,脊柱棘突不在一条直线上。

(2) X 线片检查：脊柱全长正侧位片、Bending 位片(图 21 - 8)。

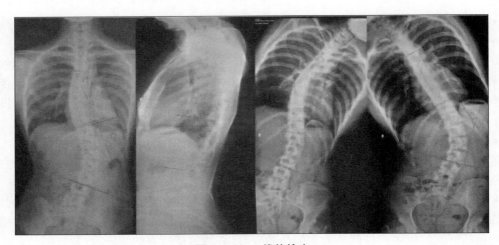

图 21 - 8　X 线片检查

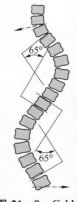

图 21 - 9　Cobb角测量

角度测量最常采用的是 Cobb 角度测量法,用于测量的 X 线片即为全脊柱全长标准正位相。Cobb 角度具体测量方法为：① 确定端椎,上、下端椎是指侧凸中向脊柱侧凸凹侧倾斜度最大的椎体。应注意：脊柱侧凸凸侧椎间隙较宽,凹侧椎间隙较窄,而凹侧椎间隙开始变宽的第一个椎体被认为不属于该弯曲,因此其相邻的一个椎体被认为是该弯曲的端椎。② 在上端椎的椎体上缘划一切线,同样在下端椎椎体的下缘划一切线,对两切线各做一垂直线,两垂直线的交角就是 Cobb 角(图 21 - 9)。

除以上检查外,有时还需通过脊髓造影、CT 扫描和磁共振等方法检查有无脊髓本身的改变、脊髓纵裂、骨嵴形成、椎管狭窄以及有无合并脊髓空洞症等,以确定最终的治疗方案。

2. 治疗原则　一般认为,对 Cobb 角小于 20°的患者,可不做任何处理,但必须密切随访；对角度在 20°~40°的患者,必须进行以支具为主的非手术治疗；而 Cobb 角度大于 40°的患者,应手术矫形治疗,其治疗目的是恢复躯干的对称性,并使之保持第一胸椎棘突对准臀中皱襞,同时使两肩与骨盆左右平衡,以及保持心功能及肺功能。

(1) 非手术治疗：一般而言,侧凸度数在 40°以下、轻度进行性加重的脊柱侧凸,可复性强与年龄较小者均可采取保守方法治疗。

　　1）石膏固定法。

　　2）支具疗法：利用生物力学三点或四点力矫正原理所产生的弹力，使脊柱受到水平的推力及纵向的拉伸力，从而达到矫正的目的。首先根据矫正侧弯位置高低，可分为 CTLSO（cervical－thoracic－lumbar－sacral－orthosis）和 TLSO（thoracic－lumbar－sacralorthosis），即颈胸腰骶支具和胸腰骶支具。CTLSO 带有颈托或上部金属结构，而 TLSO 没有该结构，且高度只到腋下，因此也称为腋下支具。CTLSO 适用于顶椎 T7 及以上类型 AIS，矫正脊柱侧弯范围可至颈椎，其代表支具为 Milwaukee 支具（图 21－10）。TLSO 支具适用于顶椎 T7 以下的 AIS，常见类型有 Boston 支具、Charleston 支具、Cheneau 支具、Newington 支具、Miani 支具和 Pasadina 支具等。

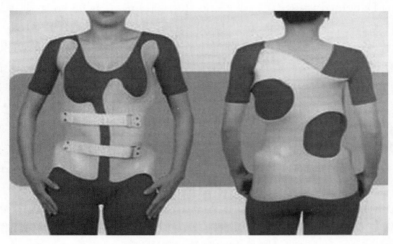

图 21－10　Milwaukee 支具

　　3）牵引疗法：利用脊髓能耐受缓慢拉伸作用的原理，通过持续性牵引，产生纤维瘢痕组织的松解和延长，从而达到最大安全限度地矫正脊柱畸形、纠正骨盆倾斜的目的。头盆环牵引、颅骨及双下肢股骨髁上牵引、枕颌带股骨牵引、侧凸反悬吊牵引、垫枕卧位法牵引、自身悬吊牵引和牵引器具牵引 7 种牵引方法广泛运用于临床（图 21－11）。

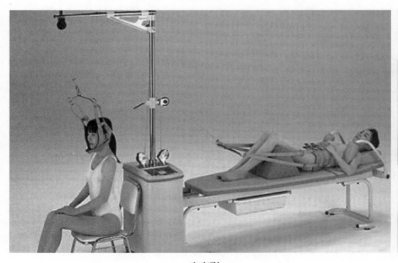
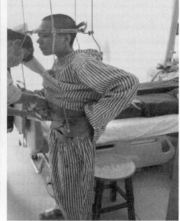

皮牵引　　　　　　　　　　　　　　　骨牵引

图 21－11　临床常用牵引方法

4) 施罗斯(Schroth)疗法：由德国最著名的理疗康复专家 Katharina Schroth 女士发明，首次就诊后一般需给予 4～6 个月的治疗。国际脊柱侧凸矫形和康复治疗协会(SOSORT) 2018 年发布的指南指出，脊柱侧凸特定运动疗法(physiotherapeutic scoliosis specific-exercises，PSSE)推荐级别为 B 级："很重要，但不是所有患者都需要"，可作为治疗特发性脊柱侧凸的第一步使用。PSSE 是专门针对脊柱侧凸的特定运动训练方案，根据患者个体的侧凸位置、程度、类型来制定不同训练方案。目前国际上 PSSE 主要有七大学术流派，包括德国 Schroth 训练法、意大利脊柱侧凸科学训练方法(scientific exercise approach to scoliosis，SEAS)、西班牙的巴塞罗那脊柱侧凸物理治疗法(barcelona scoliosis physical therapy school，BSPTS)、波兰的 Dobomed 训练法、英国的 side shift 训练法、法国的 Lyon 训练法和波兰的功能性个体化脊柱侧凸疗法(functional individual therapy of scoliosis，FITS)。

5) 电刺激疗法：凸侧有关肌群在电刺激下长时间收缩锻炼，变得比凹侧粗壮有力，使脊柱两侧产生不平衡牵拉收缩从而获得矫正，甚至是脊柱内侧不平衡牵拉收缩，使凹侧半的椎体骺板受到拉伸，导致骺板内增殖细胞生长分裂加快，而使凹侧半的椎体生长加快达到矫正侧凸的目的。

(2) 手术治疗：Cobb 角>40°且随生长发育畸形加重者需考虑手术治疗。Mohanty 等对 102 例青少年特发性脊柱侧凸手术患者进行 5 年随访，认为侧凸矫正手术应在快速生长发育期的 3 年，即 14～16 岁内进行。手术适应证：① 支具治疗不能控制侧凸进展，即使患者年龄很小，骨骼发育不成熟，也需进行手术治疗。② Risser 征小于 3 级，但支具治疗无效，而 Cobb 角大于 50°。③ Risser 征 3～4 级，Cobb 角大于 50°。④ Risser 级 4～5 级，Cobb 角在 50°以上，Cobb 角虽然只有 40°，但胸椎前凸、胸廓旋转、剃刀背畸形和躯干倾斜失代偿等。⑤ 成年期侧凸，早期出现腰痛、旋转半脱位等。特发性脊柱侧凸手术根据手术入路可分为前路手术和后路手术。

三、护理

(一) 保守治疗护理

(1) 脊柱侧凸的关键在于早期预防，应积极向社会及家长宣传，教育儿童保持正确的站、坐、卧姿势，学龄儿童使用保健书包即双背带书包；以端坐为宜，随身高调整座椅和书桌高度。

(2) 引导、督促儿童经常体育锻炼，做广播操，多游泳，增强胸腰部及胸背部肌力和韧带张力，加强脊柱的活动度。如有条件参加游泳活动，让儿童在没有垂直重力的作用下锻炼，使身体各部肌肉均衡发展，有利于矫正不平衡。

(3) 一旦发现脊柱畸形，应及时纠正，早期佩戴支具进行治疗，以防继续发展。支具佩戴的具体方法：开始佩戴时，每天佩戴 23 小时，1 小时用来患者用于沐浴、皮肤护理和呼吸练习，也便于患者调整和适应。每 3～4 个月进行 X 线片随访，检查畸形情况。支具治疗 1 年后，若侧凸减少>50%，可逐步采取间歇治疗，每天取下支具 3～4 小时；若间歇治疗后畸形矫正度数丧失未超过 3°～4°，间歇时间可适当延长，但每 3 个月每天增加不能超过 3 小时，以后可以逐步改为夜间佩戴，一般支具应用时间应该持续到患者骨骼成熟时为止。规范的支具应用可以控制侧凸畸形的进展，支具结合理疗和体疗效果更好。

(二) 手术治疗护理

1. 术前护理

(1) 饮食护理：护理人员指导患者术前宜进高热量、高蛋白质、高纤维、维生素及果胶成分丰富的食物,多饮水保持大便的通畅。按常规手术前 8 小时禁食,术前 6 小时禁饮,以防术中呕吐、误吸引起吸入性肺炎。术前 3 天训练床上大小便,以防术后因不习惯卧床而致便秘与尿潴留。术前排除肠道淤积大便,以减轻术后腹胀,促进胃肠功能恢复。

(2) 心理护理:主动与患者沟通,缓解患者的心理紧张状态,可向患者介绍有关的注意事项,让患者更好地配合治疗。还可以向患者介绍成功的病例,树立患者战胜疾病的信心。

(3) 睡眠护理:拥有良好的睡眠对患者是十分重要的。病房内要保持光线柔和、环境清洁整齐、温度舒适并且安静。对于睡眠质量差的患者,需要遵医嘱使用药物辅助睡眠。

(4) 呼吸训练:护理人员指导患者做一些如深呼吸、有效咳嗽等训练。肺功能锻炼的方法包括 4 种形式:① 缩唇呼吸:嘱患儿用鼻吸气,鼓起上腹部,屏气 1～2 秒,然后通过缩唇的口唇慢慢呼气,边呼气边默数,数到第 7 后做 1 个"扑"将气呼出,吸气与呼气时间为 1∶2。② 腹部运动呼吸:患儿将手放于腹部,以帮助吸气时收缩腹部肌肉。深慢吸一口气,此时可见胸部明显抬起,腹部下陷,然后放松腹部,将气缓缓呼出。③ 膈肌呼吸:指导患儿将双手放于腹部肋弓之下,同时嘱患儿用鼻吸气,吸气时腹部向外膨起,顶住双手,屏气 1～2 秒以使肺泡张开,呼气时嘱患儿用口慢慢呼出气体,练习几次后由患儿自行练习。④ 吹气球:患儿取坐位或立位,做吹大气球运动。先深吸一口气,然后含住气球进气嘴尽力将肺内气体吹入气球内,直到吹不出气为止。上述方法一般术前 7～10 天开始进行。每个动作练习 20 分钟,3 次/天。另外,适当的运动可增加患者肺功能及体能,在院期间,可以鼓励患者进行爬楼梯训练,每次 15 层楼梯,每组 2 次,每天 3 组。

(5) 牵引训练:牵引能松弛背部肌肉和韧带,为手术矫正创造条件。在牵引的过程中,应指导患者密切注意自身双下肢运动,感觉变化,注意倾听患者主诉,注意有无肠系膜上动脉综合征及下肢麻木等神经症状,随时进行调整。指导患者和其家属学会轴线翻身的方法,这样可以保持翻身时的脊柱稳定,减少不必要的损伤。

(6) 唤醒试验训练:唤醒试验是在麻醉下避免发生截瘫最重要的试验方法,术前就应当向患者讲解清楚,使其了解医师的意图。首先,告知患者术中和缝合切口之前会减浅麻醉,如患者听到呼唤自己名字的时候,先活动上肢,再活动其双脚或双脚趾,以确认双下肢均能活动,表明脊髓没有损伤,之后会立即加深麻醉,使患者迅速入睡,直至手术结束。

2. 术后护理

(1) 病情观察:① 术后麻醉清醒后可立即开展唤醒试验,了解患者双下肢感觉情况。② 密切观察生命体征(血压、脉搏、呼吸、血氧饱和度)。③ 观察引流液的色、质、量,做好记录。④ 听取患者的主诉,按医嘱对症治疗。⑤ 做好术后疼痛的评估,及时与医师沟通,按医嘱对症处理。

(2) 体位护理:患者清醒前取平卧位,以利于压迫止血,完全清醒后可以协助患者轴线翻身,但早期按轴线 45°翻身,变换体位时,宜两人协助进行,保持脊柱在一条力线上,避免脊柱扭转损伤脊髓和神经根,术后 48～72 小时患者病情稳定可给予半卧位,以防术后支具固定时患者出现直立性低血压。

(3) 导管护理:告知患者各类导管的作用,如氧气管、深静脉置管、伤口引流管、导尿管、外周静脉置管等。对导管进行双固定,密切观察各类导管是否通畅,防止堵塞和折曲,密切观察引流液的色、质、量,做好记录。

(4) 并发症护理

1) 伤口渗血较多。① 主要表现:伤口敷料被血液渗湿,伤口引流量较多;严重者脉搏细数、呼吸增快、血压下降、尿量减少。② 护理措施：术后平卧 6 小时后翻身，以利于压迫止血。密切观察伤口敷料有无渗血迹象，引流管是否通畅和引流液的量及颜色的变化（如引流量过少，可能系血凝块阻塞、引流管折曲等阻碍引流，应及时排除；引流液量多，12 小时超过500 mL，可能原因为吸引负压过大，常规吸引负压应为 5～10 mmHg，或创面渗血过多。如由前者引起则调节负压使其减小；后者引起则加强止血，补充血容量，防止休克）。密切观察测血压、脉搏、呼吸、尿量，连续 12 小时，以后酌情延长测量时间。必要时遵医嘱给予止血药物。加强营养，预防失血过多导致贫血。

2) 脊髓神经功能障碍。① 主要表现：双下肢的感觉、运动及括约肌功能较术前差。② 护理措施：术后 72 小时内，严密观察双下肢的感觉、运动、括约肌功能，与术前作比较，发现异常，及时报告医师处理。遵医嘱准确、及时使用脱水剂、肾上腺皮质激素，以预防反应性脊髓水肿。一旦出现脊髓神经功能障碍，立即配合医师进行处理。

3) 胃肠道反应。① 主要表现：腹胀、恶心、呕吐等。② 护理措施：术后禁食 1～2 天，进食后饮食由流质过渡到半流质，最后到普食。用高蛋白质、高糖、高维生素、适当脂肪、粗纤维成分多的食物。遵医嘱使用止吐药。术后 3 天仍恶心、呕吐且腹胀加重，呕吐频繁呈喷射样，呕吐物为胆汁，应警惕肠系膜上动脉综合征，采取抬高床尾，取头低俯卧位、禁食、补液、胃肠减压或颈交感神经封闭。

4) 内固定器械脱钩及断杆。① 主要表现：听到咔嚓的断杆、脱钩声；照片显示脱钩及断杆。② 护理措施：术后卧硬板床，使用气垫床时，调至最硬度。翻身时采取轴型滚动式的操作。对体重较重、肥胖的患者，可采用布带托身翻转，转动幅度在 45°～90°，避免拖拉。严禁脊柱扭曲、折屈，以防止折棒和脱钩。术后靠坐时，身体与床角度在 45°～70°，禁止腰部折屈。术后起床活动，早期禁止提取重物的活动或劳动。及时处理咳嗽、呕吐症状。发现外固定不妥时，及时报告医师做相应处理。一旦出现脱钩或断杆，立即报告医师，做好再次手术准备。

（5）康复锻炼：① 术后第 1 天疼痛耐受的情况下指导患者行直腿抬高运动及足背伸背屈运动，每天 3 次，每次 10～15 组，以后逐渐增加次数。② 术后第 2 天指导患者进行肺功能训练，在患者耐受的情况下进行综合呼吸操锻炼，吹大气球或吹水泡，越吹大越好，以呼吸促使肺复张，改善呼吸运动。③ 术后第 3 天，鼓励患者床上活动四肢，减少卧床并发症。包括颈前屈后伸、侧屈侧旋、耸肩活动；双上肢主动及被动运动，以肩关节为主，进行上举、外展、旋转活动；双下肢主动及被动运动，进行直腿抬高、外展、髋屈曲、内收外展，膝踝关节屈曲活动。以改善呼吸和血液循环，增强肢体肌力，为患者早日下床做准备。对于一期行前路松解术、术后须行颅骨及双下肢骨牵引的患者，卧床期间须指导患者进行股四头肌的等长收缩训练，防止肌萎缩。

（6）出院健康指导：拆线后，如发现切口有硬结、红肿或发热，感觉后背疼痛，有异物感要及时就诊；脊柱矫形术后患者大多数出院时需行石膏或矫形支具固定，可起到固定和保护作用，应指导患者保持良好心境，少吃多餐，进食高蛋白质、高维生素、营养丰富、易消化的食物；同时，指导患者保持正确坐姿，防止开钩脱位或矫正棒折断；不要做上身前屈动作，上肢禁止提拉重物，半年内减少身体负重，尽量减少脊柱活动，注意预防外伤；支具固定 3个月以上，除淋浴及睡觉外，其他时间均戴支架，按照 3 个月、6 个月、12 个月、以后每年进行复查。

（三）脊柱侧凸患者护理质量控制流程图　见图 21－12。

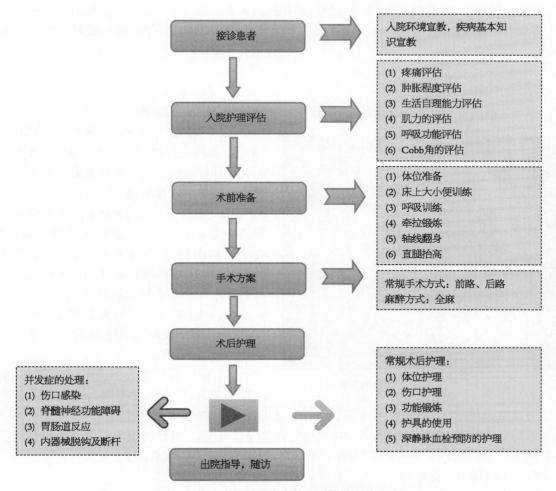

图 21‐12 脊柱侧凸患者护理质量控制流程图

（傅利勤　昝娇娇）

第三节　发育性髋关节发育不良

发育性髋关节发育不良（developmental dysplasia of the hip，DDH）是指出生前或出生后，随年龄增长，股骨头和髋臼在解剖结构和关系上呈现不同程度异常的一系列髋关节病症。它可以表现为轻微的发育不良，也可以发展导致严重丧失关节功能的髋关节脱位。之前称为先天性髋关节脱位（CDH），是一种原因不明的发生于儿童的，以髋臼发育不良和髋关节脱位为特点的先天性或发育性疾病，包括髋关节完全脱位、半脱位和髋臼发育不良。1992 年，北美矫形外科协会将其命名为发育性髋关节发育不良，认为 DDH 除了先天因素，后天因素也非常重要，与儿童的发育过程紧密相关。该病是因股骨头、韧带、关节囊、髋臼和附近肌肉发育不良或异常直接发展成为髋关节脱位。是儿童骨科最常见的髋关节疾病，发病率在 1‰左右，女孩的发病率是男孩的 6 倍左右，左侧约为右侧的 2 倍，双侧约占 35%。一般来说，18 个月内的患儿采取保守治疗,大于或等于 18 个月的患儿存在髋关节脱位行手术治疗。常见的术后并发症有股骨头缺血性坏死、再脱位和关节僵硬。术后早期、正确的功能锻炼,能有效减少并发症的发生。

一、概述

(一)解剖结构   髋关节由髋臼、股骨头、股骨颈、大小转子组成(图 21 - 13)。

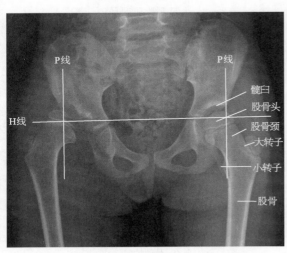

图 21 - 13   右 DDH 患者髋关节正侧位片

(二)病   因   女孩比男孩更易发生 DDH。另外,臀位出生、羊水过少,多胎或者家族其他成员有髋关节发育病史的宝宝更容易出现髋关节发育问题。

(三)分型   按照 Tonnis 标准将髋关节脱位分为 4 型。Ⅰ 型:股骨头骨骺外移,但在 P 线的内侧,关节面变平。Ⅱ 型:在 P 线外侧,但在 H 线远侧。Ⅲ 型:在 H 线上。Ⅳ型:股骨头骺位于 H 线近侧(图 21 - 13)。

(四)临床表现   因患儿年龄、脱位程度、单侧或双侧发病等不同,临床表现可有不同,主要表现如下。

(1)单侧脱位患儿早期可以有臀纹、大腿纹不对称,但特异性不强。一侧髋关节内收,外展试验呈阳性,Allis 征阳性。双侧脱位患儿会阴部变宽。

(2)单侧患儿学会走路后,立位可见患侧骨盆向对侧倾斜,脊柱向患侧偏斜。双侧脱位者有"鸭步"步态,大转子向外侧突出,臀部平而宽,骨盆前倾,脊柱腰椎生理前突加大。

(五)诊断与治疗原则

1. 诊断依据

(1)6 个月以内婴儿早期诊断:如果能在生后 6 个月内明确诊断而进行治疗,其疗效最理想,日后可完全恢复正常。常用检查方法:① 外观与皮纹:患侧臀部增宽,臀纹和腹股沟皮纹不对称,患侧升高,整个下肢缩短或外旋。② Allis 征阳性:患儿仰卧屈髋屈膝,两足平放床上,双踝靠拢可见双膝高低不等,低者为脱位侧,这是股骨头脱位上移所致。③ Ortolani 征或外展试验:患儿平卧,屈膝、屈髋各 90°,检查者两手握住膝关节同时外展外旋,正常小儿双膝外侧面可触及床面,如不能触及床面说明内收肌紧张,称外展试验阳性。当外展至一定程度突然弹跳,则外展可达 90°,称为 Ortolani 征阳性。④ Barlow 试验(弹出试验):仰卧位,婴儿双髋双膝各屈曲 90°,检查者拇指放在大腿内侧小转子处加压,向外上方推压股骨头,感到股骨头从髋臼内滑出髋臼外的弹跳,当去掉拇指的压力,则股骨头又自然弹回髋臼内,此称为阳性,是诊断髋关节发育不良、髋关节不稳定的可靠方法。⑤ 影像学检查:≤6 个月患儿首选髋关节 B 超检查;>6 个月患儿可拍 X 线双髋正位片。

(2)6 个月以上婴儿及儿童的诊断:常用检查方法除了 Allis 征及外展试验,尚需以下检查:① 跛行步态:一侧脱位时走路时呈跛行,双侧脱位时表现为鸭行步态,臀部后突。② Trendelenburg 试验:嘱小儿单腿站立,另一腿尽量屈髋、屈膝,使足离地。正常站立时对侧骨盆上升,脱位后股骨头不能托住髋臼,臀中肌无力,使对侧骨盆下降,称为 Trendelenburg

试验阳性。周岁后会走路并能配合检查的孩子才能做此项检查。③ X 线检查：Perkin 象限（图 21 - 14）为两侧髋臼中心连一直线称为 H 线，再从髋臼外缘向 H 线做一垂线 P，将髋关节划分为 4 个象限，正常股骨头骨骺位于内下象限内，若在外下象限为半脱位，在外上象限为全脱位。全脱位分三度，Ⅰ度：股骨头仅向外方移位，位于髋臼同一水平；Ⅱ度：股骨头向外上方移位，相当于髋臼外上缘水平；Ⅲ度：脱出的股骨头位于髂骨翼的部位。④ 髋臼指数：从髋臼外缘向髋臼中心连线与 H 线相交所形成的锐角，称为髋臼指数，其正常值为 20°～25°，当小儿步行后此角逐年减小，12 岁时基本恒定于 15°左右。先天性髋脱位时，此角增大，可达 40°以上（图 21 - 15）。⑤ Shenton 线：正常闭孔上缘弧形线与股骨颈内侧弧形线连在一个抛物线上，称 Shenton 线，脱位时此线呈分离状态（图 21 - 16）。⑥ CE 角：也称中心边缘角，即股骨头中心点与 H 线的垂线，髋臼下缘与股骨头中心点的连线所形成的夹角，正常向外开角为20°。髋关节发育不良或半脱位时，此角变小（图 21 - 17）。

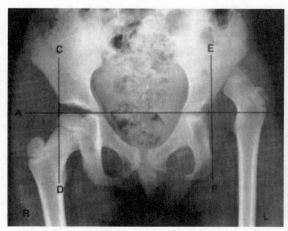

图 21 - 14　Perkin 象限

R. 正常；L. 发育性髋关节脱位

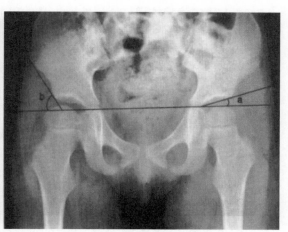

图 21 - 15　a 角为髋臼指数

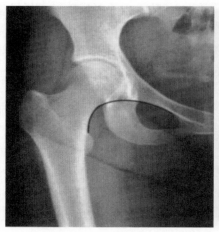

图 21 - 16　Shenton 线

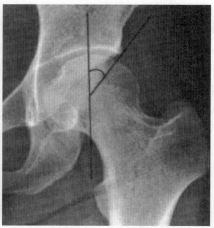

图 21 - 17　CE 角

2. 治疗原则

（1）保守治疗：① 支具固定，适用于 6 个月以内患儿，首选 Pavlik 吊带，维持髋关节屈曲

$100°\sim110°$,外展 $45°\sim50°$。② 手法复位和石膏固定,适用于 $6\sim18$ 个月的患儿。

（2）手术治疗：适用于 18 个月~8 岁髋脱位的患儿。主要手术方式采取髋关节周围软组织松解,切开复位,截骨矫形术。骨盆截骨方式属重建性的有：① Pemberton 骨盆截骨术,适用于 $2\sim6$ 岁髋臼指数超过 $46°$ 者。② Salter 骨盆截骨术,适用于年龄 $1.5\sim6$ 岁,髋臼指数小于 $45°$ 者。③ 骨盆三联截骨术,适用于 7 岁以上、髋臼发育极度不良者。若股骨头脱位位置比较高,股骨颈前倾角颈干角偏大需要同时做股骨近端短缩去旋转内翻截骨术。8 岁以上双侧、10 岁以上单侧的髋脱位的患儿,由于手术治疗效果欠佳,不建议手术复位治疗。属挽救性的有：① Chiari 骨盆内移截骨术,适用于 7 岁以上、髋臼指数大于 $45°$,以及半脱位者。② 髋臼盖成形术,适用于 12 岁以上大龄儿童先天性髋关节半脱位或髋臼发育不良者。

二、护理

（一）保守治疗护理　使用外展支具的患儿,应注意支具松紧度的调节,过紧容易出现压伤,过松达不到制动的目的,经常检查各攀带是否牢靠,注意检查支具对软组织有无卡压,每日擦洗穿戴支具的双下肢,防止大小便污染支具,支具着力部位经常按摩,提高皮肤耐磨性。使用手法复位行蛙式石膏固定的患儿,做好蛙式石膏的护理。

（二）手术治疗护理

1. 术前护理

（1）心理护理：由于患儿年龄小,从家庭或幼儿园来到医院有一种紧迫感,首先对医院环境陌生和不习惯,看到身穿白色制服的医师和护士会产生一种恐惧心理,常常表现出精神紧张、哭闹不安等情绪变化。护士可抓住患儿年龄小、爱听表扬的特点,适当奖励动画图片,主动接近患儿,态度和蔼,以消除患儿的紧张心理,增加亲近感,使患儿心理放松,尽快熟悉住院环境。DDH 患儿年龄相对偏小,手术创伤大,术后恢复慢,家人思想负担重,担心预后效果。此时,应向患儿家长介绍病情,阐明手术的重要性,以及如何选择最佳的手术方案,帮助家长树立战胜疾病的信心。

（2）术前准备：指导家长帮助患儿维持良好的饮食习惯,平衡饮食。进行卧位时排大小便的训练。指导患儿通过吹气球的方式,练习深呼吸,预防术后呼吸道感染。指导患儿学习如何进行患肢的等长和等张肌肉的功能锻炼。术前常规做好备皮及床上大小便训练等工作。

（3）手术当日准备：患儿更换干净的病衣裤,去除身上所有配饰,入手术室带好手术相关的影像资料,小便不能自理的患儿要带好备用的尿布。

2. 术后护理

（1）病情观察：术后严密监测患儿生命体征的变化,心电监护至患儿生命体征平稳。患儿取去枕平卧位,头后仰并偏向一侧,打开呼吸道,防止舌后坠。全麻患儿给予氧气吸入 2 L/min,直至患儿麻醉清醒。注意观察切口有无红肿、渗液,注意切口敷料有无渗血。

（2）心理护理：患儿因术后疼痛、活动受限等不适,多不配合治疗,增加了术后护理难度,护理人员应加强与患儿家长的沟通,取得家长的支持与配合,共同对患儿进行术后心理护理。根据儿童生长发育的特点,向患儿家长介绍术后患儿的一般恢复过程、可能的病情变化、预期达到的护理目的、拟采取的护理方法。

（3）饮食护理：术后长期卧床的患儿,饮食应以精、软、细的食物为主,在治疗期间应给予患儿高蛋白质食物,有利于患儿的病情康复,食用过程中,应少食多餐。因石膏固定治疗期间需要长期卧床,肢体活动时间短,故容易出现便秘,因此在饮食中,应避免食用辛辣刺激性食物,也不宜食用产酸产气的食物,避免小儿腹胀或者便秘发生。

(4)导管护理:妥善固定各导管,保持引流管通畅,避免扭曲、压迫,每班密切观察引流液的色、质、量并及时记录。

(5)疼痛护理:手术治疗DDH常需要髋臼和股骨的截骨,因此术后患儿常有强烈的疼痛。应保持整洁安静的环境,良好的护患关系和病室氛围,舒适的体位和稳定的情绪,幽默、放松、按摩等护理干预措施令患儿容易接受,都能缓解患儿疼痛。术后使用镇痛泵,并口服布洛芬混悬液(美林),每天3次,有效控制患儿疼痛。

(6)高分子石膏固定的护理:DDH患儿手法复位一般采用蛙形石膏固定,切开复位做截骨矫形术后一般采用髋人字高分子石膏固定,其目的是防止髋关节活动,避免再次脱位。石膏固定期间,应随时观察趾端血运。石膏边缘修剪整齐,用宽胶布将石膏边缘包起,防止石膏边缘与皮肤摩擦。保持石膏清洁干燥,避免被尿、便、食物及饮料污染,如果不慎弄湿石膏,应立即用吹风机等物理方法将石膏吹干。术后应以健侧为轴为患儿每2小时翻身一次,每天让患儿俯卧2~3次,减少背部、骶尾部皮肤的受压。

(7)髋关节外展支具的护理:此支具主要用于年龄段较大的患儿。使用支具后,需密切关注患儿的主诉及有无血液循环障碍、神经受压、压力性损伤等并发症,做到早期发现,及时处理。其一,注意观察支具是否合适、各种固定袢带是否牢固、对软组织是否有卡压、对皮肤有无摩擦;其二,观察肢体有无疼痛、肿胀、发绀或苍白、末梢麻木、肌肉无力等情况,避免支具压迫或固定过紧;其三,注意观察矫形支具使用后的治疗反应,检查治疗效果,以便调整或更换新的支具;其四,注意皮肤的清洁与护理,每日擦洗患肢,对着力部位应坚持按摩,提高皮肤耐磨性;其五,注意防止并发症,支具穿戴舒适,保持良好的固定与体位,防止压疮或血管、神经受压损伤、继发畸形等并发症。穿戴支具患儿必须进行早期的功能锻炼,包括足踝运动、股四头肌的收缩运动及其他关节的活动,以不引起疲劳为准。如因翻身、排便等原因引起的支具位置发生变化应及时调整,保持有效固定,使矫形效果得以充分发挥。支具不可随意脱下,保持清洁干燥,如有潮湿,可以使用电吹风低温档吹干。

(8)功能锻炼:① 石膏固定期间:DDH术后康复训练是DDH患儿术后防止膝关节、髋关节运动受限和关节僵硬的重要方法。将患儿安置舒适体位,首先帮助患儿被动活动足趾关节,当患儿能耐受切口疼痛时鼓励主动活动足趾关节,主要为足趾背伸、跖屈活动,再指导患儿患侧肌肉的等长收缩训练,主要为股四头肌的舒缩活动,先教会患儿健侧肢体的活动方法,再进行患肢的锻炼。指导患儿进行训练,直至拆除石膏。② 石膏拆除后:术后6~8周拆除石膏后,要通过功能锻炼逐渐恢复髋关节的旋转、屈伸功能,具体锻炼方法如下:患儿双髋外展位持续皮牵引,在床尾系上髋关节功能锻炼辅助器,患儿双手拉住辅助器仰卧慢慢坐起,上身挺直,直至屈髋90°,达到髋关节屈曲的目的,同时在皮牵引放松的情况下指导家属协助患儿进行屈膝以及髋关节外展、内收的锻炼。也可通过下肢CPM机进行被动运动锻炼,使用前要加强与患儿的沟通,消除患儿对机器的恐惧心理。由于患儿石膏固定已达6~8周,拆除石膏后很不适应,功能锻炼时非常疼痛,因此可以在锻炼前给予热毛巾湿敷髋关节30分钟后再进行锻炼,以减轻因功能锻炼给患儿带来的痛苦。

(9)出院健康指导:出院后继续给予患儿高热量、高蛋白质、高维生素、多纤维素的饮食,鼓励多饮水,多进食新鲜的蔬菜水果,防治腹胀、便秘。坚持进行功能锻炼,遵医嘱定期门诊复查,确保治疗的连续性。

(10)术后并发症的预防:高分子石膏固定期间,由于伤口靠近会阴部,且石膏固定的原因,不能经常换药,因此,为了防止伤口感染,应保持会阴部及周围石膏的清洁干燥,避免被污染。经常检查骨突部位及受压部位的皮肤并给予按摩,每 2 小时翻身,并且每天让患儿俯卧 2～3 次,每次 1 小时以上,可减少背部、尾骶部皮肤受压,防止压疮形成。石膏拆除后,嘱家长应根据正确的功能锻炼方法及强度进行锻炼,防止因锻炼不当引起髋关节的再次脱位。

(王海燕)

第四节　先天性斜颈

　　斜颈病是由颈部一侧的肌肉纤维化、挛缩、萎缩、缺如,或由颈部脊柱的畸形,或疾病使头颈向一侧倾斜,而颜面转向对侧的一种畸形。斜颈可以是一些独立存在的疾病,又可以是某些疾病的一个临床表现。斜颈病是儿童较为常见的一种颈部畸形,如得不到及时有效的治疗,将出现头颅、颜面和脊柱的相应畸形,逐渐加重,持续到成年,给治疗增加了许多困难。成年新发斜颈病也不少见。

　　先天性斜颈,俗称"歪脖",指出生后即发现颈部向一侧倾斜的畸形,可分两种,一种是在颈椎发育缺陷的基础上发生的,如半椎体畸形所致的斜颈,即先天性骨性斜颈,少见;另一种是由一侧胸锁乳突肌纤维化和挛缩而引起的,即"先天性"肌性斜颈,相当多见,即一般所指先天性斜颈。先天性斜颈的真正原因至今仍不明了。临床表现为颈部肿块、斜颈、面部不对称和其他并发症等。其治疗方法分为非手术疗法和手术疗法。

一、概述

　　(一)解剖结构　颈肌可依其所在位置分为颈浅肌、颈前肌和颈深肌 3 群(图 21-18)。颈浅肌包括颈阔肌和胸锁乳突肌。颈阔肌位于颈部浅筋膜中,为一薄而宽阔皮肌,起自胸大肌和三角肌表面的筋膜,向上止于口角,其作用是拉口角向下,使颈部皮肤出现皱褶。胸锁乳突肌位于颈部两侧,大部分被颈阔肌所覆盖,是一对强有力的肌,起自胸骨柄前面和锁骨的胸骨端,两头会合斜向后上方,止于颞骨的乳突,其作用是一侧肌收缩使头向同侧倾斜,脸转向对侧;两侧收缩可使头后仰。一侧肌挛缩时,出现斜颈。

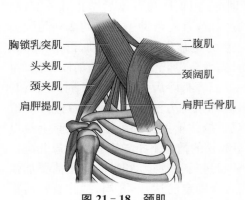

胸锁乳突肌
头夹肌
颈夹肌
肩胛提肌
二腹肌
颈阔肌
肩胛舌骨肌

图 21-18　颈肌

　　(二)病因　70%～80% 的病例见于左侧,10%～20% 的患儿伴有先天性髋关节脱位。在病理解剖方面,仅能证实形成胸锁乳突肌挛缩的组织主要是已经变性的纤维组织。其中病情严重者肌纤维完全破坏消失,细胞核大部分溶解,部分残留的核呈不规则浓缩状;中间可能出现再生的横纹肌及新生的毛细血管,亦可发现成纤维细胞。本病的直接原因是胸锁乳突肌的纤维化引起挛缩和变短,但引起此肌纤维化的真正原因还不清楚。可能与下列因素有关。

　　(1)先天性胸锁乳突肌发育不良,分娩时易被损伤。

　　(2)一侧胸锁乳突肌因产伤致出血,形成血肿后机化,继而挛缩。

（3）宫内胎位不正，使一侧胸锁乳突肌承受过度的压力，致局部缺血，继而过度退化，为纤维结缔组织所替代。

（4）受累肌肉组织的病理变化类似感染性肌炎，故推测胸锁乳突肌因产伤引起无菌性炎症，致肌肉退行性变和瘢痕化，而形成斜颈。

（5）有人认为此病与出生时胸锁乳突肌内静脉的急性梗阻有关。目前多数学者支持产伤或子宫内位置不良引起局部缺血学说。

（三）临床表现

1. 颈部肿块　由母亲或助产士最早发现，一般于出生后即可触及位于胸锁乳突肌内，呈梭形长 2～4 cm，宽 1～2 cm，质地较硬，无压痛，于出生后第 3 周时最为明显，3 个月后即逐渐消失，一般不超过半年。

2. 斜颈　于出生后即可被母亲发现，患儿头斜向肿块侧（患侧）。半个月后更为明显，随着患儿的发育，斜颈畸形日益加重。

3. 面部不对称　一般于 2 岁以后即显示面部五官呈不对称状，主要表现如下。

（1）患侧眼睛下降：由于胸锁乳突肌挛缩，患者眼睛位置由原来的水平状向下方移位，而健侧眼睛则上升。

（2）下颌转向健侧：亦因胸锁乳突肌收缩之故，患侧乳突前移而出现整个下颌（颏部）向对侧旋转变位。

（3）双侧颜面变形：由于头部旋转，致双侧面孔大小不一，健侧丰满呈圆形，患侧则狭而平板。

（4）眼外角线至口角线变异：测量双眼外角至同侧口角线的距离显示患侧变短，且随年龄增加而日益明显，除以上表现外，患儿整个面部，包括鼻子、耳朵等均逐渐呈现不对称性改变，于成年时基本定型，此时如行手术矫正，颌面部外形更为难看。因此对其治疗力争在学龄前进行，最晚不宜迟于 12 岁。

4. 其他

（1）伴发畸形：可检查有无髋关节脱位、颈椎椎骨畸形等。

（2）视力障碍：因斜颈引起双眼不在同一水平位上，易产生视力疲。

（3）颈椎侧凸：主要是由于头颈旋向健侧，因而引起向健侧的代偿性侧凸（图 21-19）。

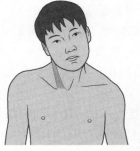
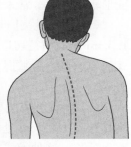

（四）诊断依据

1. 症状与体征　畸形可在出生时即存在，也可在出生后 2～3 周出现。病初头部运动略受限，但无明显斜颈现象，触诊可发现硬而无疼痛的梭形肿物，与胸锁乳突肌的方向一致，在2～4 周内逐渐增大，然后开始退缩，在 2～6 个月内逐渐消失。部分患者不遗留斜颈。

图 21-19　颈椎侧突

2. 影像学检查　根据生后 2 周内出现颈部质硬包块，无红、肿、热、痛，边界清楚，可活动，X 线片未见颈椎异常可作出诊断（图 21-20）。

本病诊断多无困难，关键是对新生儿应争取及早发现，以获得早期治疗而提高疗效及降低手术治疗者的比例。因此，对新生儿在做全身检查时应注意以下几点：① 双侧颈部是否对称；② 双侧胸锁乳突肌内有无肿块；③ 婴儿头颈是否经常向同一方向倾斜。以上三点均为本

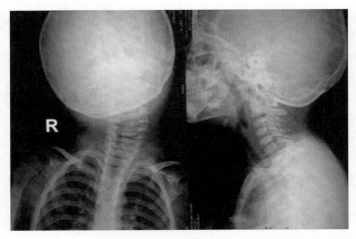

图 21-20 斜颈患儿颈部 X 线片

病的早期发现,发现越早越好。

(五)治疗原则

1. 非手术治疗 适用于出生至半周岁的婴儿,2 岁以内的轻型患者亦可酌情选用。经一年左右的保守治疗,76%~86%的患儿可得到矫正。视患儿年龄不同可酌情采用下列方法。

(1)手法按摩:一旦发现新生儿患本病,应立即开始对肿块施以手法按摩,以增进局部血供,促使肿块软化与吸收。对轻型者有效,甚至可免除手术矫正。

(2)徒手牵伸:出生后半个月左右开始,利用喂奶前时间,母亲将患儿平卧于膝上,用一手拇指轻轻按摩患部,数秒后,再用另一手将婴儿头颈向患侧旋动,以达到对挛缩的胸锁乳突肌牵伸的目的,每天 5~6 次,每次持续 0.5~1 分钟,轻症患儿多可在 3~4 个月以内见效。

(3)其他:包括局部热敷、头控制训练等。因患儿刚刚出生不久,所以各种操作均需小心、细心与耐心,切勿因操之过急而引起误伤。

2. 手术治疗 经保守治疗无效或未经治疗的 1 岁以上患儿,由于肌肉已纤维化,面部出现畸形,只有通过手术才能矫正。手术最佳年龄为 1~5 岁。5 岁以上者,继发畸形较重,面部变形较难恢复。常采用的手术方法如下。

(1)胸锁乳突肌切断术:此为传统术式,一般在胸锁乳突肌的胸骨及锁骨端,通过 1~1.5 cm 长的横行切口将该肌切断。大于 3 岁患儿或畸形严重者还需要切断其乳突端。此术式简便、有效、易掌握,但据国外报道会在 40%~90%患儿造成胸锁乳突肌止点处凹陷,影响美观。

(2)胸锁乳突肌延长术:适用于肌肉组织尚有舒缩功能者。国外多采用这种术式。即在胸骨近段 1~2 cm 处切断胸骨端,贴锁骨切断锁骨端,将锁骨端移到胸骨端远端作缝合,使其获得延长。这种术式在幼年患儿操作困难,故往往选择在 5~6 岁就学前实施。一般可将切口延长至 2~2.5 cm,年长者可稍长。

二、护理

(一)保守治疗的护理

(1)手法扳正及按摩时要注意观察患儿的表情,以便掌握扳正的幅度及次数。用拔伸摇晃手法时,宜由轻到重,幅度由小到大,切不可突然用暴力而超出正常生理限度。

(2) 按摩治疗斜颈,一般每日治疗 1 次,每次不超过 15 分钟。按摩时,手法要轻柔,用揉、捏手法时可利用滑石粉等介质避免皮肤擦伤。患儿皮肤娇嫩,热敷或按摩时应注意观察皮肤的颜色,以防损伤。家长给患儿哺乳、怀抱,以及患儿睡眠时,有意使患儿头向健侧转动以帮助矫正畸形。

(3) 可配合局部温热或红外线等理疗,以促进血液循环,帮助肿块吸收。

(4) 定期到医院复诊,如需手术治疗,最好在 8～10 岁以前进行;年龄大后再行手术,则头面部和颈部畸形就很难矫正。

(二) 手术治疗的护理

1. 术前护理

(1) 详见第二章骨科患者的一般护理。

(2) 有严重肝、肾、肺功能不全及颈动脉扩张者禁忌做手术;进行眼科情况检查,有斜视者,先行眼科处理,根据斜视矫正后斜颈有否转归决定手术。

2. 术后护理

(1) 病情观察:按全麻术后护理常规护理,密切观察生命体征。患儿术后仰卧,予枕颌带牵引,头偏向健侧,下颌转向患侧,用沙袋将头固定。严密观察局部切口渗血与呼吸情况,有无气胸,注意防止患儿烦躁抓伤、扯伤伤口。注意观察呼吸、面肌活动、眼裂、鼻口位置是否正常,颈是否后仰及提肩活动等。了解术中是否有胸部、面部神经及副神经的损伤。术后呼吸、吞咽困难多由术区血肿压迫气管和食管所致,如出现此情况,及时报告医师。

(2) 饮食护理:患儿回病房后 2 小时意识完全清醒,可先进少许温水,无恶心、呕吐、呛咳等,可给予半流质饮食,如稀饭、面条等,忌辛辣刺激性油腻食物;宜少食多餐,避免一次性大量进食、进水,防止呛咳、窒息的发生,采用患儿喜爱的烹饪方法。

(3) 疼痛的护理:术后 1～2 天内减少搬动,置患儿于舒适的体位。少数患儿疼痛较轻,通过讲故事以分散注意力;对于疼痛剧烈的患儿,可根据医嘱给镇痛药或者使用镇痛泵。

(4) 伤口护理:注意患儿体温的变化,每天测量体温 4 次,若体温＞38.5℃,及时通知医师,给予相应处理。保持伤口清洁、干燥,观察局部有无红、肿、热、痛等情况。指导进食时勿污染敷料,不慎污染应及时更换。保持室内空气清新,温度适宜。遵医嘱合理使用抗生素,预防感染的发生。

(5) 引流管的护理

1) 伤口引流管的护理:引流管避免折曲、受压。观察引流液的色、质、量,观察并记录 24～48 小时的切口引流量,如有异常,随时通知医师。术后 48 小时后,如引流量＜50 mL,可拔除引流管。

2) 留置尿管的护理:严格无菌操作,操作时动作要轻柔,避免损伤尿道黏膜。定时夹闭尿管锻炼膀胱充盈功能,嘱患儿多饮水,保证尿量在 1 000 mL/d 以上。注意让引流袋的位置应低于膀胱,避免尿液倒流,发生逆行感染。

(6) 颌枕带牵引的护理:对肌肉挛缩较重的患儿,术后第 2 天待病情平稳后行颌枕带牵引。牵引的重量根据患儿的体重做适当调节,一般为 2～4 kg,牵引时头转向健侧 20°～30°,抬高床头 15～30 cm,保持反牵引力,同时注意保护好颌枕带周围及枕部的皮肤,防止压疮。患儿睡眠时,要防止颌枕带卡压颈部造成缺氧或窒息。牵引的时间一般为 7～8 周,每天牵引 10～20 小时。观察有无牵引并发症,如头晕、恶心、呕吐及呼吸改变等。有不适者,停止牵引,待症状好转后继续。

（7）颈托的护理：年龄小、不太配合牵引、伤口恢复良好者，术后 7 天开始佩戴颈托。由于患儿长期斜颈，已适应斜颈姿势，术后佩戴颈托，帮助其尽早纠正斜颈习惯，佩戴后继续坚持锻炼。部分患儿主诉佩戴颈托不舒服，进而不配合，护士应采取各种方法与患儿沟通。佩戴颈托时松紧要适宜，过紧易出现颈托边缘及枕骨处皮肤压伤，过松达不到矫正的目的。避免颈托直接与皮肤接触，应在颈托内衬棉质衬垫，以增加舒适感，注意保持颈托的清洁。颈托应在日间时佩戴，睡眠时取下。佩戴期间要加强颈部皮肤护理，防止皮肤溃疡。佩戴时注意头向健侧略倾斜，颈托与枕、颈、胸、下颌紧密接触。

（8）功能锻炼

1）手术当日，家长可帮助患儿做上肢肌肉的收缩舒张锻炼以及手指关节的屈伸运动。

2）术后 3 天起，家长可指导患儿做肩关节前屈、外展、后伸运动。

3）术后 7 天，在医师的指导下让患儿保持坐位或平卧位，固定患儿双肩，帮助患儿头向健侧屈，使健侧耳垂靠近肩部；缓缓转到头部，使下颌贴近患侧肩部，伸展充分，重复 8～10 次，延长患侧胸锁关节到乳突之间的距离，最大限度地延长患侧胸锁乳突肌的长度，减轻或防止术后胸锁乳突肌断端的再粘连，每次 15～20 分钟，每天 2～3 次，持续时间不少于半年（图 21－21）。

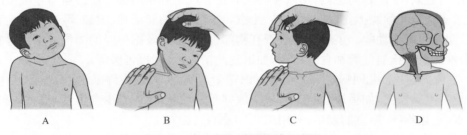

图 21－21　颈部功能锻炼示意图

4）视力锻炼：大龄患儿可有复视，术后要进行视力锻炼，方法为将一物体放在距患儿 1.5 m 远处，让患儿集中看一定的时间，每天训练时间在 5 小时以上。

（9）出院健康指导：向患儿家长讲解功能锻炼的重要性，使其掌握要领，并督促患儿坚持。指导患儿家长给患儿多摄入高热量、高维生素、高蛋白质食物。告知患儿及家长出院后坚持佩戴颈托 1～2 个月，每日佩戴时间逐渐增加。术后 2 周拆线，术后 1 个月门诊复诊，以后分别于出院后 3 个月、6 个月、1 年来院复诊。如有不适，应及时就诊。

（王海燕）

第五节　踇外翻畸形

踇外翻畸形俗称大脚骨，是指踇趾在第一跖趾关节处向外侧偏斜移位，导致第一跖骨头相对性向内侧凸起，容易因穿鞋而产生摩擦造成大踇趾关节内侧或背侧肿胀发炎，局部也容易形成滑囊，造成脚趾永久变形。另外，外翻的踇趾还会挤压到其他脚趾，导致外侧足趾畸形以及前足跖侧胼胝疼痛。踇外翻是累及踇趾的最常见的病变，多见于中老年妇女，最常发生在有遗传倾向加上长时间穿不合适鞋子的人，不合适的鞋子会对踇趾施加异常压力，时下流行的高跟鞋等都是加重踇外翻的重要因素。

一、概述

（一）解剖结构　踇趾跖趾关节由第一跖骨头和近节趾骨基底部所构成,第一跖骨头跖侧有两枚籽骨,中间被第一跖骨头的纵行骨嵴分割。第一跖趾关节周围的软组织结构包括关节囊、侧副韧带、踇趾屈伸肌腱以及踇展肌腱和踇收肌腱。

（二）病因及分型

1. 病因　过去认为踇外翻是先天性的,其发生的一个重要因素是遗传。遗传因素最为明确,调查显示 50%～90%的患者有家族遗传史,为常染色体显性遗传。第一、二跖骨间夹角过大、第一跖骨内翻及籽骨位置异常等均是踇外翻发病的易发因素。除遗传因素外,穿高跟尖头鞋是踇外翻发生的另一诱因,过高的鞋跟以及过于尖窄的前端,改变了足部均匀承受体重的状态,破坏了正常的力传递载荷线,使足底最大压力前移,身体重心前倾,对踇趾矢状面方向施加异常高的压力,此时为了维持身体的稳定,足内侧的踇收肌和踇短屈肌紧张收缩,形成踇外翻。

2. 分型　根据程度不同,将畸形分为轻、中、重度。① 踇外翻角:第一跖骨干轴线和近节趾骨轴线夹角正常小于 15°,轻度＜20°,中度 20°～40°,重度＞40°;② 第一、二跖骨间角:第一和第二跖骨干轴线的夹角正常＜9°,轻度 9°～11°,中度 11°～16°,重度＞16°(图 21-22)。

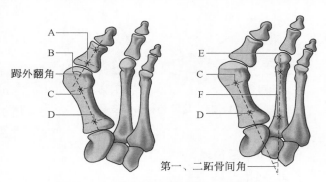

图 21-22　踇外翻角及第一、二跖骨间角

（三）临床症状

（1）足踇外翻畸形,局部疼痛、影响行走,出现囊炎,局部可溃烂、感染。

（2）足踇外翻、旋转畸形。第二趾朝背面挤出,形成锤状趾。前足变宽。

（3）第二、三跖骨头跖面皮肤因负重加大,形成胼胝。

（4）第一跖趾关节突出部皮肤增厚,甚至红肿,产生足踇囊炎。踇外翻时脚部疼痛轻重与畸形程度并不成比例,有时脚踇指畸形严重,疼痛却不明显。但大多数畸形严重的患者,都会出现不同程度的疼痛。

（四）诊断与治疗原则

1. 诊断　X线拍摄位置,包括足的负重下正位、斜位、侧位。必须强调拍摄负重位 X 线的必要性,因为足踝部畸形的表现在负重和不负重时是完全不同的。其鉴别诊断主要是病因上的鉴别,因为不同原因的畸形治疗方法是不同的,需要与扁平足、类风湿关节炎等进行鉴别。

2. 治疗原则

（1）对仅有畸形没有症状或症状较轻的患者可行保守治疗。

（2）如果保守治疗不能缓解踇外翻畸形的症状,建议行手术治疗。目前常用的手术方式主要包括软组织手术、关节切除成形术、关节融合手术、第二至五趾的矫形手术以及截骨手术。依据畸形部位和程度,截骨手术由远及近可以分为近节趾骨基底楔形截骨术、跖骨远端截骨手术、跖骨干截骨术、跖骨近端截骨术等。

二、护理

(一) 保守治疗护理

1. 保守治疗　无明显症状的轻度患者,仅需改善穿鞋习惯。中度踇外翻患者,在足踝外科医师指导下佩戴矫形支具(图 21-23),晚上佩戴踇外翻绑带做拉伸有助于延缓病程发展;白天穿鞋时在大脚趾和第二趾之间使用分趾垫有助于避免脚趾间摩擦;对于前足横弓已经塌陷、足底有胼胝体形成的患者,可以加用前足横弓垫重塑前足横弓,而足底内侧加垫足弓垫支撑内侧脚弓有助于纠正平足相关的畸形。矫形支具仅能在佩戴时能发挥作用,对于使用支具保守治疗失败或症状顽固无法改善的严重踇外翻患者则需手术治疗。

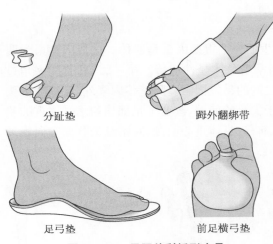

分趾垫　　　　　　　踇外翻绑带

足弓垫　　　　　　　前足横弓垫

图 21-23　足踝外科矫形支具

2. 护理　踇外翻患者要减少行走或站立时间。行走时选择更宽、质地更柔软的鞋子,减少对足的摩擦和刺激,最好穿定制鞋,尽可能不要穿高跟鞋。经常充分活动足趾,增加足内肌的肌力,防止关节软骨损伤,延缓骨性关节炎的发生。

(二) 术后护理

1. 病情观察

(1) 观察手术切口渗血情况,术后一般采用弹力绷带加压包扎固定,如发现出血多,有血液渗透到弹力绷带外,应及时告知医师给予处理。

(2) 观察患肢末梢血运情况,踇外翻患者由于老年人偏多,肢端血供较差,因此末梢血运的观察极其重要。如发现患肢肢端甲床发紫,皮肤温度降低,及时告知医师给予处理。

(3) 注意夜用踝关节固定支具的使用。检查外露皮肤及足跟有无受压,如感觉不适,有疼痛、摩擦感、发红或破溃时,请及时通知医师进行处理。

2. 康复锻炼　一般术后 3 天左右伤口如无明显疼痛情况下,即可进行足趾的伸屈功能锻炼,锻炼时应注意正确的手法(图 21-24),即一手握住跖骨远端,另一手捏住近节趾骨,使大

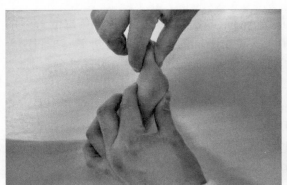
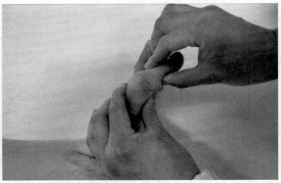

图 21-24　足趾的伸屈功能锻炼

脚趾被动地上下做跖趾关节屈伸活动,尽可能恢复正常的关节活动范围。功能锻炼越晚,关节僵硬的可能性越大,恢复效果也越不佳。有研究报道,蹬趾跖趾关节功能的恢复主要取决于术后关节的康复训练。

3. 出院健康指导

(1) 出院后 1 个月内以卧床休息为主,如无特殊情况,可适当下地行走,一般需挂拐行走 2 周,但应确保患足不负重(不着地)。术后 2 周可穿戴前足减压鞋,辅助患者在前足不负重的情况下正常行走,有利于促进功能康复。卧床休息时,仍需要佩戴蹬外翻绑带 6 周(图 21 – 25)。

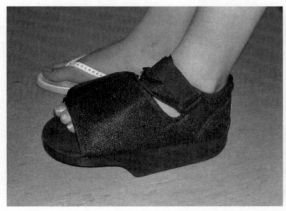
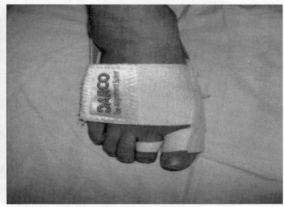

图 21 – 25　前足减压鞋及蹬外翻绑带

(2) 预防畸形发展的具体措施包括:① 选择合适的鞋子,鞋跟不要太高,鞋头需宽松,避免尖而高的鞋子;② 坚持做赤足运动,加强足底肌肉力量;③ 用弹性绷带将蹬趾向内侧牵拉锻炼,可以延缓疾病的进展。

(3) 一般需在术后 3 个月拍片,明确截骨处完全愈合后患肢方可穿着普通鞋完全负重。因此,术后定期去医院复查十分重要,一方面,医师可以了解患者恢复情况,确定负重时间,还可及时发现并发症,进行早期治疗;另一方面,医师还可根据患者恢复情况,个性化指导功能锻炼,以促进功能康复。一般而言,术后 2 周、4 周、6 周、3 个月、半年和 1 年各复查一次。如出现切口感染、坏死、畸形复发、蹬内翻、跖骨畸形愈合、转移性跖骨痛、跖骨头缺血性坏死及蹬僵硬等并发症,需及时就诊。

(周　瑾)

第六节　腰椎间盘突出症

腰椎间盘突出症是指椎间盘的纤维环破裂,髓核组织从破裂处突出(或脱出)于后方或椎管内,导致脊神经受刺激或压迫,继而产生腰部疼痛、一侧下肢或双下肢麻木与疼痛等一系列临床症状。腰椎间盘突出症多发于 20~40 岁的青壮年,以 L4~L5、L5~S1 发病率最高。

一、概述

(一) 解剖结构　椎间盘位于两个椎体之间,由髓核、纤维环和软骨板三部分构成,其中髓核为中央部分,纤维环为周围部分,整个腰椎间盘的厚度为 8～10 mm(图 21-26)。

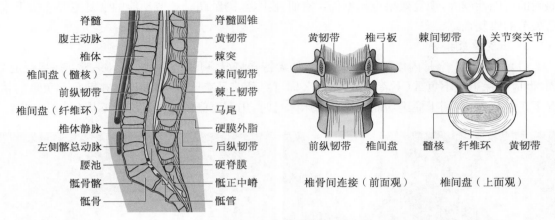

图 21-26 脊椎解剖图

髓核为黏性透明胶状物质,占椎间盘横断面的 50%～60%。髓核在椎体与软骨终板之间起液体交换作用,其内含物中的液体可借渗透压扩散至椎体,髓核的营养依靠软骨终板渗透,后者与海绵质骨密切相连,椎体的海绵质骨有丰富的血供与软骨终板之间无间质骨相隔,压力的改变可使椎体内的液体进行交换。胎儿时期,纤维环和髓核的水分含量分别为 80% 和 90%,30 岁时分别降至 60% 和 75%。

纤维环包围髓核,构成椎间盘的外围部分,将上下椎体相互连接,维持髓核的位置和形状。纤维环可因长期姿势不当或外部冲击发生松动,随之髓核移位刺激神经。

软骨板为透明的无血管的软骨组织,椎体上下各有一个,平均厚度为 1 mm,在中心区呈半透明状。椎体上下无血管的软骨板,如同膝、髋关节软骨一样,可以承受压力,起保护椎骨,缓冲压力,连接椎体和椎间盘之间营养交换的作用。

(二)病因

1. 椎间盘退行性改变   这是腰椎间盘突出的根本病因。髓核退变主要表现为含水量的降低,弹性降低;纤维环退变主要表现为坚韧程度的降低。

2. 长期震动   驾驶员长期处于坐位,腰椎间盘承受的压力过大,可导致椎间盘退变和突出。

3. 过度负荷   当腰部负荷过重时,髓核向后移动,引起后方纤维环破裂,多见于长期从事重体力劳动者。

4. 外伤   外伤是腰椎间盘突出的重要因素,与儿童及青少年的发病有密切关系,如腰骶先天异常。

5. 妊娠   妊娠期间体重突然增长,腹压增高,而韧带相对松弛,易使椎间盘膨出。

6. 其他   如遗传、吸烟以及糖尿病等因素。

(三)临床分型   根据病理变化及 CT、MRI 表现,结合治疗方法可做以下分型。

1. 膨出型   纤维环部分破裂,而表层尚完整,此时髓核因压力而向椎管内局限性隆起,表面光滑。这一类型经保守治疗大多可缓解或治愈。

2. 突出型   纤维环完全破裂,髓核突向椎管,仅有后纵韧带或一层纤维膜覆盖,表面高低不平或呈菜花状,常需手术治疗。

3. 脱垂游离型　破裂突出的椎间盘组织或碎块脱入椎管内或完全游离。此型不仅引起神经根症状,还易导致马尾神经症状,非手术治疗往往效果不佳。

4. Schmorl 结节　髓核经上下终板软骨的裂隙进入椎体松质骨内,一般仅有腰痛,无神经根症状,多不需要手术治疗。

（四）临床表现及体征

1. 临床表现

（1）腰痛:腰痛是大多数患者最先出现的症状,累及范围主要是下腰部和腰骶部,多为持久性钝痛。

（2）下肢放射痛:虽然高位腰椎间盘突出($L_2 \sim L_3$、$L_3 \sim L_4$)可引起股神经痛,但临床较少见。绝大多数患者是 $L_4 \sim L_5$、$L_5 \sim S_1$ 间隙突出,表现为坐骨神经痛。典型坐骨神经痛是从下腰部向臀部、大腿后方、小腿外侧直到足背的放射痛伴有麻木感。腰椎间盘突出发生于一侧,则患者表现为单侧疼痛;若为中央型突出,则表现为双侧坐骨神经痛。当腹压增高时,如打喷嚏、咳嗽及用力排便,可加剧疼痛感。

（3）间歇性跛行:患者行走时随着距离的增加(一般为数百米左右)而出现腰背部或患侧下肢放射性疼痛、麻木加剧,休息一段时间后症状缓解,再行走后上述症状再次出现,称为间歇性跛行。该现象主要是行走时椎管内受阻的椎静脉丛逐渐扩张,加重了对神经根的压迫导致的。

（4）马尾神经症状:向正后方突出的髓核或脱垂、游离椎间盘组织压迫马尾神经,主要临床表现为大、小便功能障碍,会阴和肛周感觉异常。严重者可出现大小便失控及双下肢不完全性瘫痪等。

2. 体征

（1）腰椎侧突:一种为减轻疼痛的姿势性代偿畸形。如髓核突出在神经根内侧,上身向患侧弯曲可减轻神经根受压;髓核在神经根外侧时,上身向健侧弯曲,可缓解疼痛(图 21 - 27)。

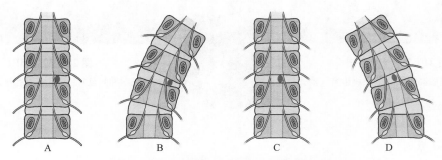

图 21 - 27　脊柱侧凸与缓解神经根受压的关系
A. 椎间盘突出在神经根内侧时;B. 神经根所受压力可因脊柱凸向患侧而缓解;
C. 椎间盘突出在神经根外侧时;D. 神经根所受压力可因脊柱凸向健侧而缓解

（2）腰部活动受限:前屈受限最为明显,主要是由于前屈位使髓核向后方突出,加重了对受压神经的牵拉。

（3）压痛:89％的患者在病变间隙的棘突间旁开 1 cm 处有压痛。

（4）直腿抬高试验及加强试验阳性:检查方法:患者取仰卧位,伸膝,被动抬高患肢,若在60°以内出现坐骨神经痛,则称为直腿抬高试验阳性。在直腿抬高试验阳性的基础上,缓慢放

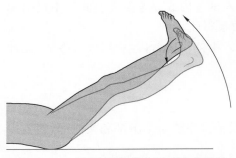

图 21-28   直腿抬高试验（实线）直腿抬高加强试验（虚线）

下患肢,待放射性疼痛消失时被动背屈踝关节,如又出现放射痛,则称为加强试验阳性(图 21-28)。

(5) 神经系统表现,如感觉异常、肌力下降及反射异常。

(五) 诊断与治疗原则

1. 诊断

(1) X 线检查:单纯的 X 线平片不能直接反映是否存在椎间盘突出。片上显示脊柱侧凸、椎间隙狭窄、椎体边缘增生,均提示退行性变。

(2) CT 扫描:CT 可显示骨性椎管形态,黄韧带是否增厚及椎间盘突出的大小、方向等,对本病有较大的诊断价值,目前已被临床广泛采用(图 21-29)。

(3) MRI 检查:可全面观察腰椎间盘是否病变,可了解椎间盘突出的程度和位置(图 21-30)。

(4) 椎管造影:椎管造影是一种有效而安全的检查。其影像特点为:压迹与充盈缺损均位于椎间隙。侧位片显示的压迹大小与病变大小一致,一般＞3 mm,严重者可占据椎管矢状径的一半以上。正位片显示的充盈缺损因致压物部位不同而不同,多偏向一侧并与下肢痛的病变部位一致。

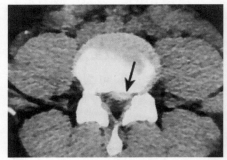

图 21-29 CT 平扫

显示椎体后侧较高密度软组织块影突入椎管,其内见钙化影

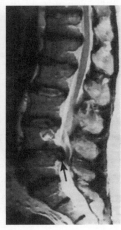

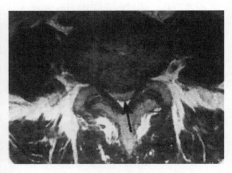

图 21-30 MRI

显示椎间盘向后突入椎管并压迫脊膜囊

2. 治疗原则

(1) 非手术疗法:主要适用于初次发作或病程较短者;症状较轻,休息后症状可自行缓解者;影像学检查无明显椎管狭窄者。文献报道多数腰椎间盘突出症患者的症状经保守治疗 6~12 周得到改善。

1) 卧床休息。初次发作时,应严格卧床休息,且在症状缓解后鼓励尽早恢复适度的正常活动,同时需注意日常活动的姿势,避免扭转、屈曲及过量负重。

2) 牵引治疗。牵引可以增加椎间隙宽度,减少椎间盘内压,减轻对神经根的刺激和压迫。一般采用骨盆持续牵引法,根据个体差异,牵引重量在 7~15 kg,牵引过程中抬高床尾做反向牵引,共 2 周。也可使用间歇牵引法,每天 2 次,每次 1~2 小时,但效果不如前者(图

21-31)。

3) 理疗、推拿和按摩。缓解肌肉痉挛,减轻椎间盘内压力,但注意暴力推拿按摩可导致病情加重,应慎重。

4) 药物治疗。如非甾体抗炎药、阿片类止痛药、肌肉松弛剂等。

5) 皮质激素硬膜外注射。皮质激素是一种长效抗炎剂,可以减轻神经根周围炎症和粘

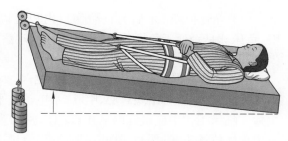

图 21-31　骨盆牵引法

连。一般采用长效皮质类固醇制剂联合 2% 利多卡因行硬膜外注射,每周 1 次,3 次为一个疗程,2~4 周后可再用一个疗程。

6) 髓核化学溶解法。利用胶原蛋白酶或木瓜蛋白酶,注入椎间盘内或硬脊膜与突出的髓核之间,选择性溶解髓核和纤维环,而不损害神经根,以降低椎间盘内压力或使突出的髓核变小,从而缓解症状。但该方法有产生过敏反应的风险,临床较少应用。

(2) 经皮髓核切吸术/髓核激光气化术:在 X 线透视下,利用特殊器械进入椎间隙,将部分髓核吸出或激光气化,从而减轻椎间盘内压力达到缓解症状的目的,适合于膨出或轻度突出的患者,不适用于合并侧隐窝狭窄或已有明显突出及髓核已脱入椎管内者。

(3) 手术治疗

1) 手术适应证:严格保守治疗无效;保守治疗有效,但经常复发且疼痛较重者;首次发作,但疼痛剧烈,尤以下肢症状明显,患者难以行动和入眠,处于强迫体位者;合并马尾神经受压表现;出现单根神经根麻痹,伴有肌肉萎缩、肌力下降以及合并椎管狭窄者。

2) 手术类型:腰椎间盘突出症的术式可分为开放性手术、微创手术、腰椎融合术、腰椎人工椎间盘置换术四种类型。

二、护理

(一) 非手术治疗护理

(1) 绝对卧硬板床休息,以减轻椎间盘的压力。卧床期间翻身时,注意保持脊椎位于同一直线,侧卧时两腿之间放置软枕。

(2) 牵引及按摩。配合医师做好骨盆牵引术,检查牵引重量、牵引力与方向是否正确,抬高床尾 20~25 cm,以产生反牵引力,保持牵引的有效性。

(3) 卧床 3 周后可佩戴腰围下床,卧床时取下。腰围不可过长,大小合适。无症状即应去除,以免肌肉退化、萎缩。

(4) 减轻腰部负荷,尽量不弯腰负重。卧床期间,指导患者进行直腿抬高练习及腰背肌锻炼。

(二) 手术治疗护理

1. 术前护理　详见第二章骨科患者的一般护理。

2. 术后护理

(1) 病情观察:观察并监测患者的体温、脉搏、呼吸、血压和疼痛情况;评估患者的神志,双下肢感觉运动功能。

(2) 体位护理:患者术后去枕平卧 6 小时后轴线翻身至 45°侧卧位。指导并协助患者进行床上轴线翻身,每 2 小时更换卧位,防止发生压力性损伤。

（3）导管护理：术后为预防伤口内积血，常规放置闭式引流管，及时观察引流管是否通畅，负压球是否处于负压状态，每天按频次观察并记录引流液的色、质、量。

3. 并发症的护理

（1）脑脊液漏：术后常见的并发症之一，因渗漏引起的低颅内压，患者产生头痛、头晕、乏力等症状，严重者可出现恶心、呕吐、水电解质平衡紊乱、营养不良等，甚至出现颅内感染危及生命。临床工作中应做到以下几点：① 密切观察患者病情变化及引流液的色、质、量。当患者出现体位性头痛、恶心、呕吐，且术后引流量逐日减少不明显或增多，引流液呈淡红色或粉红色，质稀薄，切口敷料呈非血性或淡血色渗湿时，考虑脑脊液漏。② 给予头低足高俯卧位，压迫手术切口，且维持引流压力为正压状态。③ 遵医嘱补充白蛋白或成分输血，严格使用抗生素。④ 红外线照射手术切口；保持切口敷料干燥，及时更换敷料，防止感染。⑤ 密切监测血常规、电解质及肝肾功能，维持水电解质平衡。⑥ 避免增加腹压的动作，如用力摒大便、咳嗽等，防止腹压增加而加重脑脊液漏。

（2）神经根粘连：主动进行直腿抬高训练，预防神经根粘连。

（3）硬膜外血肿：① 局部穿刺抽吸硬膜外积血，后予腹带加压包扎，腰部制动。② 妥善固定并定时挤捏引流管，保持其引流通畅，避免扭曲、受压、滑脱；观察引流液的色、质、量，遵医嘱应用止血药。③ 术后6小时内平卧硬板床，每2小时轴线翻身1次，以压迫止血，防止过早翻身引起手术切口活动性出血。

（4）马尾神经损伤：① 评估患者双下肢感觉运动功能，并与术前比较。② 足下垂者穿丁字鞋，被动踝泵运动和膝关节伸屈活动，按摩大小腿肌肉；肌力正常者指导其主动进行下肢肌肉等长收缩和直腿抬高锻炼，使神经根得以牵拉，促进神经根本身的血液循环，有利于炎性反应的消退，同时避免其在局部组织修复中的进一步粘连。③ 遵医嘱应用营养神经药物及高压氧治疗，以促进神经功能恢复。

4. 康复锻炼　早期可指导患者进行直腿抬高练习、关节活动及肌肉的收缩运动。一般情况下，患者在术后第3天就可以在医护人员指导下进行五点式腰背肌功能锻炼，具体方法是患者取仰卧位，用头部、双肘及双足撑起全身，使背肌尽力腾空后伸。若患者可耐受，1周后可进行四点式或三点式腰背部肌肉的锻炼。四点式是指用双手及双足撑在床上，全身腾空，呈一拱桥形。用三点式训练时，双臂置于胸前，用头部及足撑在床上，而全身腾空后伸。当腰背肌锻炼得以循序渐进时，可以适当加大运动量，在腰椎生理曲度恢复的同时，促进伤口愈合。另外，术后3～4周患者可练习下地行走，同时佩戴腰围2～3个月，防止腰部扭伤和滑脱。

5. 出院健康指导　患者出院后卧硬床，仰卧位时保持正常生理前凸，侧卧位时保持腰椎部侧弯。术后继续加强腰背肌锻炼强度及时间，逐渐形成强有力的"肌肉背心"，增加脊柱稳定性。出院后避免久坐软椅，防止腰部屈曲或扭曲。3个月内避免重体力劳动，如挑担、扛物等，同时注意腰部保暖，防止受寒受凉。

（周　玲　岳慧玲）

第七节　颈　椎　病

颈椎病泛指颈段脊柱病变后所表现的临床症状和体征。目前较一致的看法是指颈椎间盘退行性变，椎体间松动、椎体缘产生骨赘或椎间盘突出等压迫脊髓、神经根或椎动脉而引起的各种症状和体征。

一、概述

（一）解剖结构　脊柱颈段有 7 节颈椎，6 个椎间盘。第 1 颈椎又叫寰椎，没有椎体和棘突，由前、后弓和两侧块组成。第 2 颈椎又称枢椎，其椎体上方隆起形成齿状突，与寰椎的前弓构成寰齿关节。第 1～7 节颈椎的横突有孔，称为横突孔，椎动脉通过横突孔进入颅底。当颈段脊柱不稳定，或椎体侧方骨质增生时，可刺激椎动脉发生痉挛，继发颅内缺血。颈椎椎体上缘侧后方有嵴状突起，称为钩突，椎体下缘侧后方呈斜坡状。下一椎体的钩突与上一椎体的斜坡构成钩椎关节，这一结构在胸、腰段脊椎中不存在。钩椎关节能防止颈椎间盘向侧后方突出，但当其退行性变而增生时，反可刺激侧后方的椎动脉，或压迫后方的颈神经根。

颈脊柱是脊柱中活动范围最大的节段，任何节段活动受限均可导致相邻节段颈椎各关节及韧带所承受的压力明显增加，从而产生关节、椎间盘及韧带的变性。

（二）病因

1. 颈椎间盘退行性变　颈椎病发生和发展的最基本原因。退行性变导致椎间隙狭窄，关节囊、韧带松弛，致使脊柱活动时稳定性下降，进而引起椎体、关节、韧带等变性、增生、钙化，最终脊髓、神经根、血管受到刺激或压迫。

2. 损伤　骨折脱位等急性损伤诱发颈椎病；慢性损伤加速退行性变的发展过程。

3. 颈椎椎管狭窄　轻微退变即可出现症状。

（三）临床表现及体征

1. 神经根型颈椎病　神经根型发病率最高，占 50%～60%。主要表现为：① 初期颈肩痛，短期内加重，向上肢放射。皮肤可有麻木、过敏等感觉异常；同时可有上肢肌力下降、手指动作不灵活或突然牵撞患肢，即可发生剧烈的闪电样锐痛。② 上肢牵拉试验阳性。检查者一手扶患侧颈部，一手握患腕，向相反方向牵拉，此时因臂丛神经被牵张，刺激已受压神经根而出现放射痛（图 21-32）。③ 压头试验阳性。患者端坐，头后仰并偏向患侧，检查者用手掌在其头顶加压，出现颈部疼痛并向患手放射（图 21-33）。

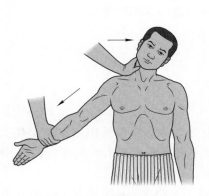　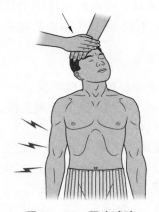

图 21-32　上肢牵拉试验　　　　图 21-33　压头试验

2. 脊髓型颈椎病　主要表现为四肢乏力，行走与持物不稳，有时感觉四肢麻木、脚落地似踩棉感。重症患者可出现行走困难、二便失禁或尿潴留，甚至四肢瘫痪。

3. 交感神经型颈椎病　发病机制不清，可能是由颈椎各种病变的刺激通过脊髓反射或脑-脊髓反射而引起的一系列交感神经症状。主要表现为：① 交感神经兴奋症状。如头痛、头晕或偏头痛；视物模糊、视力下降，瞳孔扩大，眼后胀痛；心跳加速和血压升高；头颈及上肢出汗异常；耳鸣、听力下降以及发音障碍等。② 交感神经抑制症状。如头昏、眼花、流泪、鼻寒、心动过缓、血压下降及胃肠胀气等。

4. 椎动脉型颈椎病　颈椎横突孔增生狭窄或先天性狭窄刺激压迫椎动脉；上关节突增生肥大刺激压迫椎动脉；颈椎失稳，颈部活动过度牵拉椎动脉。主要临床表现有：① 眩晕：最常见，颈部活动或姿势改变可诱发。② 头痛：发作性胀痛，以枕部、顶枕部为主，为血管扩张所致。③ 视觉障碍：以突发性弱视、失明、复视为主，短期内可恢复。④ 猝倒：特有，为椎动脉突然痉挛所致。

（四）治疗原则

1. 非手术治疗

(1) 枕颌带牵引：① 卧床牵引时，牵引重量一般为 2.5～3 kg。② 坐位牵引时，牵引重量初始可为 6 kg，后可逐渐增加至 15 kg，每天 1 次，每次持续 20～30 分钟。颈椎有松动不稳者，不宜进行较大重量的牵引，以免加重症状。牵引时，避免枕颌带压迫两耳及头面两侧，防止压力性损伤的发生（图 21-34）。

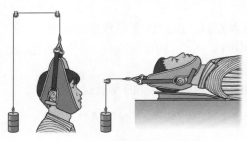

图 21-34　枕颌带牵引

(2) 佩戴颈托：颈托是颈椎病的辅助治疗器具，可以制动，保护颈椎，减少神经的磨损，减轻椎间关节创伤性反应，利于组织水肿的消退，巩固疗效和防止复发。

(3) 推拿按摩：由专业人员进行，对早期颈椎病有减轻肌痉挛、改善局部血循环的作用。注意手法轻柔，次数不宜过多，避免加重损伤。脊髓型颈椎病禁用。

(4) 理疗：如使用红外线照射，可加速炎性水肿消退和松弛肌肉。

(5) 药物治疗：如非甾体抗炎药、阿片类止痛药、肌肉松弛剂等。

2. 手术治疗　手术治疗适用于诊断明确的颈椎病，经非手术治疗无效，或反复发作者。根据手术途径不同，可分为颈椎前路手术和颈椎后路手术两种类型。

二、护理

（一）非手术护理／术前护理

1. 心理护理　给予患者心理支持。

2. 术前训练

(1) 呼吸功能训练：患者颈脊髓受压，长期吸烟或患有慢性阻塞性肺疾病等均导致患者伴有不同程度的肺功能低下。因此，术前指导患者进行深呼吸和吹气球等训练，增加肺的通气功能。指导患者于手术前 1 周戒烟。

(2) 气管、食管推移训练：适用于颈椎前路手术患者，主要是为了让患者更好地适应术中气管、食管的反复牵拉操作。指导患者用自己的 2～4 指插入切口侧的内脏鞘与血管神经鞘间隙处，将气管、食管向非手术侧推移。开始用力尽量缓和，训练中如出现局部疼痛、恶心、呕吐、头晕等不适，可休息 10～15 分钟后再继续，直至患者能适应，最终气管可推移超过中线。术前 3～5 天开始，开始每次 10～20 分钟，每天 3 次；以后逐渐增加至每次 30～

60 分钟,每天 4 次。

（3）俯卧位训练：适用于颈椎后路手术患者,以适应术中长时间俯卧位。开始每次为 30～40 分钟,每天 3 次;以后逐渐增至每次 3～4 小时,每天 1 次。

3. 安全护理　颈椎病患者多伴有感觉、运动功能的减弱。临床工作和日常生活中,指导患者注意防烫伤和跌倒。

（二）术后护理

1. 病情观察　观察并监测患者的体温、脉搏、呼吸、血压和疼痛情况;评估患者的神志、四肢感觉运动情况。

2. 体位护理　术后加强颈部制动。患者取平卧位,颈部稍前屈,两侧颈肩部置米袋以固定头颈部;侧卧位时,枕与肩宽同高,头颈躯干位于同一平面;在搬动或翻身时,保持头、颈和躯干在同一平面上,维持颈部相对稳定。下床活动时,需佩戴颈托或头颈胸支架固定颈部。

3. 并发症护理

（1）神经根粘连。详见第二十一章第六节腰椎间盘突出症。

（2）脑脊液漏。详见第二十一章第六节腰椎间盘突出症。

（3）呼吸困难。多发生于术后 1～3 天内。

1）原因：① 切口内出血压迫气管;② 喉头水肿压迫气管;③ 术中损伤脊髓;④ 移植骨块松动、脱落压迫气管等。

2）表现：呼吸困难、张口状急迫呼吸、应答迟缓、口唇发绀等。

3）护理：① 床旁备气管切开包;② 观察呼吸频率、节律;③ 一旦发生,立即通知医师,做好气管切开或再次手术的准备。

（4）伤口出血。

1）原因：骨面渗血、止血不完善。

2）表现：多见于术后当天,尤其是 12 小时内,出现呼吸困难、烦躁、发绀等。

3）护理：① 密切观察生命体征、敷料、出血、颈部张力;② 24 小时引流液量超过 200 mL,及时告知医师,警惕活动性出血;③ 引流液呈淡红色,考虑脑脊液发生;④ 肿胀明显,协助剪开缝线,清除血肿,若呼吸仍不改善,实施气管切开术。

（5）其他。脊神经损伤、植骨块脱落等。

4. 功能锻炼　在患者肢体肌力条件允许下,指导患者做主动运动,增强肢体肌肉力量;肌力条件不具备主动运动时,若病情许可,协助其做好肌肉关节被动运动,以防肌肉萎缩和关节僵硬。一般术后第 1 天,开始进行主动、被动功能锻炼;术后 3 天左右,引流管拔除后可佩戴支具下床活动。

5. 出院健康指导

（1）纠正不良姿势。日常工作中保持颈部正直,微微前倾,不扭转、倾斜;工作时间超过 1 小时,需进行颈部运动或按摩,休息几分钟。

（2）颈部保暖。

（3）卧硬板床且低枕。枕头选择以中间低两端高,长度超过肩宽 10～16 cm,高度以头颈部压下后一拳头高为宜。

（4）避免外伤。

（岳慧玲）

第八节　骨与关节结核

一、概述

骨与关节结核，是结核杆菌侵入骨或关节引起的一种化脓性破坏性的病变，常导致关节活动受限。传统认为其好发于儿童与青少年，随着人口平均寿命的延长，老年人骨关节结核的发生概率亦有大幅上升。骨与关节结核好发于负重大、活动多、易损伤的部位，最常见于脊柱，约占 50%，其次为膝关节与髋关节。

（一）病因　骨结核属于继发性病变，大多继发于肺或肠，其中 95% 以上来自肺结核。在原发病灶活动期，结核杆菌随着血液循环到达骨或关节部位，可在其内潜伏多年，当机体抵抗力下降时被诱发。

（二）病理生理　最初病理变化是单纯性滑膜结核或单纯性骨结核。发病初期，关节软骨面完好，如果病变被很好地控制，则关节功能不受影响。如果进一步发展，结核病灶便会侵及关节腔，损害关节软骨面，则为全关节结核。全关节结核不能被控制，便会出现继发感染，甚至破溃产生瘘管或窦道，关节完全毁损、功能障碍。

（三）临床症状与体征

1. **好发部位**　脊柱结核好发于腰椎，胸腰段、胸椎次之，颈椎再次之，单纯累及骶尾椎者少见。关节结核病变部位大多为单发性，少数为多发性，但对称性十分罕见。青少年患者起病前往往有关节外伤史。

2. **全身症状**　起病慢，常伴有低热、疲乏、盗汗、食欲不振、消瘦、贫血等症状。病变部位疼痛，活动后加剧。儿童患者多见起病急骤、高热。

3. **局部症状**

（1）疼痛：病变部位有疼痛，儿童患者常有"夜啼"。

（2）局部肿胀或积液。

（3）窦道或瘘管形成。

（4）混合性感染：窦道、瘘管经久不愈会合并感染导致高热，局部急性炎症反应加重。

（5）截瘫：脊柱结核骨质破坏形成死骨或脓肿会压迫脊髓而产生截瘫症状，以颈椎及胸椎多见。

（6）病理性脱位与病理性骨折。

（7）病变静止后遗症：如关节功能障碍、关节挛缩于非功能位及儿童骨骼破坏将产生肢体的长度不等。

（四）辅助检查

1. **实验室检查**　白细胞计数一般正常，有混合性感染或存在巨大脓肿时，白细胞计数增高。红细胞沉降率在活动期明显增快，趋向静止或治愈时逐渐下降至正常，因此可以用来检测病变是否静止和有无复发。从单纯性冷脓肿获得脓液的结核分枝杆菌培养阳性率约 70%。

2. 影像学检查

(1) X 线检查：对诊断骨关节结核十分重要，但在早期无法诊断，一般起病 2 个月后 X 线片上才可见关节间隙变窄或消失、关节面毛糙、骨质破坏或增生等。

(2) CT 检查：能较好地显示病灶周围的寒性脓肿及病灶内的死骨、病骨等。

(3) MRI 检查：具有早期诊断价值，脊柱 MRI 检查还可观察脊髓受损情况。

(4) 核素骨显像：可以较早地显示病灶，但不能作定性诊断。

(5) B 超检查：可探查寒性脓肿的位置和大小。

3. 关节镜检查及滑膜活检　对关节滑膜结核的诊断有一定价值。

（五）处理原则

1. 全身治疗

(1) 支持疗法：必要时严格卧床休息。加强营养，保证摄入足够的蛋白质、糖类和维生素。输血、贫血和低蛋白血症者，给予成分输血。改善生活环境，保证阳光充足、空气清新、环境整洁卫生。

(2) 抗结核药物治疗：使用原则是早期、联合、适量、规律、全程。静脉用药期间宜住院，便于观察和处理药物的不良反应。用药满 1～1.5 年后，评估患者情况考虑能否撤药。

2. 局部治疗

(1) 局部制动：石膏、支架固定与牵引固定，保证病变部位得到充分休息，解除肌痉挛、减轻疼痛，防止病理性骨折和脱位，预防关节畸形。一般情况下小关节结核固定期限为 1 个月，大关节结核要延长至 3 个月。

(2) 局部注射抗结核药物：适用于单纯性滑膜结核，常用药物为异烟肼。

3. 手术治疗

(1) 切开排脓：有混合性感染、体温高、中毒症状明显者，因全身状况不好，不能耐受病灶清除术，可以做冷脓肿切开排脓。

(2) 病灶清除术：通过手术直接将骨关节结核病灶部位的脓液、死骨、结核性肉芽组织与干酪样坏死物质彻底清除，局部使用抗结核药物。由于手术过程可能造成结核杆菌的血源性播散，故术前需用抗结核药物 4～6 周。适应证：① 骨与关节结核有明显的死骨及大脓肿形成。② 窦道流脓经久不愈。③ 单纯性骨结核，髓腔内积脓。④ 单纯性滑膜结核，药物治疗效果不佳，有可能发展为全关节结核。⑤ 脊柱结核有脊髓压迫症状。禁忌证：① 同时患有其他脏器结核性病变，并处于活动期。② 有混合性感染，全身中毒症状明显。③ 合并其他重要疾病，不能耐受手术。

(3) 其他：① 关节融合术：用于全关节结核、关节不稳定者。② 截骨术：用以矫正畸形。③ 关节成形术：用以改善关节功能。④ 关节置换术：用于静止期全关节结核。⑤ 脊柱内固定：用于维持、增强脊柱稳定性。

二、脊柱结核

脊柱结核占全身骨与关节结核的首位。在整个脊柱中腰椎活动度最大，腰椎结核的发生率也最高，其次是胸椎和颈椎（图 21 - 35）。

（一）病理生理

1. 中心型椎体结核　好发于胸椎，整个椎体被压缩成楔形，仅有少数会累及椎间盘（图 21 - 36A）。

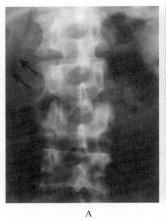
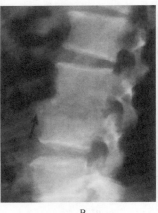
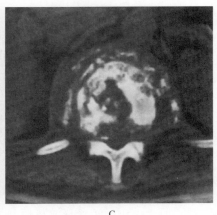

图 21－35　腰椎结核

A. 腰椎正位片,L2、L3 椎体相邻的终板骨质破坏,椎间隙变窄,腰大肌影增宽;
B. 腰椎侧位片,可见骨破坏区内和椎间隙前方软组织中的钙化影;
C. 腰椎 CT,椎体内多发骨质破坏灶,内见多发小片状、泥沙样死骨;椎体周围软组织肿胀,内见多发斑片状钙化

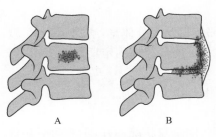

图 21－36　边缘型椎体结核

A. 中心型;B. 边缘型

2. 局部症状

(1)疼痛:疼痛出现早,多为局部隐痛或钝痛。腹压增加,如咳嗽、打喷嚏或持重物时,疼痛加重。

2. 边缘型椎体结核　多见于成人,好发于腰椎,病变局限于椎体的上下缘,很快侵犯至椎间盘及相邻的椎体。椎间盘破坏是本病的特征,因而椎间隙很窄(图 21－36B)。椎体破坏后形成的寒性脓肿可以有两种表现:① 椎旁脓肿:脓液积聚在两侧和前方较多见。易导致数个椎体的边缘出现骨腐蚀,向后方进入椎管内,压迫脊髓。② 流注脓肿:椎旁脓肿积聚,压力增高,穿破骨膜,沿着肌筋膜间隙向下方流动,远离病灶的部位出现脓肿。

(二)临床表现

1. 全身症状　详见本节概论部分。

(2)活动受限:① 颈椎结核患者常用双手托扶下颌,减轻疼痛(图 21－37)。② 胸椎结核可出现脊柱后凸或侧凸畸形;腰椎结核患者弯腰活动受限,站立或行走时双手托着腰部,头及躯干后倾,使重心后移。③ 若要拾起地面东西,需挺腰、屈膝、屈髋、下蹲才能完成,称为拾物试验阳性(图 21－38);另一检查方法为检查者用双手提患儿双足,将两下肢及骨盆轻轻上提,

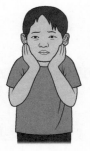

图 21－37　双手托扶下颌

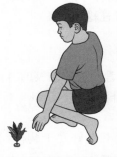

图 21－38　拾物试验阳性

如有腰椎病变,由于肌痉挛,腰部保持僵直,生理前凸消失(图 21 - 39)。

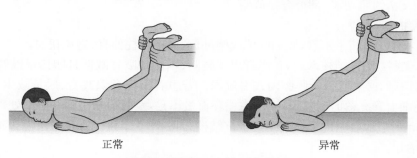

正常 异常

图 21 - 39 幼儿脊柱活动测验法

(3)寒性脓肿和窦道:颈椎结核,常发生于咽后壁或食管后脓肿,影响呼吸和吞咽,睡眠时鼾声增大,严重者可出现呼吸困难;胸椎结核,多表现为椎旁脓肿;胸腰段结核,可伴有椎旁和腰大肌脓肿;腰骶段结核,可伴有腰大肌脓肿和骶前脓肿。若脓肿向体表破溃可形成窦道。

(4)截瘫或四肢瘫:主要表现为躯干和肢体的感觉、运动及括约肌功能部分或完全障碍。

(三)辅助检查 详见本节概论部分。

(四)处理原则

1. 全身治疗 详见本节概论部分。

2. 局部治疗 使用石膏背心、气囊背心或支架进行局部固定,固定时间为 3 个月,固定期间建议卧硬板床休息。

3. 手术治疗 详见本节概论部分。

(五)护理

1. 非手术治疗的护理

(1)休息与制动:注意卧床休息,取合适体位,确保制动效果,预防脱位和病理性骨折。

(2)观察病情:观察用药后发热、乏力、食欲不振有无好转;体重有无增加;局部疼痛、肿胀、功能障碍等有无好转;红细胞沉降率是否正常或接近正常。有无眩晕、耳鸣、听力异常、口周麻木、肢端麻木或感觉异常、胃部不适、恶心、肝区疼痛、黄疸、肝酶谱和尿常规改变等不良反应,一旦发现,应通知医师并配合处理。

(3)药物治疗:遵医嘱指导患者按时、按量、按疗程服用抗结核药物。用药期间,注意观察药物不良反应,如利福平可导致肝功能损害,异烟肼可引起多发性神经炎,链霉素能造成肾和听神经损害等,及早采取相应的防治措施,必要时更换药物。

(4)加强营养:给予高热量、高蛋白质、高维生素饮食。经口摄入不足者,遵医嘱提供肠内或肠外营养支持。严重贫血或低蛋白血症的患者,遵医嘱补充铁剂、输注新鲜血液或白蛋白等。

(5)皮肤护理:卧床的患者应做好皮肤护理,预防压力性损伤;窦道应定时换药,注意保护周围皮肤,防止脓液浸渍造成损害。

(6)生活照顾:对躯体移动障碍、生活不能自理者,提供部分或全部的生活照顾,如个人卫生、饮食、大小便等。

2. 手术治疗的护理

(1)术前护理

1)一般护理:未用抗结核药物治疗的患者,术前抗结核治疗至少 2 周。

2）症状护理：评估患者的生命体征、营养状态、站立或行走时有无姿态异常等；评估肢体的感觉、运动及括约肌功能，是否合并截瘫。

（2）术后护理

1）体位：脊柱结核手术后，取侧卧位或俯卧位，保持脊柱伸直，避免扭曲。

2）病情观察：胸椎结核术后，若患者出现胸闷、术侧呼吸音减低且叩诊呈鼓音，应考虑气胸，立即报告医师，必要时行胸膜腔闭式引流术。若患者出现意识改变、尿量减少、肢体发凉、皮肤苍白、毛细血管充盈时间延长等，考虑循环血量不足，及时通知医师并协助处理。

3）药物治疗：术后应遵医嘱继续给予抗结核药物3～6个月。有化脓菌混合感染者，继续使用抗生素治疗。

4）切口护理：观察敷料有无渗血、渗液；切口有无红、肿、热、痛等感染征象。一旦发现异常，及时报告医师并协助处理。

3. 并发症护理

（1）肌肉萎缩或关节僵直：骨结核可引起肌肉萎缩、关节挛缩、僵直或变形；部分患者可复发形成寒性脓肿，脓肿向身体表面破溃甚至会引发窦道。鼓励患者尽可能活动关节与加强肌肉力量，防止关节僵硬与肌肉萎缩。病灶局部病情严重，不宜进行运动时，在远离病灶部位可进行关节运动和无负重运动。运动的原则是要循序渐进、持之以恒。

（2）其他：预防压力性损伤、尿路感染、肺部感染和便秘等并发症的发生。

4. 功能锻炼　术后应早期活动，脊柱结核术后指导协助患者正确翻身，避免脊柱扭曲。腰椎结核手术后第1天可进行直腿抬高练习，活动下肢各关节，防止肌肉萎缩与关节粘连。胸壁结核术后6小时予半卧位，以利引流，嘱患者做深呼吸及咳嗽动作，指导患者做扩胸和胸部背伸运动。指导患者患侧上肢做上举、触摸头顶及对侧耳朵等练习，也可用健侧手握住患侧手腕做上举动作，下肢做屈伸动作，活动量根据患者耐受能力，以不感到疲劳为宜，并遵循"循序渐进、持之以恒"的原则。锻炼过程中，观察患者有无不适反应，如活动后出现精神不振、疲乏无力、疼痛加剧等，应暂停锻炼，进行相应处理。

5. 出院健康指导

（1）指导患者出院后继续加强营养，适当锻炼，提高机体免疫力。

（2）告知患者骨关节结核有可能复发，必须坚持用药，不可随意停药，告知患者抗结核药物的常见不良反应，教会患者及家属自我观察，一旦发现，应及时就医。用药期间应每3个月来医院复查1次，一般用药满2年，达到痊愈标准后方可在医师的指导下逐渐停止用药。

三、膝关节结核

膝关节结核发病率占全身骨与关节结核的第二位，仅次于脊柱结核。儿童和青少年患者多见。

（一）病理生理　起病时以滑膜结核多见，缓慢发展，以炎性浸润和渗出为主，表现为膝关节肿胀和积液。随着发展，病变可通过滑膜附着处侵袭骨骼，产生边缘性骨腐蚀。骨质破坏沿着软骨下潜行生长，使大块关节软骨板剥落而形成全关节结核。后期有脓液积聚，成为寒性脓肿，穿破后会成为慢性窦道。

（二）临床表现

1. 全身症状　详见本节概论部分。

2. 局部症状

（1）疼痛、肿胀、活动受限：膝关节疼痛。关节因上下方肌肉萎缩而呈梭形肿胀，局部皮温升高、有压痛、功能受限；关节积液，可导致浮髌征阳性。检查方法为患腿膝关节伸直，放松股四头肌，检查者一手挤压髌上囊，使关节液积聚于髌骨后方，另一手示指轻压髌骨，如有浮动感觉，即能感到髌骨碰撞股骨髁的碰击声；松压则髌骨又浮起，则为阳性（图21-40）。

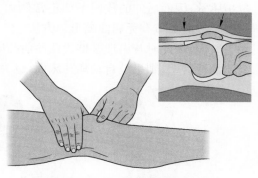

图21-40　浮髌试验

（2）寒性脓肿和窦道：多发生于腘窝和膝关节两侧，破溃后形成窦道，经久不愈。

（3）畸形：可有屈曲畸形、半脱位、膝外翻畸形等；骨骺破坏者可表现为患肢短缩畸形。

（三）辅助检查　详见本节概论部分。

（四）处理原则

1. 全身治疗　详见本节概论部分。

2. 局部治疗　详见本节概论部分。

3. 手术治疗　常见的手术治疗方法有膝关节滑膜切除术、膝关节结核病灶清除术和关节融合术。

（五）护理　膝关节结核患者无论是接受手术或非手术治疗，都需要进行局部制动，固定时间一般不少于3个月。膝关节结核手术后需将下肢抬高、膝关节屈曲10°～15°。术后早期不负重功能锻炼，根据关节恢复情况，逐步过渡到部分负重和全负重功能锻炼。其他护理措施详见本节脊柱结核患者的护理内容。

四、髋关节关节结核

膝关节结核发病率占全身骨与关节结核的第三位。儿童多见，单侧性居多。

（一）病理生理　髋关节结核早期以单纯性滑膜结核多见，单纯性骨结核次之。股骨头边缘或髋臼的髂骨部分为单纯性骨结核的好发部位。后期会产生寒性脓肿与病理性脱位，寒性脓肿可通过前内方髋关节囊的薄弱点突出于腹股沟的内侧方，也可以流向后方，成为臀部寒性脓肿。由于股骨头、髋臼进行性破坏，关节屈曲、内收，可使关节发生病理性脱位。

（二）临床表现

1. 全身症状　详见本节概论部分。

2. 局部症状

（1）疼痛：早期髋部疼痛，劳累后加重，休息后减轻；疼痛可放射至膝部，患者常诉同侧膝部疼痛可表现为夜啼。部分患者因疼痛表现为跛行。

（2）活动受限和畸形：可出现髋关节的屈曲、内收、内旋畸形和患肢缩短等。

（3）寒性脓肿和窦道：脓肿可出现在腹股沟和臀部，溃破后形成窦道，内有干酪样分泌物。

（4）特殊体征：①"4"字试验：包含髋关节屈曲、外展和外旋3种运动。方法如下：患者平卧于检查硬板床上，蜷其患肢，将外踝搁于健侧髌骨上方，检查者用手下压其患侧膝部，若患髋出现疼痛而使膝部不能接触床面即为阳性（图21-41）。②髋关节过伸试验：可用来检查儿童早期髋关节结核。患儿俯卧位,检查者一手按住骨盆,另一手握住踝部把下肢提起,直到骨盆开始从床面升起为止。同样试验对侧髋关节,两侧对比,可以发现患侧髋关节在后伸时有抗拒感觉,因而后伸的范围不如正常侧大。正常侧可以有10°后伸。③ 托马斯(Thomas)征:用来检查髋关节有无屈曲畸形。方法:患者仰卧位,检查者将其健侧下肢伸直,然后再将其患侧下肢伸直,此时若出现腰椎代偿性前凸即为阳性;为了消除前凸,将健侧髋关节尽量屈曲,使大腿靠近腹壁,则患肢自动离开床面,也为阳性(图21-42)。

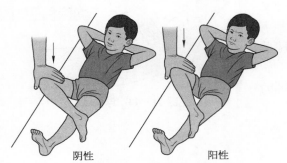

阴性　　　　　　　　　阳性

图 21-41　"4"字试验

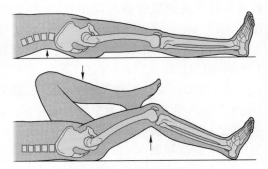

图 21-42　托马斯征试验

(三)辅助检查　详见本节概论部分。

(四)处理原则

1. 全身治疗　详见本节概论部分。

2. 局部治疗　详见本节概论部分。

3. 手术治疗　尽早进行病灶清除,术后需行皮牵引或髋人字石膏固定,并穿丁字鞋制动3周,维持关节功能位。

(五)护理

1. 有效牵引　髋关节结核患者行皮牵引固定期间,需注意保持有效牵引,在膝外侧垫棉垫,防止压迫腓总神经,预防足下垂。

2. 功能锻炼　患肢在不负重情况下早期进行功能锻炼,如踝关节屈伸活动和股四头肌收缩锻炼。全髋关节置换患者,术后需保持患肢外展15°伸直中立位以防人工髋关节脱位。

3. 其他　护理措施详见本节脊柱结核患者的护理内容。

(岳慧玲)

参考文献

[1] 山姆·威塞尔. Wiesel 骨科手术技巧·足踝外科[M]. 张长青主译. 上海:上海科学技术出版社,2016.

[2] 吴在德,吴肇汉. 外科学[M]. 7版. 北京:人民卫生出版社,2008.

[3] 李乐之,路潜. 外科护理学[M]. 6版. 北京:人民卫生出版社,2017.

[4] 周璇,杜青. 脊柱侧凸特定运动疗法研究进展[J]. 中国康复医学杂志,2016,31(4):478-481.

[5] 中华医学会小儿外科分会骨科学组,中华医学会骨科学分会小儿创伤矫形学组. 发育性髋关节发育不良临床诊疗指南(0~2岁)[J]. 中华骨科杂志,2017,37(11):641-650.

[6] 包良笑,张洋,史占军,等. 多模式镇痛在儿童先天性髋关节发育不良术后康复中的应用[J]. 护理学报,2016,23(8):46-48.

[7] 陈雅恒,余延云,李林. 综合康复治疗小儿先天性肌性斜颈的恢复效果及不良反应[J]. 实用中西医结合临床,2020,20(4):163-165.

［8］杨晓颜,周璇,毛琳,等.中西医结合治疗婴儿先天性肌性斜颈的治疗效果［J］.中国康复理疗与实践,2020,26(8)：897-902.

［9］靳文阔,孙军锁,王铁涛.Scarf 截骨联合远端软组织松解术治疗中重度跗外翻［J］.实用骨科杂志,2017,23(5)：413-415.

［10］张长青.医师考核培训规范教程(骨科分册)［M］.上海：上海科学技术出版社,2016.

［11］胥少汀,葛宝丰,徐印坎.实用骨科学［M］.3 版.北京：人民军医出版社,2005.

［12］Negrini S,Donzelli S,Aulisa A G,et al. 2016 SOSORT guidelines：orthopaedic and rehabilitation treatment of idiopathic scoliosis during growth［J］.Scoliosis and Spinal Disord,2018,13(3)：1-48.

［13］Schams M,Labruyere R,Zuse A,et al. Diagnosing developmental dysplasia of the hip using the Graf ultrasound method：risk and protective factor analysis in 11 820 universally screened newborns［J］.Eur J Pediatr,2017,176(9)：1193-1200.

第二十二章
骨肿瘤患者的护理

　　骨与软组织约占全身体重的75%,肿瘤发病率较低,在成人新生肿瘤中仅占1%,在儿童恶性肿瘤中占15%。大多数原发骨肿瘤无明确病因,流行病学显示骨肿瘤的发生受环境和遗传多种因素影响。危险因素主要包括患者行放射治疗、暴露于化学因素(如砷、氯乙烯)中、免疫缺陷、严重创伤、慢性刺激等。随着分子生物学、影像学和病理学技术的飞速发展,WHO不断更新对骨肿瘤的分类,2013年WHO第4版软组织和骨肿瘤分类中,将骨肿瘤分为良性、局部侵袭中间型、偶有转移中间型和恶性共4组。① 良性:局部复发能力有限,即使复发也是非破坏性的,能通过完整局部切除或刮除治愈的一组肿瘤。包括骨软骨瘤、软骨瘤、骨瘤、骨化性纤维瘤、骨样骨瘤等。② 中间型(局部侵袭):呈浸润性、局部破坏性生长,术后常局部复发的一组肿瘤。包括软骨肉瘤Ⅰ级、软骨黏液样纤维瘤、骨母细胞瘤、骨的促结缔组织增生性纤维瘤、动脉瘤性骨囊肿、朗格汉斯组织细胞增生症和脂质肉芽肿病等。③ 中间型(偶有转移):除具有局部侵袭能力外,偶尔发生转移,转移的危险性<2%,但基于组织学形态难以预测的一组肿瘤。该组肿瘤包括骨巨细胞瘤、软骨母细胞瘤和骨上皮样血管瘤等。④ 恶性:除了具有局部破坏性生长和复发能力,还具有明显远处转移能力的一组肿瘤。包括骨肉瘤、软骨肉瘤、尤因肉瘤、恶性骨巨细胞瘤、脊索瘤、纤维肉瘤、恶性纤维组织细胞瘤等。

第一节　骨良性及中间型肿瘤患者的护理

一、概述

　　(一) 骨软骨瘤　骨软骨瘤(osteochondroma)是常见的骨肿瘤,又称为外生性骨疣,分单发和多发两种,好发于长管状骨干骺端的一侧皮质,如股骨下端、胫骨上端、肱骨上端。可发生于任何年龄,30岁前多见,男女发病率无明显差异(图22-1)。

　　1. 病因　该病的病理变化在于不规则的骨膜发育,软骨病灶持续刺激并伴内生软骨性骨形成。

　　2. 临床表现

　　(1) 症状与体征:病变初期局部进行

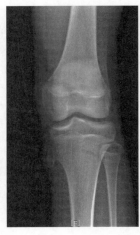
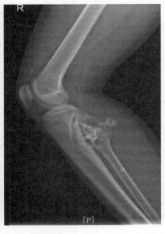

图22-1　骨软骨瘤X线片

性增大,一般无症状,仅在患病部位有硬性无痛性肿块,固定于骨表面。当肿块继续生长压迫周围血管、神经、肌腱时可有钝痛和关节功能受限。

（2）影像学检查：单发或多发,X线可见长管状骨干骺端从皮质向软组织的骨性隆起,伴有不规则的斑点或钙化、骨化阴影。有蒂或无蒂,病变的骨松质与邻近的骨干髓腔相同,其生长趋向与肌腱、韧带所产生力的方向一致。CT能确切病变范围。

3. 治疗原则 对无症状者可暂不做处理,定期随访,对周围组织有明显症状、肿瘤自发性骨折、病变活跃有恶变可能应予以手术治疗。切除时包括骨膜、滑囊、软骨帽及瘤体基底周围正常组织等,以免复发。

（二）软骨瘤 软骨瘤是一种由松质骨、透明软骨组织构成的软骨源性的良性肿瘤,发生于骨干中心的称为内生软骨瘤（enchondroma）,偏心向外突出的称为骨膜软骨瘤或外生软骨瘤。好发于手、足的管状骨,其次是肱骨、股骨。可发生于任何年龄,男女发病率无明显差异（图22-2）。

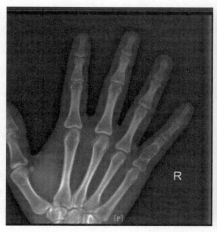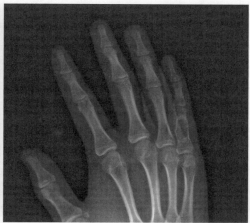

图 22-2 软骨瘤 X 线片

1. 病因 有研究认为与胚胎型软骨残留或异位有关。

2. 临床表现

（1）症状与体征：病程缓慢,一般无症状。多因出现无痛性肿胀、局部膨大畸形、病理骨折引起疼痛而就诊发现。

（2）影像学检查：病变范围局限,边缘清晰,骨干内呈椭圆形透亮区,病变多位于骨干中央或近端,皮质变薄,肿瘤周围有薄层骨质增生硬化现象,透亮区内可见间隔及散在的沙粒样钙化点。CT上表现为烟圈样或爆米花样,MRI能显示髓腔内侵犯的范围,核素扫描显示病变处浓聚。

3. 治疗原则 没有症状,不影响生活、功能的无需治疗,定期随访;有症状、有溶骨的则需病灶刮除及植骨术;有复发、恶变的应广泛手术切除。

（三）骨样骨瘤 1935年,骨样骨瘤（osteoid osteoma）由 Jaffe 首次报道的良性成骨性肿瘤,好发于股骨、胫骨、腓骨等长干骨,也见于椎骨附件,是界限清晰的局限性病灶。常见于30岁以下人群,男性略多（图22-3）。

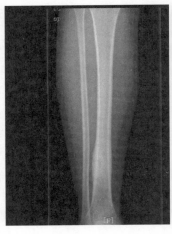
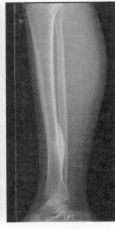
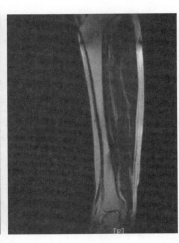

图 22-3 骨样骨瘤 X 线片

1. 临床表现

（1）症状与体征：初期表现为局限性、间歇性轻度疼痛，休息后症状缓解或消失，活动后加剧。晚期症状明显，疼痛剧烈，定位明确，夜间痛加剧。局部可触及隆起的骨性肿物，有压痛。

（2）影像学检查：X 线表现为瘤巢及周围增生硬化的反应性骨。瘤巢在 CT 下的典型表现为直径小于 1.5 cm 的圆形或者椭圆形放射透明区，其中心可见钙化，巢内血管丰富。MRI能显示瘤巢周围骨髓内及软组织的炎性水肿。

2. 治疗原则 骨样骨瘤部分患者有自愈性，可使用非甾体抗炎药，定期随访。症状明显影响功能可行手术切除、CT 引导下钻孔切除和射频消融热力消除等治疗。

（四）骨巨细胞瘤 骨巨细胞瘤（giant cell tumour of bone，GCT）是一种交界性或行为不确定的肿瘤，具有局部侵袭性，部分病例可发生局部恶变。其好发于长骨的骨骺端，如股骨远端、胫骨近端、骶骨、股骨近端、肱骨近端、桡骨远端等。常见于 20～40 岁人群，女性略多（图 22-4）。

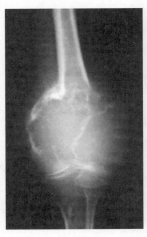
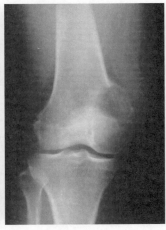
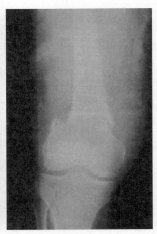

图 22-4 骨巨细胞瘤 X 线片

1. 病因 目前来源不清楚，可能起源于骨髓内间叶组织。

2. 临床表现

（1）症状与体征：主要症状为局部疼痛、肿胀、压痛、关节活动受限。病变累及周围软组织时局部肿块更明显,病变在躯干骨,如骶前肿瘤压迫骶丛神经可引起剧烈疼痛,压迫直肠可引起排便困难,偶发病理性骨折。

（2）影像学检查：X线表现为在长骨骨骺端的一个偏心性的溶骨性病变。1型静止性表现病灶边界清楚,四周环绕硬化带,无骨皮质受累;2型活动性表现为肿瘤边界明显,有骨硬化、骨皮质变薄、膨胀;3型侵袭性表现为肿瘤边界不清,有骨皮质破坏和软组织侵袭。在松质骨中表现为"肥皂泡样"外观。CT、MRI能确定肿瘤渗透、骨外扩张、软组织及关节累及的范围。

3. 治疗原则　以手术治疗为主。如病灶刮除、瘤壁灭活、植骨、骨水泥填充、冷冻疗法、瘤段切除及功能重建、截肢。对于有复发及脊椎、骶骨等部位难以手术切除者可采用化疗、放疗等治疗。

（五）软骨黏液样纤维瘤　软骨黏液样纤维瘤（chondromyxoid fibroma）是一种较少见的良性肿瘤,部分有恶变倾向,好发于20～40岁,男性患者为多。最常见的发病部位为下肢长骨干骺端,其次为股骨下端、髂骨、椎骨（图22-5）。

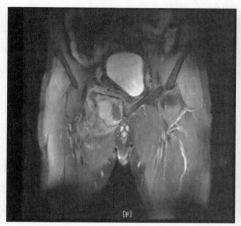
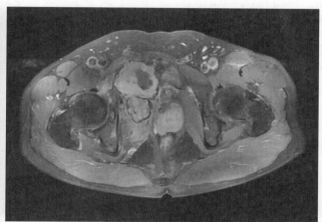

图22-5　软骨黏液样纤维瘤MRI

1. 临床表现

（1）症状与体征：起病缓慢,主要症状为疼痛,病变累及关节时可致关节活动受限,侵犯椎管时可出现脊髓压迫症状。

（2）影像学检查：X线表现为骨质溶解缺损、变薄,部分病灶的骨壁可见骨嵴,呈皂泡状或分房间隔。

2. 治疗原则　手术治疗。如病灶刮除、松质骨植骨、复发病例采用病灶搔刮、瘤腔壁灭活加植骨治疗。

二、护理

（一）保守治疗护理　骨科良性、中间型肿瘤发展缓慢、病程较长,无明显症状者一般采取保守治疗,对症处理,定期随访。指导患者学会自我管理的方法,病灶区域注意保护,避免重力、应力刺激,以免病理性骨折发生。一旦症状加重,及时就医。

（二）手术治疗护理

1. 术前一般护理

（1）心理护理：肿瘤患者大多有焦虑、急躁、抑郁等心理反应。责任护士应与患者建立良好的护患关系,和蔼的态度、亲切的语言、精湛的专业技术、良好的沟通技巧能够缓解患者的不良情绪,有利于手术的顺利进行。

(2) 饮食护理:除患者由于基础疾病需要的特殊饮食外,一般给予普食,适当增加蛋白质、维生素等营养素的补充。

(3) 术前准备:① 根据疾病情况,完善术前常规检查化验,如血尿常规、血糖、肝肾功能、电解质、出凝血时间、心电图、X 线、CT 、MRI 、放射核素扫描、药物过敏试验、备血等。② 指导患者训练卧床解尿、排便、腹式呼吸、轴线翻身的方法。③ 指导下肢手术患者使用助步器,指导上肢手术患者使用三角巾。④ 骨盆、骶骨肿瘤患者术前 2 天进食清淡、易消化饮食,必要时口服抗生素做肠道准备。⑤ 服用抗凝药物患者,根据用药史、病情、手术范围停口服抗凝药,用低分子肝素钠皮下注射替代。

(4) 术前一晚护理:① 术前一晚宜清淡、易消化饮食,术前 10 小时禁食,6 小时禁饮。② 手术前一晚必要时给予患者适度镇静剂,促进患者舒适和保证充足睡眠,有利于麻醉的诱导。③ 根据不同手术部位,如骨盆、骶骨肿瘤应给予甘油灌肠剂清洁灌肠。

(5) 手术日晨护理:① 术前 2 小时手术区皮肤准备。② 测量体温、脉搏、呼吸、血压。③ 取下饰物、发夹、义齿,妥善保管。④ 更换手术衣、裤。⑤ 女性患者询问月经史。⑥ 执行特殊医嘱、术前用药,一般在术前 30～90 分钟给予。⑦ 将必要的物品、病历、影像资料等随患者一起送手术室。

2. 症状护理

(1) 疼痛护理:护士应评估患者疼痛的性质、部位、程度、持续时间、伴随症状,根据评估结果遵医嘱给予镇痛剂,评价用药后的效果。

(2) 骨折护理:如伴有病理性骨折时,应局部包扎、支具固定、牵引、制动等处理,下肢肿瘤发生病理性骨折,应避免下地负重行走,脊柱肿瘤应卧床防止损伤进一步加重导致截瘫,翻身搬运时保持脊柱平直,头肩腰臀成一直线,做好基础护理、皮肤护理预防压力性损伤。

3. 术后护理

(1) 病情观察:① 密切观察生命体征,定时测量 T、P、R、BP 并记录,必要时使用心电监护、吸氧。② 观察因手术创伤、失血、麻醉等发生的各种并发症,如出血、感染、肢体循环障碍。③ 观察患肢远端肢体的皮肤颜色、温度、运动、感觉及毛细血管充盈情况,做好交接班,出现皮肤苍白、发凉、发绀、剧烈疼痛等,应及时通知医师处理。

(2) 体位护理:① 全麻者去枕平卧 6 小时,头偏向一侧。② 硬膜外麻醉者去枕平卧 6 小时。③ 四肢部位手术后可用支架、软枕、海绵垫等抬高患肢,保持功能位。④ 脊柱部位手术后 6 小时生命体征平稳,即可协助患者每 2 小时一次翻身,背后垫软枕、海绵垫保持脊柱一直线。

(3) 导管护理:做好切口引流管的护理,保持引流通畅,观察引流的色、质、量,并记录。如果术后放置导尿管患者,应做好导尿管护理、会阴护理,嘱患者多饮水,训练膀胱功能,及早拔除导尿管。

(4) 并发症护理:① 感染:术前做好皮肤护理;术后观察手术切口有无红肿、压痛及体温变化;定时翻身、拍背、深呼吸、咳嗽预防肺部感染;多饮水、及早拔除留置导尿管预防泌尿系统感染;必要时遵医嘱应用抗生素。② 出血、血肿:观察生命体征、切口渗血情况及引流量,有异常及时通知医师处理。康复锻炼:根据病灶的部位、手术切除的范围、植骨、病理性骨折行骨折内固定术等不同情况指导患者康复锻炼。

（5）出院指导：保持手术切口清洁干燥，指导患者保护手术切口的方法，适当功能锻炼，根据病理切片结果定期门诊随访。

第二节 骨恶性肿瘤患者的护理

一、概述

（一）骨肉瘤 骨肉瘤（osteosarcoma）又称成骨肉瘤，是一种常见的骨原发性恶性肿瘤，占原发恶性骨肿瘤的 20%，发生率约为 1/100 万。其起源于间叶组织，其特征性的梭形基质细胞能产生骨样组织和不成熟骨组织。常发生于生长迅速的长干骨干骺端，如股骨远端、胫骨近端、肱骨近端、桡骨远端等，多为单发。发病年龄分布有两个高峰期，以 10～25 岁最多见，即青少年发育高峰期，另一高峰年龄为 60～70 岁，欧美国家多见。男性略多（图 22-6）。

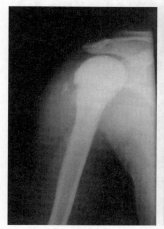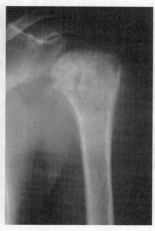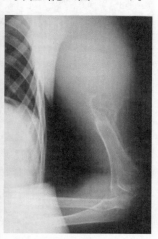

图 22-6 骨肉瘤 X 线片

1. **病因** 研究显示与遗传、病毒感染、放射线损伤、化学致癌剂（如甲基胆蒽）、长期接触放射性核素等因素有关。

2. **临床表现**

（1）症状与体征：主要表现为疼痛、软组织肿块、运动障碍。疼痛最早出现，进行性加重，多发展为持续性疼痛，夜间痛及活动后加剧，休息、制动、使用一般镇痛剂不能缓解。局部皮温增高、皮肤静脉怒张、肿块部位可听到血管杂音。可发生病理性骨折。实验室检查碱性磷酸酶和乳酸脱氢酶升高，白细胞总数增高，红细胞沉降率加快。乳酸脱氢酶升高常提示预后不良。骨肉瘤发生发展较快，常伴有血行转移、淋巴转移、肺转移。

（2）影像学检查：X 线表现为骨瘤形成呈象牙样、低密度的棉絮状或放射状改变，有明显骨膜反应，可呈层状或 Codman 三角或日光射线现象，有软组织肿块阴影，内有不规则的骨瘤。病变区有成骨型、溶骨型、混合型的表现。CT、MRI 检查能显示骨瘤的范围、周围软组织及血管神经受累及肿瘤在髓内及软组织内的范围。选择性血管造影及数字减影检查能提示肿瘤部位高血运及周围血管情况，可在术前堵塞肿瘤的主要供血动脉，减少术中出血。放射性核素检查能较早发现病变，以及判断是否有多发和远处转移。

3. 治疗原则 经典治疗方案为术前大剂量全身化疗(即新辅助化疗)、手术切除、术后化疗组成。手术治疗包括根治性截肢术和肿瘤切除后肢体重建术即保肢手术。新辅助化疗原则包括：① 强调术前早期进行 8～10 周的大剂量化疗,消灭微小转移灶,提高生存率,化疗后原发瘤坏死、缩小便于手术,提高保肢率。② 手术切除肿瘤后做肿瘤坏死率检查,评估术前化疗方案,制定术后化疗方案。目前常用的化疗药物为大剂量甲氨蝶呤(MTX)及甲酰四氢叶酸(CF)解救,联合应用阿霉素(ADM)、顺铂(CDP)、异环磷酰胺(IFO)等。

(二)软骨肉瘤 软骨肉瘤(chondrosarcoma,CHS)是一类细胞有向软骨分化趋向的恶性肿瘤,来源于软骨组织,细胞异型性明显,有黏液化、钙化、骨化现象。分原发性和继发性软骨肉瘤两大类。好发于骨盆,髂骨最常见,其次为股骨近端、肱骨近端、股骨远端和肋骨。多发生于 30～60 岁人群,男性略多(图 22-7)。

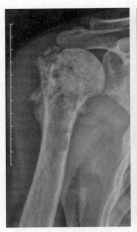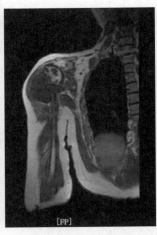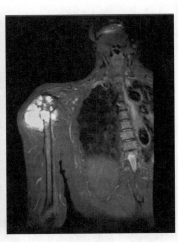

图 22-7 软骨肉瘤 X 线片与 MRI

1. 临床表现

(1)症状与体征：病程缓慢,常见症状为疼痛和肿胀,先为间歇性钝痛,后逐渐加重,有压痛、局部皮温增高,关节活动受限。晚期有肺、骨、肝和淋巴转移。

(2)影像学检查：X 线表现为骨内溶骨性肿瘤,骨皮质膨胀、变薄,有密度减低的溶骨破坏,边界不清,病灶内散在钙化斑点或泡沫样骨化影,典型者有云雾状改变。

2. 治疗原则 手术治疗为主,普通型软骨肉瘤手术治疗方法同骨肉瘤相似,对放疗、化疗不敏感。间叶型、去分化型软骨肉瘤可考虑化疗。

(三)骨纤维肉瘤 骨纤维肉瘤(fibrosarcoma)是一种源于纤维组织的原发性恶性骨肿瘤,较少见。病变常累及长管状骨干骺端,如股骨远端、胫骨近端。好发于青壮年,男性略多(图 22-8)。

1. 临床表现

(1)症状与体征：主要症状为局部疼痛及肿块,缓慢生长,肿块表面光滑,质地较硬,皮下静脉充盈,易合并病理性骨折和肺转移。

(2)影像学检查：病变为溶骨性破坏,骨破坏为囊性,有斑片状、蜂窝状或虫蚀样改变,无或很少有骨膜反应。CT、MRI 检查无诊断特异性。放射性核素扫描病变内摄取量增多,且在 X 线缺损区周围呈弥漫性分布。

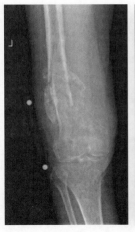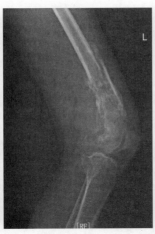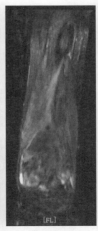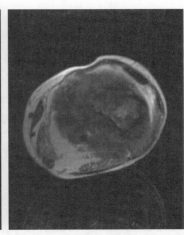

图 22-8　骨纤维肉瘤 MRI

2. 治疗原则　肿瘤局限、侵犯软组织较少、分化较好的可行广泛切除，分化不良者采用截肢手术。

（四）尤因肉瘤　尤因肉瘤（Ewing sarcoma，ES）是起源于骨髓间充质结缔组织，由小圆细胞构成的原发性恶性肿瘤。好发于红骨髓活动部位，长干骨及骨盆多见。好发于 5～30 岁人群，以 10～20 岁发病率最高，男性多见（图 22-9）。

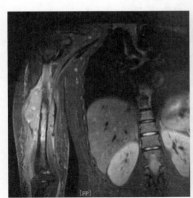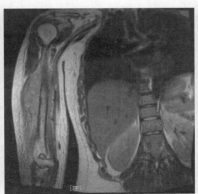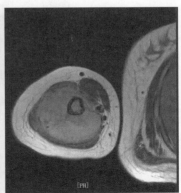

图 22-9　尤因肉瘤 MRI

1. 临床表现

（1）症状与体征：主要症状为疼痛和肿胀，呈间歇性，活动时加剧，逐渐加重变为持续性疼痛。局部包块具有红、肿、热、痛的特点，局部血管怒张，肢体活动受限。严重时全身情况较差，伴有高热、贫血，可出现脊髓压迫、截瘫、大小便失禁。其发展快，早期即可发生广泛转移，累及全身骨骼、内脏、淋巴结。

（2）影像学检查：X 线表现为广泛溶骨性、浸润性破坏，早期松质骨中有小斑点状密度减低区，骨小梁不清晰，骨皮质模糊，呈虫蚀样或筛孔样破坏，继而骨皮质变薄，骨膜增生，呈"葱皮样""纺锤样"改变。CT 检查可判断肿瘤范围。MRI 检查可显示肿瘤对骨内、骨外侵犯的范围、软组织肿块的界限、与周围血管的关系。血管造影（DSA）可显示肿瘤的供养动脉和引流静脉，利于肿瘤的灌注和栓塞治疗。放射性核素扫描能早期发现病灶及软组织病变。

2. 治疗原则   先进行联合化疗,再手术切除重建,术后原肿瘤部位放疗,再辅以术后化疗可提高生存率。目前治疗尤因肉瘤化疗药物有多柔比星、异环磷酰胺、长春新碱、依托泊苷,其对放疗也敏感。

(五) 脊索瘤   脊索瘤(chordoma)是一种起源于中胚层脊索残余组织的恶性肿瘤。好发于脊柱两端,尾骶部多见,其次为颈椎、腰椎。多见于 40～60 岁人群,男性较多(图 22 - 10)。

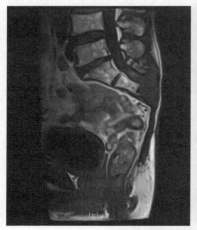
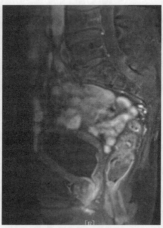
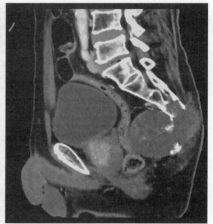
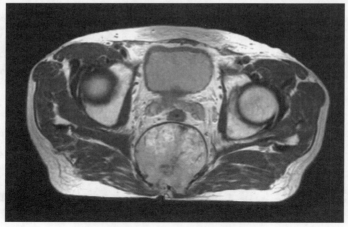

图 22 - 10   脊索瘤 MRI

1. 临床表现

(1) 症状与体征:早期症状不明显,主要表现为局部疼痛。尾骶型脊索瘤表现为腰部、尾骶部疼痛,肿块可压迫直肠、膀胱,出现相应的刺激症状;脊柱型脊索瘤表现为病变相应节段的脊髓、神经压迫症状,如吞咽困难、口齿不清、肋间神经痛、跛行。

(2) 影像学检查:X 线表现为早期骨膨胀明显,呈磨玻璃样,晚期表现为广泛溶骨性破坏,病灶周围见边缘清楚、较大的软组织肿块阴影、钙化灶。CT 检查可判断肿瘤范围。MRI 检查可准确显示骨质异常破坏和骨髓的病变。

2. 治疗原则   手术彻底切除肿瘤,重建及恢复脊柱稳定性。

二、护理

（一）手术治疗护理

1. 术前一般护理

（1）心理护理：恶性肿瘤组织破坏力强、易转移、死亡率高，手术多为截肢或广泛切除后肢体重建，术后不仅改变患者外观而且影响肢体功能，放、化疗的毒性反应大，治疗费用高、周期长，疾病晚期出现恶病质和全身衰竭，大多患者明确诊断后即表现出对死亡的恐惧、悲哀、愤怒、抑郁，甚至有自杀倾向等严重心理应激，因此心理护理尤为重要，而且不仅对患者，对其家属也应做好心理护理。① 责任护士多关心患者、耐心倾听、及时了解患者的心理特征。② 责任护士了解患者的文化差异、尊重关心患者及其家属，使用患者能够接受的沟通方式，可有效地提高护患关系及心理护理的效果。③ 帮助患者争取更多的家庭支持、社会支持，开展成功病例的病友交流，采取有效措施有针对性地缓解患者不良心理状况，使其积极配合治疗、增强与疾病斗争的决心。

（2）饮食护理：应加强饮食管理，评估患者的全身营养状况，术前鼓励患者进食高蛋白质、高维生素饮食，少食多餐，保证营养物质的摄入，改善恶性肿瘤引起的贫血及低蛋白血症，提高机体耐受力，必要时进行输血及肠外营养支持。

（3）术前准备：① 根据疾病情况，完善术前常规检查化验，如血尿常规、血糖、肝肾功能、电解质、凝血时间、心电图、X线、CT、MRI、B超、放射核素扫描、血管造影、药敏试验、交叉配血试验等。② 指导患者训练卧床解尿、排便、腹式呼吸、轴线翻身、会阴及肛门括约肌收缩的方法。③ 指导下肢手术患者使用助步器，指导上肢手术患者使用三角巾。④ 如瘤体过大，表皮有破溃的患者，应及时配合医师换药，保持包扎完整。⑤ 保持皮肤清洁，病情许可下术前洗澡、洗头和修剪指甲。⑥ 骶骨肿瘤术前 2 天服用肠道抗生素，做好肠道准备。⑦ 同期行胃肠道手术时，术前 24～48 小时开始进流质饮食，少数复杂手术则术前 3～5 天开始进行静脉营养代替口服饮食。

（4）术前一晚护理：① 术前一晚宜进食清淡、易消化饮食，术前 8 小时禁食，6 小时禁饮。② 手术前一晚给予适度镇静剂，有利于麻醉的诱导。③ 根据不同手术部位，如骨盆、骶骨肿瘤应给予甘油灌肠剂清洁灌肠。

（5）手术日晨护理：① 术前 2 小时手术区皮肤准备。② 测量体温、脉搏、呼吸、血压。③ 取下饰物、发夹、义齿，妥善保管。④ 更换手术衣、裤。⑤ 女性患者询问月经史。⑥ 执行特殊医嘱、术前用药，一般在术前 30～90 分钟给予。⑦ 将必要的物品如髋关节固定枕、颈托、病历、影像学检查资料等随患者一起送手术室。

（6）其他：① 责任护士应主动与主治医师针对患者的病情、治疗方案、护理、康复等进行沟通，双方系统评估患者身体、心理状况，制定个性化的治疗、护理方案，帮助患者顺利、安全度过围手术期。② 在疾病初期，患者及其家庭能够获得相关疾病健康指导来源较少，因此护士的主要作用是为患者及其家庭提供支持和帮助。在这期间，护理的重点是对患者进行治疗相关知识和技能的指导。③ 做好安全护理。预防跌倒、坠床，应预防情绪低落有抑郁倾向的患者自伤、自杀。

2. 症状护理

（1）疼痛护理：剧烈、顽固性疼痛是恶性肿瘤的主要表现。护士可应用数字评定量图、长海痛尺、面部表情量图（适用于年龄较小的患儿）及时评估患者疼痛的性质、程度、持续时间、伴随症状,按 WHO"三阶梯癌痛治疗方案"遵医嘱给予镇痛剂,其遵循的基本原则为按阶梯、按时、口服给药、个体化给药、注意具体细节,目的是使患者得到最佳镇痛效果,不良反应最小。目前镇痛药物分为三大类:① 非阿片类药物,适用于轻、中度疼痛,如非甾体抗炎药、对乙酰氨基酚。② 阿片类药物,适用于中、重度疼痛,如吗啡、可待因、哌替啶、美沙酮、芬太尼透皮贴剂等。③ 辅助性药物,如抗抑郁药、抗惊厥药、抗焦虑药、皮质类固醇等。

(2)骨折护理:如伴有病理性骨折时,应局部包扎、支具固定、抬高患肢、制动,下肢肿瘤发生病理性骨折,应避免下地负重,脊柱肿瘤患者应卧床防止截瘫,翻身搬运时保持脊柱平直,头肩腰臀成一直线,做好基础护理、皮肤护理预防压疮。

3. 病情观察   术前注意观察肿瘤的大小、范围、生长速度、自觉症状、肿胀程度,观察肢体远端皮肤感觉、肢体运动及毛细血管充盈情况,避免发生碰撞引起瘤体破裂大出血。骨盆、脊柱、骶骨肿瘤等患者还应观察有无排便、排尿困难、下肢活动度受限、感觉异常症状。

4. 术后护理

(1)病情观察:① 密切观察生命体征,每 15~30 分钟测量 T、P、R、BP 并记录,直至病情平稳,必要时予以心电监护、吸氧,重症者转入重症监护病房监护。② 观察因手术创伤、失血、麻醉等造成的各种并发症,如出血、感染、肢体循环障碍、神经损伤。③ 观察患肢远端肢体的皮肤颜色、温度、运动、感觉及毛细血管充盈情况,做好交接班,出现皮肤苍白、发凉、发绀、剧烈疼痛等,应及时通知医师处理。

(2)体位护理:① 全麻者去枕平卧 6 小时,头偏向一侧。② 硬膜外麻醉者去枕平卧 6 小时。③ 四肢部位手术后可用支架、软枕、海绵垫等抬高患肢,保持功能位。关节肿瘤假体置换手术患者应注意术后体位摆放,如髋关节假体置换手术后双下肢间放置髋关节固定枕,保持髋关节外展中立位,膝关节屈曲 15°,踝关节屈曲 90°。膝关节肿瘤假体置换术后,膝关节下垫一软枕,保持屈曲 10°~20°。

(3)导管护理:① 做好切口引流管的护理,保持引流通畅,观察引流的色、质、量,如引流量大于 200 mL/h,高度怀疑活动性出血,及时通知医师处理。② 放置导尿管患者,应做好导尿管护理、会阴护理,每天 2 次,嘱患者多饮水,训练膀胱及括约肌功能,可自行排尿后及早拔除导尿管。③ 放置胸腔引流管患者,应保持该系统密闭状态及严格无菌操作,观察患者血氧饱和度维持在 95% 以上,有无呼吸困难、皮下气肿等症状。

(4)饮食护理:术后营养支持原则上以经肠营养为首选。一般患者麻醉苏醒后即可进饮进食,经胸、腹、胃肠扫手术或危重患者应禁食禁饮至胃肠功能恢复,然后可先从流质、半流质饮食过渡。当患者饮食不能满足机体需要时应静脉输液中补充。必要时输血及血制品,以迅速改善营养状况。

(5)并发症护理:① 感染:术前做好皮肤护理;术后观察手术切口有无红肿、压痛及体温变化;定时翻身、拍背、深呼吸、咳嗽预防肺部感染,必要时可使用雾化吸入;每天饮水 800~1 000 mL,及早拔除留置导尿管预防泌尿系统感染;遵医嘱应用抗生素。② 出血、血肿:观察生命体征、切口渗血情况及引流量,短时间内引流量有异常及时通知医师处理。③ 静脉血栓栓塞症:包括深静脉血栓形成和肺血栓栓塞症。围手术期根据患者的手术时间、年龄、基础疾病、以往用药史等,鼓励患者早期床上主动、被动活动,穿戴抗栓弹力袜、使用下肢静脉压力泵及低分子肝素。

(6)康复锻炼:一般先在床上开始小剂量的功能锻炼,如股四头肌等长收缩、踝关节背屈运动等,以后再逐渐过渡到关节、肢体的大剂量锻炼。锻炼过程中如出现出血、心力衰竭等不适,应推迟锻炼。

(7) 截肢术后护理:① 心理护理,继续给予患者安慰与支持,多倾听、沟通。② 使用弹力绷带包裹残端,观察残端有无水肿、发红、水疱、皮肤坏死、感染等情况,半骨盆或髋关节解脱的患者,应注意观察有无活动性出血。③ 床边备止血带、沙袋以便紧急情况下压迫止血。④ 正确使用残肢袜,在卧床、坐位、站立时正确摆放残肢,尽量避免残肢下垂,有利于消肿和减轻疼痛。膝上截肢的患者避免将枕头垫于双侧大腿间或残肢下,也应避免将残肢置于外展或屈曲位。⑤ 加强基础护理,半骨盆切除的患者协助其翻身拍背。⑥ 指导患者功能锻炼:鼓励患者早期主动活动健肢,伤口拆线后进行残肢肌肉锻炼,如臀肌、腹肌、腰肌、股四头肌、肩部肌肉、背肌锻炼及俯卧练习,每日 2~3 次,每次 15~30 分钟,循序渐进增加练习时间。⑦ 指导患者对残端皮肤进行拍打、摩擦,用中性肥皂清洗,用残端压枕,逐渐增加受压物硬度,提高皮肤的耐磨性,为装假肢做准备。⑧ 幻肢痛、幻肢感护理:指导患者放松、冷疗、热敷、增加假肢的使用及局部神经阻滞治疗。嘱患者注意安全,预防跌倒和外伤。

(8) 出院指导:指导患者保护手术切口的方法,适当的功能锻炼,坚持放、化疗,定期门诊随访。

(二)骨肿瘤化疗、放疗护理

1. *骨肿瘤化疗护理*

(1) 适应证:① 明确诊断的对化疗敏感的骨恶性肿瘤,如骨肉瘤、尤因肉瘤等。② 晚期肿瘤失去手术、放疗机会。③ 作为手术及放疗辅助治疗手段。

(2) 禁忌证:① 有感染或潜在感染,白细胞少于 $4.0 \times 10^9/L$。② 术后切口未愈合。③ 严重肝肾功能不全。④ 骨髓抑制。⑤ 严重营养不良。

(3) 一般护理:① 心理护理。② 严格测量体重和计算体表面积。③ 饮食护理。给予营养丰富、易消化、无刺激饮食。④ 静脉保护及静脉导管(PICC、PORT)护理(详见本章第四节、第五节)。⑤ 用药护理。严格遵医嘱执行治疗计划,化疗药物现配现用,严格无菌操作。⑥ 保持环境舒适,空气新鲜、定时开窗通风,做好陪客管理,白细胞低者应做好保护性隔离。⑦ 患者、患者家属、护士做好接触化疗药物的自我防护措施。

(4) 化疗毒副反应的护理:① 胃肠道反应。恶心、呕吐、食欲减退、腹胀、腹泻、便秘是化疗最常见的不良反应。责任护士应仔细观察呕吐物、排泄物的色、质、量,鼓励患者少量多餐,多食维生素含量丰富的食物,进食速度宜慢、充分咀嚼,餐后坐起或适当行走。静脉用化疗药物最好在进食前 2 小时进行。呕吐严重时遵医嘱使用止吐药物。② 口腔溃疡。常见于使用大剂量 MTX 后发生,应保持口腔清洁,每日晨起、饭后、睡前用碳酸氢钠溶液漱口,溃疡创面涂西瓜霜、锡类散,用 2% 利多卡因喷雾止痛。观察口腔黏膜变化,如有白斑则考虑霉菌感染,应对症处理。口服维生素 B_2 可预防口腔溃疡。③ 骨髓抑制。用药后多有白细胞下降,常在用药后 6~14 天出现,当白细胞总数降至 $4.0 \times 10^9/L$ 时,应慎用或停用化疗药物,加用升白细胞药物,严重骨髓抑制患者给予保护性隔离措施,加强皮肤、口腔、会阴护理,严格无菌操作交叉预防感染和继发性感染。定期监测红细胞、血小板计数,有下降予以输血、输血小板等对症处理。④ 肾功能损害。用 5% 碳酸氢钠碱化尿液,化疗前、中、后都应监测尿液 pH,保持尿pH 在 7.5 以上。鼓励患者多饮水,每日尿量保持在 2 000~3 000 mL 以上。重点观察有无尿频、尿急、尿痛等膀胱刺激症状及排尿困难、血尿等。⑤ 肝功能损害。化疗前、中、后及时检查肝功能指标,观察有无巩膜、皮肤黄染,化验结果异常慎用、暂停化疗,及时治疗肝损伤。⑥ 脱发。告知患者脱发是可逆的,消除患者顾虑。指导患者用温和的洗发水洗头,用质软的梳子梳头发,脱发严重时可戴假发、帽子,用围巾、伞遮挡阳光,避免直接照射头皮。⑦ 心肌损害。阿霉素等化疗药物可造成心肌损害,用药前及用药过程中应进行心电图检查,重视患者不适主诉。⑧ 皮肤感染。保持皮肤清洁干燥、勤洗澡、擦身、换衣,保持肛门、外生殖器清洁,每次便后温水冲洗干净。

(5)化疗后健康宣教:① 化疗后 3 天、7 天、3 周复查血常规及肝肾功能、电解质。② 按时使用升白细胞药物、保肝药物。③ 出现持续高热、皮下淤血、牙龈、鼻腔出血、反复呕吐、腹泻、腹痛、尿量减少、尿色深、四肢麻木、抽搐应及时来院就诊。④ 饮食中多食富含蛋白质、铁、维生素的食物,注意补充硒和抗自由基的营养素。⑤ 建立清洁、舒适、安全的生活环境,尽量少去人员聚集的公共场所。体力恢复后可适当运动,如散步、太极拳等,注意劳逸结合。⑥ 化疗期间男性患者应节育,女性患者应避免或终止妊娠。

2. 骨肿瘤放疗护理

(1)适应证:① 明确诊断的对化疗敏感的骨恶性肿瘤,如尤因肉瘤、骨原发性恶性淋巴瘤等。② 作为其他骨肿瘤术后综合、辅助治疗。

(2)一般护理:① 心理护理。告知放疗方法、流程,使患者积极配合。② 保护、保持照射区局部皮肤清洁,穿着柔软全棉衣裤,避免化学性、物理性刺激,禁用过烫水、碱性肥皂擦拭、涂抹化妆品,不可涂乙醇、聚维酮碘,禁贴胶布、搔抓。③ 饮食护理。给予高蛋白质、高维生素、易消化、无刺激饮食,多饮水,保持大便通畅,减轻全身放疗反应。有胃肠道不适症状,可少食多餐,避免治疗前饱餐。④ 放疗过程中,检测血象变化。

(3)健康教育:① 保证足够睡眠和休息;② 避免受凉,预防上呼吸道感染;③ 照射区;④ 做好治疗后用药指导,定期随访。

第三节 骨肿瘤保肢患者的护理

一、术前护理

详见本章第二节。

二、术后护理

(一)病情观察

(1)密切观察生命体征:24 小时内每 15～30 分钟监测 T、P、R、BP 并准确记录。

(2)观察因手术创伤、失血、麻醉等造成的反应及可能发生的各种并发症,如出血、感染、肢体循环障碍。

(3)观察患肢远端肢体的皮肤颜色、温度、运动、感觉及毛细血管充盈情况,做好交接班,出现皮肤苍白、发凉、发绀、剧烈疼痛等,应及时通知医师处理。

(二)体位护理

(1)全麻后常规护理:去枕平卧 6 小时,头偏向一侧。

(2)患肢用软枕、海绵垫等抬高,保持功能位。髋关节人工假体置换手术后两腿间夹髋关节固定枕,保持髋关节外展中立位,膝关节屈曲 15°,踝关节屈曲 90°。膝关节人工假体置换术后,膝下垫软枕,屈曲 10°～20°。肩关节假体置换术后,保持肩关节外展位,肢体远端抬高,有利于静脉回流。

（三）导管护理

（1）做好切口引流管的护理，保持引流通畅，观察引流的色、质、量，准确记录，每小时引流量大于 200 mL，应及时汇报医师处理。

（2）做好导尿管护理、会阴护理，嘱患者多饮水，训练膀胱功能，及早拔除导尿管。

（四）饮食护理　以经肠营养为首选。一般麻醉苏醒后即可进饮进食，当患者饮食不能满足机体需要时应静脉输液中补充。必要时输血及血制品，以迅速改善营养状况。

（五）疼痛护理　采用数字评价量表（NRS）评估患者疼痛的程度，0 为无痛，1～3 为轻度疼痛（疼痛尚不影响睡眠），4～6 为中度疼痛，7 为重度疼痛（不能入睡或睡眠中痛醒），10 为剧痛。术后每 12 小时使用环氧合酶－2（COX－2）特异性抑制剂静脉滴注 1～2 天镇痛。如果镇痛效果不佳，排除其他致痛因素外，评估＞4，遵医嘱加用曲马多口服或盐酸哌替啶肌内注射。

（六）并发症护理

1. 感染

（1）术前做好皮肤护理，手术日晨做皮肤准备，避免剃破手术区皮肤。

（2）术前积极治疗龋齿。

（3）禁烟。

（4）观察手术切口有无红肿、压痛及体温变化，关节周围皮温增高。

（5）定时翻身、拍背、深呼吸、咳嗽，预防肺部感染。

（6）嘱患者多饮水。及早拔除留置导尿管，预防泌尿系统感染。

（7）及时更换手术切口敷料，保持敷料清洁干燥。

（8）遵医嘱应用抗生素。

2. 出血　观察生命体征、切口渗血情况及引流量，有异常及时通知医师处理。

3. 假体脱位、半脱位

（1）髋关节置换术后避免过度屈髋、内收，双下肢间放髋关节固定枕，保持髋关节外展中立位。搬运患者时注意姿势正确。

（2）肩关节置换术后避免肩关节内收，内旋，保持肩关节外展位。

4. 假体松动　因骨肿瘤假体置换手术时，肿瘤切除及周围组织切除范围较广，易发生假体松动。使用骨水泥固定技术可减少假体松动。

5. 神经损伤　有腓总神经、坐骨神经、臂丛神经损伤。术后应避免局部包扎过紧、下肢外旋、压迫腓骨头等。

6. 静脉血栓栓塞症

（1）鼓励患者早期床上活动、康复锻炼、如大腿、小腿及踝关节活动。

（2）穿戴抗栓弹力袜、使用下肢静脉压力泵及低分子肝素。

（七）康复锻炼　采取循序渐进、主动、被动活动相结合的原则，根据不同患者制订个体康复计划，包括关节活动、肌力练习、行走练习等康复内容。

（1）足趾、手指主动、被动运动，利于静脉回流，减轻局部肿胀。

（2）肌肉等长等张收缩锻炼，防止肌肉萎缩、粘连形成。

1）股四头肌等长收缩，每 2 小时做 10 次。

2）直腿抬高练习，每天 2 次，每次 3～5 组。

3）小腿后侧肌肉练习：平卧或坐位，伸直双下肢将双足用力往上钩，保持 5～10 秒后放松。

（3）膝关节、肘关节屈伸练习。

（4）应用 CPM 机帮助髋关节、膝关节功能恢复。

（八）出院指导

（1）术后 4～6 周可使用助步器或拐杖下床活动，避免患肢负重。

（2）髋关节置换术者，睡觉时双腿间夹髋关节固定枕，避免两腿交叉，不在患肢侧侧卧，坐位时屈髋不大于 90°，避免弯腰，转身动作过快。

（3）注意安全，预防跌倒。

（4）定期复查，发生异常情况，如手术部位疼痛、红肿、不明原因的体温增高等及时就医。

第四节　经外周静脉置入中心静脉导管护理

一、概述

经外周静脉置入中心静脉导管（peripherally inserted central catheter，PICC）置入上肢的外周静脉，包括贵要静脉、肘正中静脉、头静脉及下肢的隐静脉（新生儿），导管末端最终位于上腔静脉下 1/3 处、上腔静脉与右心房连接处或锁骨下静脉。该技术已有几十年的历史，20 世纪 90 年代后期在我国开始使用，目前 PICC 已在恶性肿瘤患者的静脉化疗治疗通路中广泛应用。其优点是：操作简单安全（经过专业培训并获得穿刺资格证书的专业护士即可进行 PICC 导管穿刺），可在床旁置管，导管相关性感染较 CVC 低，并发症少（无严重并发症），留置时间长（可留置 1 年），随着超声导引及塞丁格穿刺技术的开展，保证了穿刺的高成功率。PICC 导管采用医用高等级硅胶、聚氨酯等材料，分为普通型导管和抗高压型导管，有单腔、双腔、三腔、末端开口式、三向瓣膜式等多种型号，PICC 导管可全长放射显影，因此可通过放射影像确认导管走向及导管尖端位置。

二、适应证、禁忌证

（一）适应证

（1）缺乏外周静脉通道患者。

（2）有颈内静脉、锁骨下静脉插管禁忌者。

（3）输注刺激性（pH＜5、pH＞9）、高渗性（渗透压＞600 mmol/L）、腐蚀性、细胞毒性药物。

（4）反复采血、输注血及血制品。

（5）需要使用输液泵或压力输液。

（6）长期静脉治疗，如连续输液≥7 天。

（二）绝对禁忌证

（1）预备插管途径有感染源、外伤史、血管外科手术史、放射治疗史、静脉血栓史、接受乳腺癌根治术和腋下淋巴结清扫的术后患侧、动静脉瘘、上腔静脉压迫综合征。

（2）有严重出血性疾病、严重凝血障碍患者。

（3）穿刺侧有其他导管。

（三）相对禁忌证 患者依从性差。

三、护理

（一）置管前护理

1. 评估患者 专业护士与医师全面评估患者的病情、病程、治疗周期、年龄、性别、活动状况、配合程度、过敏史、血常规、凝血时间、静脉条件、置管区域局部皮肤情况有无红肿、硬结、感染、皮肤病等，严格掌握置管的禁忌证。根据评估结果合理选择穿刺部位、穿刺血管及导管。

2. 置管护士资质 具有以下条件者方可独立进行置管操作及护理。

（1）具有卫生部颁发的执业资格证书的注册护士。

（2）3 年以上的临床护理工作经验。

（3）1 年静脉输液治疗经验。

（4）具有评估患者外周血管状况相关的知识与能力。

（5）经过 PICC 导管置管培训、考核合格并获得资质证书。

（6）具备有关产品的知识，如掌握有关穿刺技术、潜在并发症、制造商的使用指南。

3. 知情同意 在患者及家属充分知情的情况下，置管操作护士与医师一起与患者或家属签订 PICC 置管知情同意书。

4. 合理选择 PICC 管型号

（1）根据病情，保证输液速度的情况下，尽可能选择型号最小、最细的 PICC 导管。

（2）如果患者需要外科营养支持、需输注脂肪乳剂、高渗性液体、血制品或血浆制剂等，建议选择 4Fr、5Fr 或双腔的 PICC 管。

（3）如果患者经常需要做增强 CT、增强 MRI 等推注造影剂检查，可选择抗高压型导管（如 POWER 导管）。

5. 合理选择静脉 穿刺部位首选右侧手臂，穿刺点选择在肘关节上下 5～10 cm 的范围内，随着 B 超技术的发展，在 B 超引导下置管穿刺点可选择肘上。置管首选贵要静脉，其次肘正中静脉和头静脉。贵要静脉比较粗大且通向中央静脉的路径较直；头静脉管径细，有分支，静脉瓣相对较多，在肩部有一个较大的角度，送管困难的概率较大，应尽量避免在头静脉穿刺。

（二）置管后护理 置管后严格遵守无菌操作及消毒隔离常规。

1. 熟练掌握冲封管金标准（ACL）

（1）评估（A－assess）在每一次输液前抽回血判断导管功能是否健全，冲洗血管通路装置。

（2）冲洗（C－clear）在每一次输液后冲洗血管通路装置，将输入的药物从导管腔内清除，防止不相容药物之间的接触，保持导管功能健全。

（3）封管（L－lock）在输液结束冲管之后，封闭血管通路装置以减少血管通路装置阻塞发生的危险。

2. 冲封管护理步骤

（1）SASH：即生理盐水（S）→给药（A）→生理盐水（S）→肝素稀释液（H）。

（2）SAS：即生理盐水（S）→给药（A）→生理盐水（S）。

（3）输液前，抽回血确定导管位于血管内再输注药物，严禁用力推注，以防血栓意外。

3. 冲封管

（1）每次静脉输液、给药后，以及输血、输注血制品、全胃肠外营养、脂肪乳剂、低分子右旋糖酐、20%甘露醇等高黏滞、高渗性药物后或取血后必须立即用 0.9%氯化钠溶液 20～40 mL 脉冲式冲管。脉冲式冲管方式：采用快一下、慢一下的冲洗方法，使冲管液在导管内形成小旋涡，有利于把附着在导管和血管壁的残留药液、血液冲洗干净。

（2）治疗间歇期每 7 天冲管 1 次。

（3）用 0～10 U/mL 肝素盐水正压封管：推封管液至剩余 0.5 mL，边推边退针头。

4. 更换敷料

（1）穿刺置管后 24 小时更换透明半透膜敷料（TSM），之后每 7 天至少更换 1 次。

（2）每天观察敷料的完整性，有无受损、松动、潮湿、渗血、渗液，穿刺部位感染，有异常应立即更换。

（3）透明敷料下如放置纱布敷料应该每 2 天更换 1 次。

5. 更换肝素帽（正压接头）

（1）每 7 天至少更换 1 次。

（2）任何原因取下肝素帽（正压接头）后。

（3）肝素帽（正压接头）有损坏、有裂纹、有回血时。

6. 更换导管固定扣　随导管敷料一起更换。

7. 注意　使用前，应拍胸片确认导管的连续性是否完好、导管末端位置是否在上腔静脉中下段、右心房开口处（相当于后肋第 6～7 肋，前肋第 2～3 肋）。确认无误后方可使用。

（三）常见并发症护理

1. 静脉炎

（1）定义：静脉炎是静脉内膜的炎症，主要有机械性、化学性、细菌性和血栓性静脉炎。

（2）静脉炎分级标准：见表 22-1。

表 22-1　2016 INS 输液治疗实践标准

等　　级	临　床　标　准
0 级	无症状
1 级	穿刺部位红斑，伴或不伴疼痛
2 级	穿刺部位疼痛，有红斑和（或）水肿
3 级	穿刺部位疼痛，有红斑 条状物形成 可触及静脉条索
4 级	穿刺部位疼痛，有红斑 条状物形成 可触及静脉条索长度>2.54 cm（≈1 英寸） 脓性渗出物

（3）原因：① 导管较粗；② 导管材料较硬；③ 导管固定不完全；④ 不适当的置管技术；⑤ 不适当的护理和维护操作。

（4）机械性静脉炎的预防及处理：① 穿刺前向患者介绍穿刺流程，做好心理护理，降低应激反应的强烈程度;② 穿刺中保持与患者的良好交流;③ 置管前冲洗附于手套上的滑石粉或使用无粉手套;④ 将导管充分地浸泡在生理盐水中;⑤ 送管中动作轻柔,速度均匀;⑥ 置管后3 天内穿刺侧手臂使用握力球以促进静脉回流;⑦ 发生静脉炎症状后应抬高患肢,增加手指活动,加快血流速度,以促进静脉回流,改善症状;⑧ 肿胀部位湿热敷,每次 30 分钟,每天 5～6次;⑨ 肿胀部位使用扶他林乳胶剂、多磺酸黏多糖乳膏、如意金黄散消肿。

(5) 机械性静脉炎的预防及处理:① 根据血管粗细,选择能满足治疗需要的最细规格的导管;② 置管过程中尽量避免反复穿刺、送管过快等对血管内膜的损伤;③ 对易生成血栓的患者预防性应用抗凝剂;④ 导管末端位置不理想,未在上腔静脉;⑤ 可通过 B 超、造影检查确诊;⑥ 一旦确诊,先进行抗凝治疗、溶栓治疗,评估导管能否继续使用,如保守治疗无效则拔除导管。

2. 导管堵塞

(1) 定义:是指血管内置导管部分或完全堵塞,致使液体或药液的输注受阻或受限,分为血栓性和非血栓性两种类型。

(2) 原因:① 未按标准执行冲、封管操作;② 药物配伍禁忌,引起药物结晶性堵管;③ 患者血液高凝状态;④ 胸腔压力增加。

(3) 预防及处理:① 输液前回抽血液,判断导管功能是否正常。如回抽时感觉阻力较大,严禁用力推注,以防血栓意外。② 采用脉冲式手法进行冲管,并正压封管。③ 定期复查胸片,必要时行放射造影检查排除导管有无打折、异位、盘绕、导管损伤、导管外血管有堵塞(血栓形成)。④ 尽量减少导致胸腔内压力增加的活动,如剧烈咳嗽、剧烈呕吐等。⑤ 经常观察有无导管内回血,如有应及时处理。可使用稀释肝素液封管,接正压接头预防导管内回血。⑥ 血液高凝状态的患者,遵医嘱预防性应用抗凝药物或溶栓药物。⑦ 发生血凝性堵管时,可用 5 000 U/mL 尿激酶溶液进行导管内溶栓治疗。⑧ 如无法再通,则应及早拔除导管。

3. 导管相关性感染

(1) 定义:指带有血管内导管或者拔除血管内导管 48 小时内的患者出现菌血症或真菌血症,伴有发热(>38℃)、寒战或低血压等感染表现。

(2) 诊断标准:① 除血管导管外没有其他明确的感染源。② 正在使用血管内留置器材。③ 穿刺点局部炎性表现,甚至化脓。④ 实验室微生物学检查显示:外周静脉血培养细菌或真菌阳性;从导管段和外周血培养出相同种类、相同药敏试验结果的致病菌。⑤ 冲洗导管后立即发生寒战、高热。

(3) 原因:① 穿刺部位的皮肤细菌移行至皮下导管;② 导管接口部污染;③ 血栓形成;④ 内源性感染;⑤ 治疗过程被污染。

(4) 预防及处理:① 置管时建立最大无菌屏障;② 严格执行皮肤消毒、手卫生措施及无菌操作原则;③ 合理选择穿刺部位;④ 每天对导管及穿刺点进行评估;⑤ 按要求定期更换敷料,选用高透水汽性的透明敷料;⑥ 使用导管免缝合固定技术;⑦ 暂停使用导管,遵医嘱应用抗生素对症处理;⑧ 一旦确诊,遵医嘱拔除导管。

4. 穿刺点渗血、渗液

(1) 原因:① 患者凝血机制异常、低蛋白血症期、老年患者;② 淋巴管受损、纤维蛋白鞘形成;③ 导管频繁出入穿刺点;④ 穿刺部位在活动最多处,或皮肤穿刺点离血管穿刺点过近;⑤ 压迫位置不正确。

(2) 预防及处理:① 合理选择穿刺部位;② 确保导管末端位置在上腔静脉,避免纤维蛋白鞘形成；③ 输注蛋白等纠正原发病；④ 穿刺点用弹力绷带加压包扎；⑤ 使用导管固定器以减少导管自由进出。

（四）健康教育

（1）根据患者的认知、行为能力提供相应的口头和书面的健康教育指导。

（2）PICC 导管放置时间的长短，有赖于专业护士的维护和患者对导管的自我管理。携带 PICC 导管的患者应注意以下问题。

1）此导管应由专业护士护理，患者及家属勿直接维护，若有任何异常，应与医师或护士联系。

2）置管患者日常生活不会受影响，可以淋浴，但避免盆浴。淋浴前可用塑料保鲜膜在肘部缠绕 2～3 圈，上下边缘用胶布贴紧，淋浴后检查敷料是否有浸水松动，如有应及时更换。也可以进行适当的锻炼，但应避免游泳、置管侧手臂提重物、拄拐，不在置管侧手臂测血压、扎止血带。

3）每周定期至医院进行导管维护。每日定时观察穿刺点及周围皮肤有无红、胀、疼痛，脓性分泌物、皮疹等异常情况。保持局部皮肤的清洁干燥，不擅自撕下敷料，敷料有卷边，脱落、松动时，应及时来医院就诊维护。

4）衣服袖口不易过紧，注意保护 PICC 导管外露接头，穿脱衣服时要避免损伤导管及把导管拉出体外。如不小心将 PICC 导管拉出，不能自行盲目插入，应用敷料将拉出的导管固定，及时到医院就诊，根据情况对其进行修剪或更换导管。

5）发现导管中有暗红色血液反流、导管接口处出现渗液、渗血时应检查导管是否有破裂，如确认发生导管破裂，应避免拉扯导管，保持原位用无菌透明敷料固定，及时到医院进行维护和修复。

6）除抗高压型 PICC 导管外，在做增强 CT 和 MRI 检查时禁止使用高压注射泵推注造影剂。

第五节　静脉输液港护理

一、概述

静脉输液港（implantable venous access port）是一种完全皮下植入式静脉输液装置。由埋置于皮下的注射座与可放射显影的导管（尖端位置位于上腔静脉）组成，一般放置时间约 5 年，比较 PICC 导管具有感染性低、不影响患者日常生活、突破 PICC 导管的局限、提高护理人员的维护效率等优点。

二、适应证和禁忌证

（一）适应证

（1）缺乏外周静脉通道患者。

（2）有颈内静脉、锁骨下静脉、PICC 置管禁忌者。

（3）输注刺激性（pH＜5、pH＞9）、高渗性（渗透压＞600 mmol/L）、腐蚀性、细胞毒性药物。

（4）反复采血、输注血及血制品。

（5）需要使用输液泵或压力输液。

（6）长期、连续、反复静脉治疗的患者。

（二）禁忌证

（1）预备植入部位疑似或确诊有感染源、外伤史、血管外科手术史、放射治疗史、静脉血栓史。

（2）有严重出血性疾病、严重凝血障碍、严重肺阻塞性疾病患者。

（3）患者对输液港材料过敏、体质、体型不适宜植入。

三、护理

（一）置管后护理

1. 无菌操作　严格遵守无菌操作及消毒隔离常规。

2. 熟练掌握冲封管金标准　同 PICC 护理章节。

3. 冲封管护理步骤　同 PICC 护理章节。

4. 冲封管

（1）每次静脉输液、给药后，以及输血、输注血制品、全胃肠外营养、脂肪乳剂、低分子右旋糖酐、20％甘露醇等高黏滞、高渗性药物后或取血后必须立即用 0.9％氯化钠溶液 20～40 mL 脉冲式冲管。脉冲式冲管方式：采用快一下、慢一下的冲洗方法，使冲管液在导管内形成小旋涡，有利于把附着在导管和血管壁的残留药液、血液冲洗干净。

（2）治疗间歇期每 4 周维护 1 次。

（3）用 100 U/mL 稀释肝素液正压封管：推封管液至剩余 0.5 mL，边推边退针头。

5. 更换敷料

（1）PORT 连续使用期间，每日观察敷料的完整性，有无受损、松动、潮湿、渗血、渗液，穿刺部位感染，有异常应立即更换。

（2）透明敷料下如放置纱布敷料应该每 2 天更换 1 次。

6. 更换肝素帽（正压接头）

（1）PORT 连续使用期间每 7 天至少更换 1 次。

（2）任何原因取下肝素帽（正压接头）后。

（3）肝素帽（正压接头）有损坏、有裂纹、有回血时。

7. 注意　使用前，应拍胸片确认导管的连续性是否完好、导管末端位置是否在上腔静脉中下段、右心房开口处（相当于后肋第 6～7 肋，前肋第 2～3 肋）、注射座是否完整、位置是否正确。确认无误后方可使用。

（二）输液港（PORT）插针维护操作流程　见表 22-2。

表 22-2　输液港（PORT）插针维护操作流程

项　目		内　容
操作前准备	护士准备	（1）服装、鞋帽整洁、仪表大方、举止端庄 （2）语言柔和恰当、态度和蔼可亲
	核对解释	（1）核对患者信息 （2）妥善安置患者，注意保护隐私、保暖 （3）嘱患者洗澡，不能洗澡者，局部用肥皂水、温水清洁

（续 表）

项　目		内　　　容
操作前 准备	评估	（1）检查输液港周围皮肤有无红肿、皮疹、疼痛、渗液等 （2）询问上一次输液港维护使用情况,如有抽不到回血、输液不畅的情况,需检查患者近期胸片
		洗手,戴口罩
	备齐用物及 检测	PORT 维护包(弯盘 1 个、药碗 1 个、洞巾 1 块、血管钳 1 把);PORT 专用针(无损伤针)、伤口敷料、10 mL 注射器×3 支、无菌生理盐水 100 mL×1 瓶、肝素钠稀释液(浓度：100 U/mL),75％乙醇棉球罐、聚维酮碘溶液棉球罐等
操作中		打开 PORT 维护包,戴无菌手套
		助手无菌方式给予物品：PORT 专用针、伤口敷料、10 mL 注射器(3 副)、75％乙醇棉球(5 个)、聚维酮碘溶液棉球(4 个)
		在助手辅助下抽取 2～3 mL 生理盐水一支,10 mL 生理盐水一支,3～5 mL 肝素钠稀释液(100 U/mL)一支
		排　气
	皮肤消毒	（1）以注射座为中心 （2）先乙醇棉球后聚维酮碘溶液棉球 （3）由内向外,顺时针、逆时针交替螺旋状清洁、消毒皮肤 3 遍 （4）消毒范围：直径≥20 cm （5）充分待干
		铺洞巾
	插针	（1）先触诊,找到注射座,确认注射座边缘 （2）再定位：用非主力手的拇指、示指和中指固定注射座,将输液港拱起;确定三指的中心后取 PORT 专用针自中心处垂直刺入,直达储液槽底部 （3）嘱患者吸气,胸廓抬高,插针瞬间屏住呼吸,插针后正常呼吸 （4）必须使用 PORT 专用针头,忌用普通针头穿刺 （5）插针前再次检查是否已排尽空气
		抽回血 5 mL,夹管,弃去陈旧血
		移去接头处注射器,乙醇棉球擦拭消毒接口
	脉冲式冲管	（1）10 mL 生理盐水脉冲式冲管 （2）有节律地推动注射器活塞,推一下停一下,使之产生湍流,冲洗干净储液槽及导管壁 （3）冲洗过程中,观察患者有无胸闷、胸痛、药物外渗等情况
		移去接头处注射器,乙醇棉球擦拭消毒接口
		肝素钠稀释液(浓度为 100 U/mL)冲洗 3～5 mL 正压封管
	拔针	（1）非主力手的三指固定好输液港注射座 （2）主力手拔出针头 （3）嘱患者吸气,胸廓抬高,拔针瞬间屏住呼吸,拔针后正常呼吸 （4）用聚维酮碘溶液棉球压迫止血 5 分钟 （5）检查拔出的针头是否完整 （6）观察患者呼吸,面色及插针处皮肤情况
		伤口敷料覆盖穿刺点,嘱患者 24 小时后取下敷料后局部方可碰水

（续　表）

项　目	内　　　容	
操作后	整理用物,整理床单位,协助患者坐起	
	洗手,脱口罩	
	记　　录	
	健康教育	（1）保持局部皮肤清洁干燥,观察输液港周围皮肤有无红肿、灼热感、疼痛等炎性反应,有不适及时就诊 （2）不影响从事一般性日常工作,家务劳动,轻松运动 （3）避免重力撞击输液港部位 （4）治疗间歇期每4周进行一次静脉输液港冲管、封管等维护
评　价	动作轻巧、稳重、准确、无菌概念强;至少每4周维护一次	

（三）常见并发症护理

1. **导管堵塞**　同 PICC 护理章节。

2. **导管相关性感染**　同 PICC 护理章节。

3. **注射座（泵体）损伤**

（1）预防：① 使用 PORT 专用针;② 勿摇动穿刺针、遇阻力时强行推液;③ 两种不同药物使用间用生理盐水冲管;④ 插针前后及用药时密切观察局部有无药液外渗、疼痛、肿胀,胸痛、胸闷、呼吸急促、夹闭综合征等情况。

（2）处理：① 停止使用 PORT;② 取出或外科手术干预。

（四）健康教育

1. **置管后健康教育要点**

（1）观察呼吸、心率、意识、发绀、体温增高等情况,有异常及时报告医师。

（2）观察切口情况,保持敷料干燥。

（3）术后第2天切口换药,如有出血、渗血、渗液时,及时更换敷料。

（4）术后7~10天拆线。

2. **居家健康教育要点**

（1）手术后可能出现的症状：手术部位沿导管放置的位置有酸痛感觉,这种不适感会在1~3天后逐渐减轻,待颈胸部的切口痊愈后,疼痛感觉一般会消失。

（2）静脉输液港置管后,局部无血肿、无红肿即可使用静脉输液港。

（3）切口痊愈后,日常生活不受影响,可沐浴、游泳等。

（4）输液港局部避免外力撞击。

（5）治疗间歇期,每4周维护导管一次,以免导管阻塞。

（6）静脉输液港处皮肤出现红、肿、热、痛,及时就医。

（五）骨科恶性肿瘤护理质量控制流程图　见图 22-11。

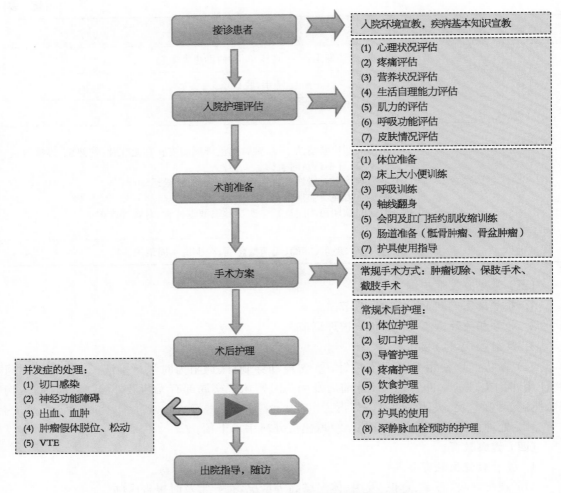

图 22‐11　骨科恶性肿瘤护理质量控制流程图

（居贞瑾）

参考文献

［1］王连唐. 对骨肿瘤分类的认识和探讨［J］. 中华病理学杂志,2011,40(6)：361-362.

［2］王朝夫,朱雄增. WHO 骨肿瘤分类解读(第 4 版)［J］. 中华病理学杂志,2013,42(10)：652-654.

［3］徐万鹏,李佛保. 骨与软组织肿瘤学［M］. 北京：人民卫生出版社,2008.

［4］陈孝平. 外科学［M］. 北京：人民卫生出版社,2005：1103-1122.

［5］宋金兰,高小燕. 实用骨科护理及技术［M］. 北京：科学出版社,2008：592-606.

［6］高小燕. 骨科护理必备［M］. 北京：北京大学医学出版社,2012：120-130.

［7］卫生部《导管相关血流预防与控制技术指南》WS/T433-2013. 静脉治疗护理技术操作规范［S］. 北京：
　　　中华人民共和国国家卫生和计划生育委员会,2013.

［8］陈海燕,钱培芬. 静脉血管通路护理实践指南［M］. 上海：复旦大学出版社,2016.

第二十三章
骨感染性患者的护理

第一节　化脓性骨髓炎

化脓性骨髓炎(suppurative osteomyelitis)为一种骨的感染和破坏,起因于化脓性细菌感染,涉及骨膜、骨密质、骨松质与骨髓组织,"骨髓炎"只是一个沿用的名称。根据感染途径可分为三类:① 血源性骨髓炎,身体其他部位的化脓性细菌经血液循环播散至骨骼。② 创伤后骨髓炎,开放性骨折发生了感染,或骨折手术后出现了感染。③ 外来性骨髓炎,邻近软组织感染直接蔓延至骨骼,如化脓性指头炎引起指骨骨髓炎。其中,以血源性骨髓炎最常见、最严重。本节将围绕血源性骨髓炎进行介绍。

一、急性血源性化脓性骨髓炎

(一)病因　本病最常见的致病菌是溶血性金黄色葡萄球菌,其次是乙型链球菌、嗜血属流感杆菌、大肠埃希菌、产气荚膜杆菌、肺炎球菌和白色葡萄球菌等。典型的发病过程为:首先出现身体其他部位的感染性病灶,一般位于皮肤或黏膜处,如疖、痈、扁桃体炎和中耳炎等。若原发病灶处理不当或机体抵抗力下降,细菌进入血液循环,进而发生菌血症或脓毒血症,致病菌经血源性播散到骨组织并在其内部滞留并繁殖。

菌栓进入骨营养动脉后往往受阻于长骨干骺端的毛细血管内,原因是该处血流缓慢,细菌容易停滞,特别是儿童,其骺板附近的微小终末动脉与毛细血管往往更为弯曲而成为血管袢,使细菌更易沉积,因此儿童长骨干骺端为好发部位。血源性骨髓炎与生活条件及卫生状况有关,由营养不良、过度疲劳所致,常见于发热、感冒初愈的儿童,男孩发病多于女孩。近年来在沿海大城市,血源性骨髓炎已很罕见,但在边远地区,本病仍是常发病(图 23-1)。

(二)病理　本病的病理变化为骨质破坏、坏死和反应性骨质增生同时存在。急性骨髓炎早期以骨质吸收、破坏为主,晚期以新生骨形成为主。早期脓液进入骨膜下,再穿破皮肤,则骨质破坏较少;但脓肿常沿中央管在髓腔内蔓延,张力较大,若穿过骨皮质进入骨膜下间隙而形成骨膜下脓肿,以后大片骨膜剥离,使该部位骨皮质失去营养骨膜的血供,引起骨坏死。骨膜剥离,骨膜深层的成骨细胞受炎症刺激而生成大量新骨,包于死骨之外,形成包壳,代替病骨,起支持作用,包壳上有许多孔洞,通向伤口,形成窦道;伤口长期不愈时,即发展为慢性骨髓炎。

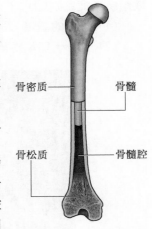

骨密质———　　———骨髓

骨松质———　　———骨髓腔

图 23-1　骨髓腔

（三）临床表现

（1）全身症状：起病急骤，寒战，继而高热至 39℃ 以上，有明显的全身毒血症症状。儿童可有烦躁、不安、呕吐与惊厥。重者有昏迷与感染性休克。

（2）体征：局部疼痛明显，肢体疼痛搏动性加剧，活动受限，呈环状红肿。早期只有患区剧痛，肢体半屈曲状，周围肌痉挛，因疼痛拒做主动与被动运动。局部皮温增高，有局限性压痛，肿胀并不明显。数天后局部出现水肿，压痛更为明显，说明该处已形成骨膜下脓肿。脓肿穿破后成为软组织深部脓肿，此时疼痛反可减轻，但局部红、肿、热、压痛都更为明显。病灶邻近关节，可有反应性关节积液，若脓液沿着髓腔播散，则疼痛与肿胀范围更为严重，整个骨干都存在骨破坏，有发生病理性骨折的可能。

（3）急性骨髓炎的自然病程为 3～4 周。脓肿穿破后疼痛即可缓解，体温逐渐下降，脓肿穿破后形成窦道，病变转入慢性阶段。

（4）部分病例致病菌毒性较低，特别是白色葡萄球菌所致的骨髓炎临床症状不典型，缺乏高热与中毒性症状，体征也较轻，诊断比较困难。

（5）实验室检查：白细胞计数增高，一般在 $10 \times 10^9/L$ 以上，中性粒细胞可占到 90% 以上；血培养可获致病菌，但并非每次培养均可获阳性结果，特别是已经用过抗生素者，其血培养阳性检出率更低。寒战高热期抽血或初诊时每隔 2 小时抽血培养，共 3 次，可以提高血培养阳性率。所获致病菌均应做药物敏感试验，以便调整抗生素。

（6）局部脓肿分层穿刺，选用有内芯的穿刺针，在压痛最明显的干骺端刺入，边抽吸边深入，不要一次穿入骨内，以免将单纯软组织脓肿的细菌带入骨内，抽出混浊液体或血性液可做涂片检查与细菌培养，涂片中发现脓细胞或细菌即可明确诊断。任何性质穿刺液都应做细菌培养与药物敏感试验。

（四）诊断　X 线出现异常较迟，因此不能以 X 线检查结果作为早期诊断依据。急性骨髓炎的诊断为综合性诊断，凡有下列表现均应想到有急性骨髓炎的可能，但早期应与蜂窝织炎等软组织炎症鉴别（图 23-2）。

（1）急骤的高热与毒血症表现。

（2）长骨干骺端疼痛剧烈而不愿活动肢体。

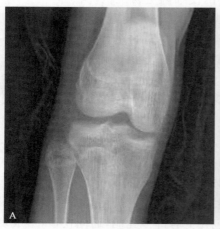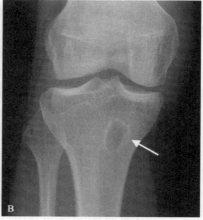

图 23-2　正常 X 线片和化脓性骨髓炎 X 线片

A. 正常；B. 化脓性骨髓炎

（3）该部位有一个明显的压痛区。

（4）白细胞计数和中性粒细胞增高。

（5）MRI 检查具有早期诊断价值。

（6）病因诊断在于获得致病菌。血培养与分层穿刺液培养具有很大的价值，为了提高阳性率，需反复做血培养。

（五）治疗原则　治疗不及时或不恰当，急性骨髓炎往往演变为慢性骨髓炎。因此，治疗原则是早期诊断、及时治疗并积极控制炎症扩散，包括合理使用抗生素、局部制动、全身辅助支持治疗等非手术治疗，以及局部钻孔引流或开窗减压等手术治疗。

1. **抗生素的应用**　对疑有骨髓炎的病例，在发病 5 天内立即开始足量抗生素治疗，使用往往可以控制炎症；而在 5 天后使用，或细菌对抗生素不敏感时，都会影响疗效。由于致病菌大都为溶血性金黄色葡萄球菌，要联合应用抗生素，一般选用一种针对革兰阳性球菌的抗生素联合广谱抗生素，待检出致病菌后再予以调整。近年来，由于耐药菌株日渐增多，因此选择合适时期进行手术很有必要。

2. **手术治疗**　手术治疗宜早，最好在抗生素治疗后 48～72 小时仍不能控制毒血症时进行，也有主张提前为 36 小时的。手术有钻孔引流或开窗减压两种。手术目的是引流脓液，减少毒血症症状；阻止急性骨髓炎转变为慢性骨髓炎。手术治疗后注意事项包括：① 闭式灌洗引流。在骨腔内放置两根引流管做连续冲洗与吸引，2 000～3 000 mL 抗生素溶液做连续 24 小时滴注。引流管留置 3 周、体温下降、引流液连续三次培养阴性即可拔除引流管。② 单纯闭式引流。脓液不多者可放单根引流管接负压吸引袋，每日经引流管注入少量高浓度抗生素液。③ 伤口不缝。填充碘仿纱条，5～10 天后再做延迟缝合。

3. **全身辅助治疗**　高热时降温，补充液体与热量。化脓性感染时往往会有贫血，可隔 1～2 日输全血，以增加患者抵抗力，并配合使用清热解毒的中药。

4. **做皮肤牵引或石膏托固定**　达到止痛、防止关节挛缩畸形或病理性骨折的作用。如果包壳不够坚固，采用管形石膏固定 2～3 个月，并在窦道处石膏上开洞换药。

二、慢性血源性化脓性骨髓炎

慢性血源性化脓性骨髓炎的原因有急性血源性骨髓炎急性感染期未能彻底控制、低毒性细菌感染或在发病时即表现为慢性骨髓炎。

（一）病因　以金黄色葡萄球菌为主，然而绝大多数病例为多种细菌混合感染，A 型与非A 型链球菌、绿脓杆菌和大肠埃希菌较常见。

（二）病理　急性期如果未能及时彻底地控制，而发展成较大的死腔和死骨，便会演变成慢性骨髓炎。炎性病灶的持续存在可刺激周围组织的充血、肉芽组织增生。为了使感染局限化，周围的骨骼逐渐致密、硬化；外周骨膜亦不断形成新骨而成为骨壳。骨壳逐渐变厚，致密。骨壳通常有多个孔道，经孔道排出脓液及死骨碎屑聚集机体表面。软组织损毁严重形成瘢痕，表面皮肤变薄极易破损，窦道经久不愈，表皮会内陷深入窦道内。窦道长期排液刺激窦道口皮肤恶变成鳞状上皮癌。死骨排净后，窦道口闭合，儿童病例中小的腔隙可由新骨或瘢痕组织所充填；成人病例，腔隙内难免会有致病菌残留，任何时候都可能发生继发感染。

（三）临床表现　临床症状可分慢性静止期和急性发作期，且往往交替出现。静止期可无疼痛症状。但有肢体增粗及变形，皮薄色泽暗，有多处窦道愈合的瘢痕或未愈的窦道口，窦道口肉芽组织突起,流出少量臭味脓液。急性发作期表现为局部疼痛明显,有红、肿、热及压痛,体温升高。窦道口排出多量脓液,有时内含死骨。原已闭塞的窦道口可开放,治疗不当或身体抵抗力低下可诱发急性发作。长期反复的炎性作用,会导致肌挛缩出现邻近关节畸形,反复的脓液的刺激使窦道口皮肤癌变。儿童往往因骨骺破坏而影响骨骼生长发育、肢体缩短,偶有病理性骨折。

(四) 治疗原则　以手术治疗为主,原则上是清除死骨和炎性肉芽组织,消灭死腔。

1. **手术指征**　死骨形成、死腔及窦道流脓者均应进行手术治疗。

2. **手术方法**

(1) 消除病灶:原则是彻底清除病灶区的死骨、脓液、炎性肉芽组织和周围可疑的不健康组织,但应尽可能保持骨的支撑作用。不重要部位的慢性骨髓炎,如腓骨、肋骨、髂骨翼等处,可将病骨整段切除。部分病例病程久,已有窦道口皮肤癌变或广泛骨髓炎骨质损毁严重不可能彻底清除病灶者,可行截肢术。

(2) 消灭死腔:① 碟形手术。清除病灶后用骨刀将骨腔边缘削去一部分,将原有较深的腕状腔隙成为平坦的碟状,利于周围软组织贴近腔底,进而消灭死腔。② 肌瓣填塞。死腔较大者做碟形手术丧失的骨骼太多,易发生病理骨折,可将骨腔边缘修饰后将附近肌肉做带蒂肌瓣堵塞,以消灭死腔。③ 闭式灌洗。小儿生长旺盛,骨腔容易闭合,因此在清除病灶后不作碟形手术,而是在伤口内留置两根塑料管,一为灌注管,另一为引流管。术后经灌注管滴入抗生素溶液(视药物敏感试验结果决定选择何种抗生素),引流液转清晰时方可停止灌洗并拔管,一般时长 2～4 周。④ 珠链状抗生素骨水泥填塞和二期植骨。含抗生素的骨水泥珠链(常用的有庆大霉素、妥布霉素和万古霉素)在体内会缓慢释放出有效浓度的抗生素。小型的骨腔去除珠链后迅速被肉芽组织所填满;中型的需换药一段时间后才能闭合;大型的需进行二期手术植入自体骨。

(3) 伤口的闭合:伤口应进行一期缝合,并留置负压吸引管。一般在术后 2～3 天内,吸出量逐渐减少,此时可拔除引流管。周围软组织缺少不能缝合时,可敞开,骨腔内填充凡士林纱布或碘仿纱条,包管形石膏,开洞换药。让肉芽组织慢慢生长填满伤口达到二期愈合。

三、护理

(一) 保守治疗护理

1. **高热的护理**　① 高热期间严密监测体温变化,补充液体,维持水、电解质和酸碱平衡。② 冰敷降温时,冰袋不宜直接接触皮肤,可用干净的毛巾或软布包裹,避免冻伤。采用降温措施后,同时观察患者有无大汗、血压下降、脉搏细速、虚脱等现象,30 分钟后复测体温并做好记录;③ 保持皮肤的清洁、干燥,为避免降温后汗液对皮肤的刺激,应及时更换衣服和床单等;对持续高热者,应协助患者改变体位,以防止压力性损伤、肺炎、便秘等并发症的发生。④ 给予高蛋白质、高热量饮食,增加抵抗力和应激力。注意食物的色、香、味,鼓励少食多餐,多饮水,每日水的摄入量达 2 500～3 000 mL 为宜,以补充高热消耗的大量水分,也可促进毒物和代谢产物的排出。

2. **疼痛护理**　① 保护患肢。患者卧床休息,当患肢必须移动时,给予协助、动作轻稳,以免引起疼痛。② 必要时遵医嘱给予止痛剂和镇静剂,以保证休息和睡眠。

3. **局部制动护理**　患肢用皮牵引或石膏托固定于功能位,如病变在四肢长骨,常以石膏托固定,病变在髋部,常行小腿皮牵引,以防止关节畸形和病理性骨折的发生。保持石膏的清洁干燥,密切观察固定肢体远端的血液循环,防止肢体缺血性坏死。

4. 做好心理暗示和心理疏导　给予必要的知识讲解和健康宣教,使患者情绪稳定。

(二) 手术治疗护理

1. 术前护理　同保守治疗护理措施。

2. 术后护理

(1) 病情观察:密切观察患者的精神状态、生命体征、用药效果及局部疼痛、红肿等情况。使用退热剂时应密切观察病情变化,一般应用剂量不宜过大,以防虚脱。如果出现神志恍惚、呼吸急促、面色苍白、四肢厥冷、汗多、脉细数、血压下降等症状,要警惕中毒性休克的发生,立即报告医生,配合抢救和治疗。

(2) 体位护理:软枕抬高患肢 20 cm,严密观察患肢有无苍白、发绀、肿胀的现象,局部有无疼痛、感觉减退及麻木等。注意局部邻近关节是否出现红、肿、热、痛等炎症现象,或全身其他部位有无病灶转移的情况。

(3) 引流冲洗管护理:术后伤口内置灌洗管和引流管,应做到:① 开窗术引流。注意观察引流管是否通畅,妥善固定冲洗、引流装置,引流液的颜色、性质和量,做好记录。② 伤口外渗量过多,应及时更换敷料,保持床单位干燥、清洁。③ 术后 24 小时内,使用含有抗生素的灌注液快速灌洗,灌注量以 4 000～5 000 mL 为宜,后每 2 小时快速冲洗 2～3 分钟,再慢速维持;2～3 日后,引流液逐渐转清,以每天 2 000～3 000 mL 的灌洗液为宜。④ 及时倾倒引流液,每日更换引流袋,冲洗液高于伤口 60～70 cm,引流瓶低于伤口 50 cm,预防发生逆行感染。⑤ 如出现灌注液滴入不畅或引流液流出困难,应立即检查是否存在管道扭曲受压、血凝块或脓栓堵塞,及时排除故障,保证引流顺畅。⑥ 如为负压引流,引流管与负压引流瓶(袋)相连,保证正常负压状态。⑦ 冲洗管一般留置 2～3 周、体温正常及引流液连续三次培养阴性后方可拔除冲洗管。

3. 并发症护理　发生病理性骨折时,易导致邻近关节感染,引起化脓性关节炎。当感染波及心、肺时,细菌毒素被吸收后易致败血症、脓肿转移,也可导致心肌炎(脉搏细速、心律不齐、期前收缩等)、心包炎(血压下降、心包积液)与肺脓肿(咳嗽、咯脓痰、呼吸困难)。应密切观察有无上述症状,及时做出相应处理,严格控制输液速度,谨防肺水肿的发生。

4. 康复锻炼　按摩患肢,未固定的关节应进行主动活动。术后患者在麻醉清醒后即可练习踝泵运动及踝关节旋转运动、股四头肌运动、短弧运动、臀肌收缩和直腿抬高运动,防止关节僵硬、肌肉萎缩和深静脉血栓形成等。

5. 出院健康指导

(1) 急性化脓性骨髓炎:患者出院后可以参加工作,但应避免患肢过早负重,应根据 X 线片报告,决定开始负重的时间和重量,以防病理性骨折。出院后继续服用抗生素药物 4～6 周,复查后决定是否停药。急性炎性控制后,应尽早做功能锻炼,防止关节僵硬,促进骨质早日修复。出院后定期复查。

(2) 慢性骨髓炎:若从事高强度、高体力、体育竞技类的工作,应调换岗位。坚持合理使用抗生素,按时服药,不可随意更换和滥用,以免产生耐药性。一般继续服用有效抗生素 3 个月。出院后定期随访 1 年,每 2 周至 1 个月复查血常规、红细胞沉降率及 X 线片,必要时做局部分泌物的细菌培养与药敏试验,利于指导用药。多食高蛋白质、高钙食物,多吃新鲜水果蔬菜。加强功能锻炼,循序渐进、劳逸结合、持之以恒。

四、化脓性骨髓炎护理质量控制流程图

见图 23 – 3。

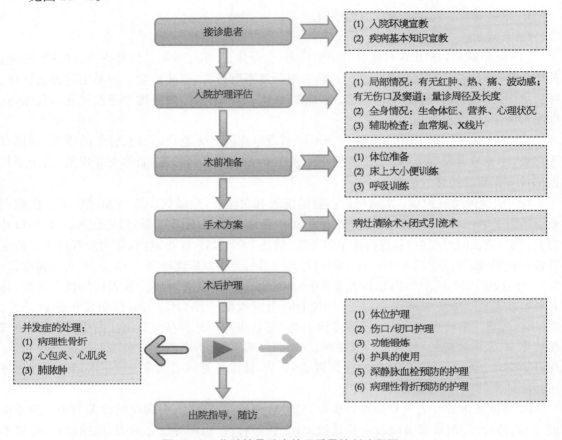

图 23‑3 化脓性骨髓炎护理质量控制流程图

第二节 化脓性关节炎

化脓性关节炎(suppurative arthritis)是人体受到细菌侵入后,通过血源性传播、直接蔓延等原因引起的关节化脓性感染。多见于儿童,常见于髋关节和膝关节病变,以单侧多见。细菌侵入关节内的途径有:① 血源性。身体其他部位的化脓性病灶内细菌通过血液循环传播至关节内。② 直接传播。邻近关节附近的化脓性病灶直接蔓延至关节腔内。③ 创伤性。细菌通过开放性创口直接进入关节引起感染。④ 医源性。关节手术或关节穿刺后发生的感染。临床上以血源性化脓性关节炎多见(图 23‑4)。

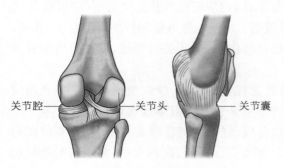

图 23‑4 关节结构

一、概述

（一）病因　最常见的致病菌为金黄色葡萄球菌，占 85% 左右；其次为白色葡萄球菌、链球菌、肺炎双球菌和肠道杆菌等。

（二）病理　化脓性关节炎的病理变化因细菌毒性、患者年龄、抵抗力、感染部位以及治疗是否及时不同而改变。其大致分三个阶段，即浆液性渗出期、浆液纤维蛋白性渗出期及脓性渗出期。这三个阶段是一个逐步演变的过程，无明显的界限，有时也可独立存在。

1. 浆液性渗出期　细菌进入关节腔后，关节滑膜水肿、充血，有白细胞浸润和浆液性渗出物，渗出液中含多量白细胞，关节肿胀。因关节软骨尚未受损害，及时治疗不会遗留关节功能障碍。

2. 浆液纤维性渗出期　病变继续发展，滑膜发生炎性反应后，血管通透性增加，大量的纤维蛋白出现在关节液中，纤维蛋白沉积在关节软骨上影响软骨的代谢。同时白细胞释放出大量溶酶体，可以协同对软骨基质进行破坏，使软骨出现崩溃、断裂与塌陷。修复后出现关节粘连与功能障碍。

3. 脓性渗出期　炎症已侵犯至软骨下骨质，滑膜和关节软骨都已被破坏，关节周围有蜂窝织炎，渗出液转为明显的脓性。修复后关节重度粘连甚至纤维性或骨性强直，后期会有重度关节功能障碍。

（三）临床表现

1. 症状体征　全身症状可见发病急、寒战、高热、全身不适等。局部症状有受累关节疼痛、肿胀、功能障碍，患肢轻微活动会有剧痛感，肢体多处于屈曲位。此外，由于关节囊松弛及肌肉痉挛，可引起病理性脱臼、关节畸形和功能丧失。

2. X 线表现　早期仅见关节周围软组织肿胀，儿童可见关节间隙增宽。骨质疏松为骨骼改变的早期征象；后因关节软骨的破坏继而出现关节间隙进行性变窄与骨质破坏；最终发生骨质增生、关节挛缩畸形及关节间隙狭窄，甚至有骨小梁通过成为骨性强直（图 23-5）。

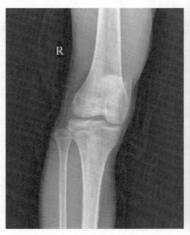
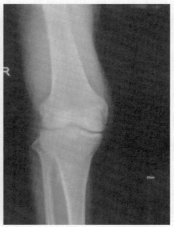

正常　　　　　　　　　　　　　　化脓性关节炎

图 23-5　X 线表现

（四）诊断与治疗原则

1. 诊断　根据全身症状、局部症状和体征进行诊断，X 线表现出现较迟，不能作为诊断依据。关节穿刺和关节液检查对早期诊断很有价值,对疑有血源性化脓性关节炎者,应做血液及关节液细菌培养及药物敏感试验。

2. 治疗 治疗原则是尽早诊断,及时正确处理,控制感染,积极保全生命和肢体。全身治疗包括合理使用抗生素和营养支持治疗等。局部治疗包括关节穿刺、患肢固定及手术切开引流等。

二、护理

(一)保守治疗护理

1. 一般护理 详见本章第二节化脓性骨髓炎保守护理部分。

2. 预防肌肉萎缩、关节僵直

(1)体位:患肢制动,位于功能位,减轻肌肉痉挛及疼痛,减轻对关节软骨面的压力及软骨破坏,防止畸形、病理脱位、非功能性挛缩或僵直。

(2)关节活动:① 急性炎症消退后,关节未明显破坏者,体温平稳后 2 周,即可逐渐进行关节伸屈功能练习。② 关节腔灌洗管拔除后,主动进行关节活动和肌肉的等长收缩练习;拔管后 5~7 天,行关节屈曲运动。③ 根据关节功能改善及肌力恢复情况,逐步增加活动量。

(3)理疗:红外线理疗可改善血液循环,每天 1~2 次,每次 20~30 分钟。

(二)手术治疗护理

1. 术前护理 详见本章第一节化脓性骨髓炎保守治疗护理。

2. 术后护理 详见本章第一节化脓性骨髓炎术后护理。

3. 康复锻炼 防止关节内粘连,可做持续性关节主动及被动活动。对病变关节进行有效的局部治疗后,可利用功能锻炼器进行持续性被动运动,一般在 3 周后即可鼓励患者做主动运动。

4. 出院健康指导

(1)多食牛奶、瘦肉、鸡蛋及豆类等营养丰富且易消化的食物。

(2)出院时仍需外固定者,继续保持患肢功能位。

(3)遵医嘱坚持使用抗生素至临床症状消失后 2~3 周,不可随意更换和滥用药物,以免产生耐药。

(4)复诊。若出现高热、局部红肿热痛或关节功能障碍时,应及时就诊。

(尹小兵)

参考文献

陈孝平,汪建平.外科学[M].8 版.北京:人民卫生出版社,2015.